全国高等院校医学整合教材

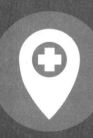

消化系统

董战玲 主编

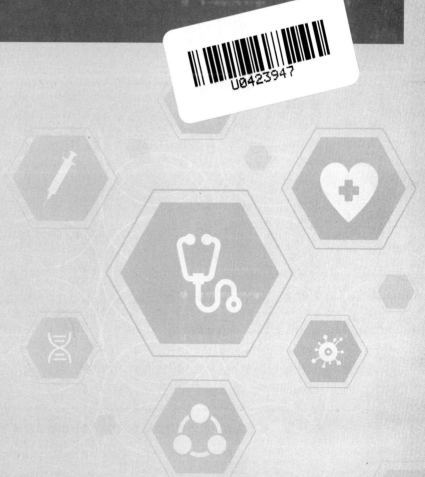

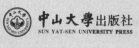

·广州·

版权所有　翻印必究

图书在版编目（CIP）数据

消化系统/董战玲主编. —广州：中山大学出版社，2021.12
（全国高等院校医学整合教材）
ISBN 978-7-306-07141-5

Ⅰ.①消…　Ⅱ.①董…　Ⅲ.①消化系统—医学院校—教材　Ⅳ.①R322.4

中国版本图书馆 CIP 数据核字（2021）第 039310 号

XIAOHUA XITONG

出 版 人：	王天琪
策划编辑：	吕肖剑　张　蕊
责任编辑：	张　蕊
封面设计：	林绵华
责任校对：	袁双艳
责任技编：	靳晓虹
出版发行：	中山大学出版社
电　　话：	编辑部 020-84110283，84113349，84111997，84110779，84110776
	发行部 020-84111998，84111981，84111160
地　　址：	广州市新港西路 135 号
邮　　编：	510275　传　真：020-84036565
网　　址：	http://www.zsup.com.cn　E-mail: zdcbs@mail.sysu.edu.cn
印 刷 者：	佛山市浩文彩色印刷有限公司
规　　格：	787mm×1092mm　1/16　18 印张　420 千字
版次印次：	2021 年 12 月第 1 版　2021 年 12 月第 1 次印刷
定　　价：	68.00 元

如发现本书因印装质量影响阅读，请与出版社发行部联系调换

本书编委会

主　　编　董战玲
副 主 编　杨　丞　罗　刚　张彦慧
秘　　书　焦瀚仪
图片编辑　朱玲琳　林云珠峰
编　　委　（以姓氏笔画为序）
　　　　　　王　燕（山西医科大学）
　　　　　　龙儒桃（海南医学院）
　　　　　　刘月丽（海南医学院）
　　　　　　杨　丞（海南医学院）
　　　　　　劳梅丽（海南医学院）
　　　　　　陈志强（海南医学院）
　　　　　　张彦慧（海南医学院）
　　　　　　张子英（内蒙古医科大学）
　　　　　　张仁东（川北医学院）
　　　　　　罗　刚（海南医学院）
　　　　　　周晓明（海南医学院）
　　　　　　周庆辉（右江民族医学院）
　　　　　　董战玲（海南医学院）
　　　　　　焦瀚仪（海南医学院）

Preface 前 言

2018年9月，教育部等多部委联合发布《关于加强医教协同实施卓越医生教育培养计划2.0的意见》，启动了新医科建设，提出全面建立以"5+3"为主体的具有中国特色的医学人才培养体系，健全医教协同育人机制。基于这一背景，2013年，为倡导以学生为中心，让学生早期接触临床，加强学生能力培养的教学理念，由海南医学院教务处主导，基础医学与生命科学学院牵头，医学教育研究所立项，创建了临床医学专业的基础医学器官系统整合课程改革班。该课程改革班将传统基础医学的11门课程（细胞生物学、系统解剖学、组织胚胎学、生理学、生物化学、病理学、病理生理学、病原生物学、免疫学、医学遗传学、药理学）进行整合，打破课程间壁垒，形成以问题为中心的基础医学综合板块（七个模块），以器官系统为核心的器官系统整合板块（七个模块），《消化系统》是器官系统整合板块的七个模块之一。因为传统的医学教材并不适合目前的教学模式，为了进一步提高教学效果，项目改革小组启动编写了与此教学模式配套的临床专业的"器官-系统"整合规划教材。

本教材适用于不同层次临床医学专业学生，也可作为住院医师规范化培训的基础教材、研究生及基层医师学习的参考书，还可作为消化系统相关基础学科教师和临床消化系统疾病的参考读物。期望本教材的出版与使用，能使医学生和相关专业的教师和医师受益，并能为我国医学整合教材的建设添砖加瓦。

本教材将基础医学各学科相关的内容进行器官系统整合，一共分成五章。按照消化系统的解剖学、组织胚胎学、生理学、病理学、病理生理学和药理学的内容进行有机整合，并适度结合临床常见病和多发病进行知识的整合和过渡。这样整合有利于学习者进行系统性学习和研究，使传统各学科的知识不脱节，真正做到学以致用，融会贯通，切实落实好"早临床、多临床、反复临床"的要求，提高医学生的临床实践能力。

本教材的编者来自全国的多所医学院校，均有着丰富的教学经验。本教材的编写工作对每位编者是一次有益的挑战，因此，本教材的规划和编写花费一年多时间才得以和读者见面。编者们在教材编写方面秉承着"三基、五性、三特定"的原则，把各自教学经验的精髓贯穿于各章节的问题讨论及小结中。在此，衷心感谢所有编委尽职尽责的辛勤付出和无私奉献。课程项目改革组组长易西南教授对教材的整合方式和内容的编排给予了悉心指导，教材主审梁平教授对本教材进行了通篇审稿和校对，梁平教授严谨细致的工作态度是我们学习的榜样，在此一并表示由衷的感谢。

鉴于编者编写时间仓促和自身水平限制，难免会有不足和遗憾，敬请广大师生和读者在使用过程中提出宝贵意见和建议，以期在修订中进一步完善。

2020 年 5 月

目 录

第一章 消化系统概述 ··· 1
  第一节 消化系统的组成 ·· 2
  第二节 消化系统的发生及常见先天畸形 ······························· 3
    一、消化系统的发生 ··· 3
    二、消化系统的常见先天畸形 ·· 12
  第三节 消化系统的功能概述 ·· 18
    一、消化道平滑肌的生理特性 ·· 18
    二、消化腺的分泌功能 ·· 21
    三、消化道的内分泌功能 ··· 21
    四、消化道的神经支配及其作用 ····································· 23
  第四节 消化系统常见疾病概述 ··· 26
    一、消化系统的炎症性疾病 ·· 27
    二、消化系统肿瘤 ··· 28

第二章 消化系统解剖 ·· 33
  第一节 口腔、唾液腺、咽 ··· 34
    一、口腔 ·· 34
    二、唾液腺 ··· 38
    三、咽 ··· 39
  第二节 食管的结构 ·· 43
    一、位置和分部 ··· 43
    二、食管的狭窄部位 ·· 43
  第三节 胃、十二指肠 ··· 46
    一、胃 ··· 46
    二、十二指肠解剖 ·· 50
  第四节 小肠 ··· 54
    一、系膜小肠的形态结构 ·· 54
    二、小肠组织学结构 ··· 55
  第五节 结肠、直肠和肛管 ··· 59

一、盲肠 ……………………………………………………… 60
　　　二、阑尾 ……………………………………………………… 60
　　　三、结肠 ……………………………………………………… 61
　　　四、直肠 ……………………………………………………… 62
　　　五、肛管 ……………………………………………………… 62
　第六节　肝 …………………………………………………………… 67
　　　一、肝的解剖 ………………………………………………… 67
　　　二、肝的组织结构 …………………………………………… 69
　第七节　肝外胆道 …………………………………………………… 75
　　　一、肝外胆道解剖 …………………………………………… 75
　　　二、胆汁的分泌与排泄、胆汁的成分与功能 ……………… 76
　第八节　胰腺 ………………………………………………………… 79
　　　一、胰的解剖 ………………………………………………… 79
　　　二、胰的组织结构 …………………………………………… 80
　　　三、胰液的外分泌功能 ……………………………………… 82
　第九节　腹膜形态和功能 …………………………………………… 86
　　　一、概述 ……………………………………………………… 86
　　　二、腹膜与脏器的关系 ……………………………………… 87
　　　三、腹膜形成的结构 ………………………………………… 88
　　　四、腹膜形成的皱襞、隐窝和陷凹 ………………………… 92

第三章　消化道的生理功能与吸收 …………………………………… 95
　第一节　口腔的消化功能 …………………………………………… 96
　　　一、唾液的分泌 ……………………………………………… 96
　　　二、咀嚼与吞咽 ……………………………………………… 97
　　　三、食管的功能 ……………………………………………… 98
　第二节　胃、十二指肠的功能 ……………………………………… 100
　　　一、胃液的分泌 ……………………………………………… 100
　　　二、胃的运动 ………………………………………………… 106
　第三节　小肠的功能 ………………………………………………… 110
　　　一、小肠液的分泌 …………………………………………… 111
　　　二、小肠的运动 ……………………………………………… 111
　第四节　肝、胆的功能 ……………………………………………… 114
　　　一、肝脏的生理功能 ………………………………………… 114
　　　二、胆囊的生理功能 ………………………………………… 115
　第五节　大肠的功能 ………………………………………………… 117
　　　一、大肠液的分泌 …………………………………………… 117
　　　二、大肠内细菌的活动及其意义 …………………………… 117
　　　三、大肠的运动和排便 ……………………………………… 117
　第六节　食物的吸收 ………………………………………………… 120

一、小肠吸收的形态学基础 ·· 120
　　二、吸收的途径和方式 ·· 121
　　三、吸收的主要营养物质 ·· 121

第四章　消化系统常见疾病病理 ·· 127
第一节　口腔和咽常见疾病 ·· 128
　　一、病因和发病机制 ·· 128
　　二、病理分型 ·· 128
　　三、扁桃体炎的并发症 ·· 129
第二节　食管常见疾病 ·· 132
　　一、食管的炎症 ·· 132
　　二、食管闭锁、狭窄、扩张与贲门弛缓不能 ································ 133
　　三、食管癌 ·· 134
第三节　胃和十二指肠常见疾病 ·· 138
　　一、胃炎 ··· 138
　　二、消化性溃疡病 ··· 141
　　三、胃癌 ··· 144
第四节　小肠常见疾病 ·· 151
　　一、肠梗阻 ·· 151
　　二、肠结核 ·· 153
　　三、肠伤寒 ·· 155
　　四、非特异性肠炎 ··· 157
第五节　结肠、直肠和肛管常见疾病 ·· 162
　　一、阑尾炎 ·· 162
　　二、细菌性痢疾 ·· 164
　　三、阿米巴病 ··· 166
　　四、血吸虫病 ··· 170
　　五、慢性溃疡性结肠炎 ·· 173
　　六、结直肠息肉 ·· 174
　　七、结直肠癌 ··· 177
第六节　肝、胆常见疾病 ·· 184
　　一、肝炎 ··· 184
　　二、肝硬化 ·· 192
　　三、肝功能不全 ·· 197
　　四、肝性脑病 ··· 200
　　五、脂肪性肝病 ·· 206
　　六、细菌性肝脓肿 ··· 208
　　七、华支睾吸虫病 ··· 211
　　八、原发性肝癌 ·· 212
　　九、胆囊炎 ·· 214

　　　　十、胆石症 ··· 215
　　　　十一、急性梗阻性化脓性胆管炎 ··················· 217
　　　　十二、胆管癌 ··· 218
　　第七节　胰腺常见疾病 ·· 225
　　　　一、胰腺炎 ·· 225
　　　　二、胰腺癌与壶腹周围癌 ····························· 227
　　第八节　腹膜常见疾病 ·· 230
　　　　一、腹膜炎 ·· 230
　　　　二、腹膜肿瘤 ··· 233

第五章　抗消化性溃疡药及消化功能调节药 ················ 237
　　第一节　抗消化性溃疡药 ····································· 238
　　　　一、抗酸药 ·· 238
　　　　二、抑制胃酸分泌药 ··································· 239
　　　　三、胃黏膜保护药 ······································ 242
　　　　四、抗幽门螺杆菌药 ··································· 243
　　第二节　消化功能调节药 ····································· 245
　　　　一、助消化药 ··· 245
　　　　二、止吐药 ·· 246
　　　　三、胃肠动力药 ··· 247
　　　　四、止泻药与吸附药 ··································· 247
　　　　五、泻药 ··· 248
　　第三节　利胆药 ·· 250
　　　　一、去氢胆酸 ··· 250
　　　　二、鹅去氧胆酸 ··· 251
　　　　三、熊去氧胆酸 ··· 251
　　　　四、牛胆酸钠 ··· 251
　　　　五、硫酸镁 ·· 251
　　　　六、桂美酸 ·· 251
　　　　七、茴三硫 ·· 252

参考文献 ··· 254

药物的制剂及用法 ··· 256

中英文词汇对照 ·· 258

彩图 ··· 267

第一章　消化系统概述

消化系统

第一节　消化系统的组成

消化系统（digestive system）是摄取和消化食物、吸收营养、排出食物残渣的系统，其中的咽与口腔还参与呼吸和语言的活动。消化系统由消化管和消化腺组成（图1-1）。

消化管是一条从口腔到肛门，粗细不等的管道。自上而下，依次为口腔、咽、食管、胃、小肠（十二指肠、空肠、回肠）及大肠（盲肠、阑尾、结肠、直肠、肛管）。临床上通常把从口腔到十二指肠的这一段称上消化道，空肠及以下的部分称下消化道。

消化腺按体积的大小和位置不同，分为大消化腺和小消化腺两种。大消化腺位于消化管壁外，成为独立的器官，分泌的消化液经导管流入消化管腔内，如大唾液腺、肝和胰。小消化腺分布于消化管壁内，位于黏膜层或黏膜下层，如胃腺、肠腺等。消化腺分泌消化液，消化液中含有分解食物的各种酶。

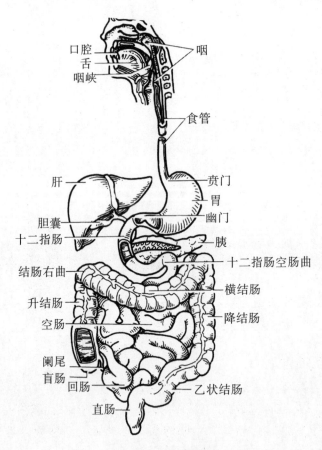

图1-1　消化系统

小结

消化系统由消化管和消化腺组成。消化管的上、下消化道是基于什么划分的呢？有什么临床意义？

单项选择题

1. 上消化道是_____。
   A. 从口腔到食管
   B. 从口腔到胃
   C. 从口腔到十二指肠
   D. 从口腔到空肠
   E. 从咽峡到十二指肠

2. 属于上消化道的结构是_____。
   A. 十二指肠
   B. 空肠
   C. 回肠
   D. 结肠
   E. 直肠

3. 下消化道的起始部位是_____。
   A. 十二指肠升部
   B. 十二指肠空肠曲
   C. 十二指肠球部
   D. 空肠末端
   E. 十二指肠下部

（劳梅丽、罗刚）

参考答案
1—3　DAB

第二节　消化系统的发生及常见先天畸形

消化系统由消化管和消化腺组成，其上皮组织大部分来自内胚层，其结缔组织和肌组织均由中胚层分化而成。

一、消化系统的发生

人胚发育至第3周末，三胚层胚盘的头尾和周边向腹侧卷折，随后，扁盘状的胚体逐渐折卷形成圆柱状，而内胚层则被卷入胚体内，形成了一条纵行的管道，称为原始消化管（primitive gut）。原始消化管分为3段，胚的头、尾部分分别称为前肠（foregut）和后肠（hindgut），其中间部分称为中肠（midgut）（图1-2）。中肠与卵黄囊相连，前肠头端和后肠尾端皆为盲端。前肠头端膨大形成原始咽（primitive pharyngeal gut 或 primitive pharynx），在与口凹相对处被口咽膜封闭；后肠尾端膨大形成泄殖腔，在腹侧与肛凹相对处被泄殖腔膜所封闭。口咽膜和泄殖腔膜皆无中胚层，内胚层和外胚层直接相贴，它们分别在人胚第4周和第8周破裂消失，自此，原始消化管与外界相通。胚体与原始消化管增长较快，而卵黄囊则相对变小，中肠与卵黄囊的连接部逐渐变细，形成卵黄蒂（vitelline stalk），人胚第6周，卵黄囊闭锁，随后退化消失。

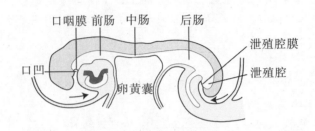

图1-2 原始消化管示意

随着胚胎的发育，前肠逐渐分化为消化系统的咽、食管、胃、十二指肠上段、肝、胆囊、胰腺、部分唾液腺，并分化为呼吸系统原基。中肠逐渐分化为十二指肠下段、空肠、回肠、阑尾、升结肠和横结肠的右2/3部。后肠逐渐分化为横结肠的左1/3部、降结肠、乙状结肠、直肠和肛管上段（图1-3）。其中，黏膜上皮、腺上皮来源于内胚层，结缔组织、肌组织、内皮和间皮来源于中胚层，神经组织来源于外胚层。

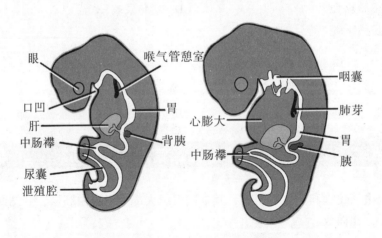

图1-3 原始消化管的早期演变

（一）咽的发生及咽囊的演变

原始咽呈漏斗状，其左右宽，背腹扁，头端粗，尾端细。在原始咽的侧壁内胚层向外膨出，形成5对囊状的突起，即咽囊（pharyngeal pouches）（图1-4），它们分别与其外侧鳃弓（branchial arch）之间的5对凹陷相对，该凹陷即鳃沟（branchial groove）。随着胚的发育，咽囊将逐渐演化为胚体的一些重要结构。

第1对咽囊内侧部向外侧部延长，形成咽鼓管（pharyngotympanic tube）；其末端膨大，演化为中耳鼓室（tympanic cavity）；其顶部的鳃膜部分参与形成鼓膜（tympanic membrane）。鼓膜外侧的第1对鳃沟，形成外耳道（图1-4）。

第2对咽囊的外侧部逐渐退化，内侧部残留一浅窝，演化为腭扁桃体隐窝（图1-4），其内胚层分化为腭扁桃体的表面上皮及隐窝上皮；上皮下的间充质分化为网状组织，淋巴细胞逐渐迁移至此，并大量增殖。

第3对咽囊的腹侧部上皮增生，并逐渐形成左右两条细胞索，且向胚体尾侧延伸。在未来的胸骨柄后方位置，左右两条细胞索汇拢，形成胸腺原基。随后由于原细胞索的根部退化消失，于人胚第7周时与咽囊脱离。胸腺上皮细胞由胸腺原基的内胚层分化而来，淋巴性造血干细胞从造血器官迁移而来，并增殖分化为胸腺细胞。随后，胸腺原基形成胸腺（thymus gland）。第3对咽囊的背侧部上皮增生，形成球状细胞团，向尾侧迁移至甲状腺原基背侧下部，分化形成一对下甲状旁腺（inferior parathyroid gland）（图1-4）。

第4对咽囊的腹侧部退化消失，背侧部增生形成细胞团，并迁移至甲状腺原基的背侧上部，分化成为一对上甲状旁腺（superior parathyroid gland）（图1-4）。

第5对咽囊很小，仅形成一小的细胞团，称后鳃体（ultimobranchial body）。后鳃体部分细胞迁移至甲状腺原基，逐渐分化形成甲状腺滤泡旁细胞。亦有学者认为，滤泡旁细胞由神经嵴迁移而来（图1-4）。

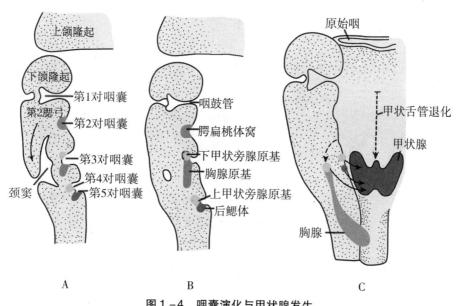

图1-4 咽囊演化与甲状腺发生

（二）甲状腺的发生

人胚第4周初，在原始咽底壁正中线，相当于第1对咽囊的水平，内胚层上皮细胞增生形成一增厚区，随后向间充质内下陷形成一伸向尾侧的盲管，即甲状腺原基，称为甲状舌管（thyroglossal duct）。甲状舌管沿胚颈部正中向尾侧延伸至未来的气管前方，末端向两侧逐渐膨大，形成左右两个甲状腺侧叶及峡部（图1-4）。人胚第7周时，甲状舌管的上段逐渐变细，最终退化消失，其起始段的开口仍残留一浅凹，称盲孔（foramen cecum）。人胚第

10周时，甲状腺原基中出现甲状腺滤泡。人胎第13周初，甲状腺滤泡开始分泌甲状腺素。

（三）舌的发生

舌是由下颌突（submaxillary swelling）腹内侧面的间充质增生，并向口腔隆起形成的。人胚第4周，在第1对鳃弓后缘中部的中胚层增生形成舌的原基——奇结节（tuberculum impar），随后，两下颌突的内侧面中胚层增生，在奇结节前方左右两侧形成一对更大的隆起，称侧舌隆起（lateral lingual swelling）。侧舌隆起生长迅速，并在中线融合，形成舌体（舌的前2/3）。奇结节生长缓慢，仅形成盲孔前方舌体的一小部分。

第2、3、4对鳃弓腹内侧部的间充质增生，形成一凸向咽腔的隆起，称联合突（copula或hypobranchial eminence）。联合突的前部发育为舌根（舌的后1/3），后部发育为会厌。（图1-5）舌根与舌体的愈合处保留一条"V"形的界沟（terminal sulcus），界沟顶点的浅窝，即为盲孔（foramen cecum of tongue）。舌表面的复层扁平上皮来自咽壁内胚层，舌内结缔组织来自始咽周围的间充质，舌肌则主要由头端生肌节的成肌细胞迁移分化而成。

胚长20～30mm时，出现轮廓乳头（circumvallate papilla）原基，未出现环沟和轮廓结构，神经丰富，可在游离面观察到味蕾（taste bud）。人胚第4月时，形成轮廓乳头环沟。胚长20mm时，出现菌状乳头（fungiform papilla）原基，菌状乳头侧面的味蕾出现较晚。人胚第8月时，形成叶状乳头（foliate papilla）。

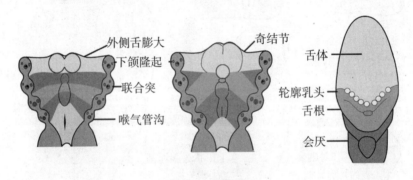

图1-5 舌的发生

（四）食管的发生

食管由原始咽尾侧的一段原始消化管分化而来。人胚第4周初，原始咽尾侧正中出现一喉气管沟（laryngotracheal groove），随后此沟加深，并自尾端向头端愈合，前肠腹侧形成喉气管憩室（laryngotracheal diverticulum）。其周围的间充质形成气管食管隔（esophagotracheal septum），将前肠分隔为腹侧的喉气管憩室和背侧的食管。

人胚第4～5周，食管很短而腔小，随着胚体心、肺位置的下降及颈部的伸长，食管迅速生长。食管腔面的内胚层最初分化为表面上皮，并由单层变为复层，人胚第6周时，上皮过度增生致使食管腔狭窄，甚至一度闭锁。人胚第8周时，过度增生的上皮逐渐发生凋亡并被吸收，细胞间出现空泡，空泡逐渐融会贯通，食管腔重新出现，表面上皮仍保持为复层。人胚第9～13周，食管壁黏膜上皮出现单层柱状、复层柱状和复层扁平等多种形态，柱状上皮可见纤毛。管壁黏膜出现纵行皱襞，管腔凹凸不平。人胚第16～20周，食管壁黏膜以复层纤毛柱状上皮为主，黏膜肌层出现。人胚第21～24周，复层扁平上皮逐渐替代复层纤毛柱状上皮，食管腺开始出现于黏膜下层。

上皮周围的间充质分化为食管壁的结缔组织和肌组织。食管上三分之一的骨骼肌来源于第4～6对鳃弓的间充质。

（五）胃的发生

人胚第4～5周时，食道尾端的前肠末端形成一梭形的膨大，即胃的原基（图1-6）。胃原基通过腹系膜（ventral mesogastrium）及背系膜（dorsal mesogastrium）与体壁相连，并随着食管的伸长向胚体的尾侧移动。人胚第5周时，由于胃背侧缘生长较快，使胃体向背侧膨出，形成胃大弯（greater curvature）。胃大弯的头端生长更快，向胚体头端膨出形成胃底；腹侧缘生长较慢，形成胃小弯（lesser curvature）。由于胃背系膜生长迅速，并向左侧扩展、凸出形成网膜囊（omental bursa）和大网膜，使胃沿胚体头尾轴顺时针旋转90°，最终，胃大弯由背侧转向左侧，胃小弯从腹侧转到右侧。由于固定于腹腔右上方横膈偏右的肝快速发育增大，将胃的头端（贲门部）推向左侧；因十二指肠被固定于腹后壁，故胃的尾端（幽门部）亦被固定于腹后壁。自此，胃完成由垂直方位到由左上斜向右下方位的转位（图1-6）。转位过程于人胚第12周时完成。

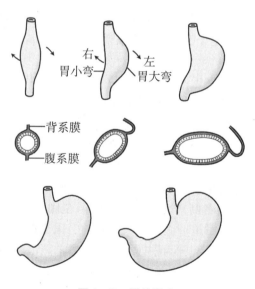

图1-6 胃的发生

人胚第4～7周，胃壁上皮为复层柱状上皮，基膜平整。基膜下间充质较厚，含有发育中的肌纤维和间皮。人胚第8～9周始，复层柱状上皮逐渐转变为单层柱状上皮，并向间充质层凹陷形成胃小凹，至人胚第12～13周，黏膜上皮完全转变为单层柱状上皮。人胚第14～15周，间充质层出现黏膜肌，自此，黏膜层和黏膜下层被分隔。胃壁肌层出现顺序依次是环形肌、斜肌和纵肌。

人胚第9～12周，胃小凹底部出现无腔的芽状细胞索，即为胃腺的腺芽。人胚第

13~16周，腺芽短粗，末端呈泡状，中心出现空腔，即为原始胃腺。人胚第16~20周，原始胃腺增长，形成单管状腺。人胚第20周始，胃腺腺管出现分支，发育为完善的胃腺，腺管内含未分化细胞和内分泌细胞，颈黏液细胞较少。

人胚第7~8周，胃的内分泌细胞出现于上皮深面。人胚第10周时，胃内可见7种内分泌细胞，即生长抑素细胞（somatostatin cell）、血管活性肠多肽细胞（vasoactive intestinal polypeptide cell）、肠嗜铬细胞（enterochromaffin cell）、肠嗜铬样细胞（enterochromaffin-like cell）、胃泌素细胞（gastrin cell）、饥饿激素/酰化生长激素细胞（ghrelin X/A-like cell）和肠高血糖素细胞（enteroglucagon cell）。

（六）肠的发生

肠源于前肠的尾段、中肠和后肠。最初，肠是一条与胚体头尾轴平行的直管，其通过背系膜固定于腹后壁，而其腹系膜退化消失较早。

人胚第4周时，在胃的尾侧，前肠的尾段和中肠的头端形成十二指肠。十二指肠生长迅速，形成一凸向腹侧的"C"形的十二指肠襻（duodenum loop）。伴随胃的转位，十二指肠襻转到右侧，并借背系膜固定在右侧腹后壁。肠发生的同时，背系膜也延长，而腹系膜则在早期全部退化消失。

人胚第5周，由于十二指肠以下的中肠增长速度远快于胚体，致使肠管凸向腹侧形成一矢状位的"U"形襻状结构，称中肠襻（midgut loop）。中肠襻的顶部与卵黄管相通。卵黄管以上的肠襻为头支，以下为尾支。人胚第6周，卵黄管与中肠襻脱离。此时，中肠襻的腹系膜退化消失，其通过背系膜固定于腹后壁。肠系膜上动脉（superior mesenteric artery）走行于中肠襻系膜的中轴部位。

人胚第6周，中肠襻尾支靠近原卵黄管的位置出现一囊状的突起，称盲肠突（caecal bud），是小肠与大肠的分界线，也是盲肠和阑尾的原基。因中肠襻生长较快、肝增大和中肾的发育长大，腹腔容积相对较小，暂时不能完全容纳全部肠襻，而使中肠襻突入脐带内的胚外体腔，即脐腔（umbilical coelom），形成胚时期的生理性脐疝（physiological umbilical herniation）。人胚第6~8周，中肠襻在脐腔内继续生长，头支生长速度快于尾支。此时，中肠襻以肠系膜上动脉为轴，逆时针（从胚腹面观）旋转90°，其从矢状位转成水平位，即头支从胚体的头侧转至右侧，尾支从尾侧转至左侧。人胚第10周，腹腔增大，肝脏位置升高，中肾退化，中肠襻退回腹腔，头支在前，尾支在后，随后脐腔闭锁。在中肠襻退回腹腔的同时，以肠系膜上动脉为轴继续逆时针方向再旋转180°。这样，中肠襻共旋转了270°，头支和尾支分别转至腹腔左下方和右上方。人胚第11~12周，中肠襻完成旋转。

在中肠襻退回腹腔和旋转的过程中，头支的生长较快，形成小肠曲，盘曲在腹腔中部，演变为空肠和回肠大部分。尾支变化小，盲肠突以前的部分形成回肠的小部分；盲肠突以后的部分从十二指肠腹侧横过形成横结肠的右2/3；盲肠突近端膨大形成圆锥状的盲肠，位于腹腔右上方，靠近肝右叶，以后下降至右髂窝，升结肠随之形成；盲肠突远端生长缓慢的狭窄部分则形成蚓状阑尾。在中肠襻退回腹腔的同时，后肠被推向左侧，形成横结肠的左1/3部分、降结肠和乙状结肠（图1-7）。

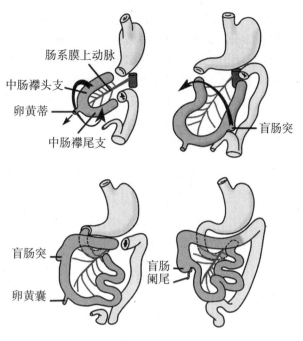

图1-7 肠的发生

人胚早期，小肠、大肠不易区分，绒毛、肠腺的发生按照从胚体头端至尾端的顺序进行。人胚第6～7周，肠腔小，内衬复层柱状上皮，上皮外包绕间充质，此时，上皮细胞迅速增殖，可致肠腔暂时性闭塞。人胚第8周，因细胞凋亡，闭塞的肠内出现小空泡，并增大融合，从而完成肠腔重建（recanalization）。人胚第8～9周，间充质细胞增生凸向肠腔，形成十二指肠和空肠绒毛；人胚第10周，出现回肠绒毛。绒毛上皮为单层柱状上皮，绒毛间仍可见复层上皮。人胚第10～12周，结肠阑尾亦出现绒毛和单层柱状上皮；至第20～24周时逐渐退化消失。人胚第9周，上皮内可见杯状细胞；至第12周，肠腺开始分化，可以分辨出帕内特细胞（Paneth cell）和内分泌细胞（endocrine cell）；第14～15周时，十二指肠腺出现。人胚第9周，出现肠壁环形肌；第12周，纵行肌出现；第21周，黏膜肌层出现。人胚第6～8周，小肠上皮皆为未分化细胞；第9～11周，小肠近端上皮细胞分化；远端在第20～22周时才开始分化。

肠相关淋巴组织（gut-associated lymphoid tissue）是B细胞的分化场所。人胚第8～10周，上皮基底部细胞间出现淋巴细胞，其中T细胞居多，第11～12周时大量增殖。人胚第16周，纵轴出现集合淋巴小结。

（七）直肠的发生与泄殖腔的分隔

后肠末端有一膨大部分，即泄殖腔（cloaca）。泄殖腔腹侧与尿囊（allantois）相连，末端被泄殖腔膜（cloacal membrane）封闭。

人胚第6～7周，尿囊起始部与后肠之间的间充质增生，由两侧向中线生长，形成一镰状隔膜突入泄殖腔背侧，称尿直肠隔（urorectal septum）。人胚第7周，尿直肠隔快速增长，并与泄殖腔膜接触，将泄殖腔分隔为背、腹两部分。腹侧为尿生殖窦（urogenital si-

消化系统

nus),将演变为膀胱和尿道;背侧为原始直肠,将演变为直肠和肛管上段(图1-8)。泄殖腔膜也被分为背、腹两部分。腹侧为尿生殖膜(urogenital membrane),背侧为肛膜(anal membrane)。肛膜外周为一浅凹,称肛凹或原肛(proctodeum)。人胚第8周,肛膜破裂被吸收,消化管尾端与外界相通,肛凹加深,并演变为肛管的下段。肛管上段的上皮来自内胚层,下段的上皮来自外胚层,两者之间的分界线称为齿状线(pectinate line)。

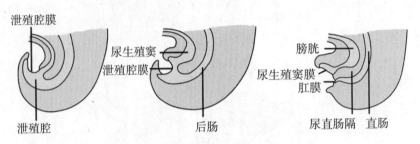

图1-8 泄殖腔的分隔

(八)肝和胆的发生

1. 肝憩室的发生与演变

人胚第4周初,前肠末端腹侧壁近卵黄囊处的内胚层细胞增殖,并伸向腹侧形成一囊状的突起,称为肝憩室(hepatic diverticulum),它是肝脏、胆囊及胆管系统的原基。肝憩室迅速生长延伸,长入心与卵黄囊之间的间充质内,此间充质即原始横膈(primitive septum transversum)。肝憩室的末端膨大,可分为头支和尾支。头支较大,是肝的原基,将发育为肝实质、肝内胆管和肝管。头支的血液供应丰富,生长快速,至人胚第5周时,肝突入腹腔,占据了腹腔的大部分。肝原基可分为左右两部分,将发育为肝左叶和肝右叶。最初,肝左、右叶大小相当,人胚第12周,肝右叶开始大于肝左叶。有学者认为,肝方叶和肝尾状叶来自肝右叶。肝憩室尾支较小,是胆囊的原基,即胆囊憩室(cystic diverticulum),其远端膨大分化为胆囊,近端发育为胆囊管。肝憩室头支、尾支与前肠相连接的部分,是肝憩室的基部,将发育为总胆管。最初,总胆管开口于十二指肠腹侧壁,由于十二指肠的转位,且其左侧壁发育慢于右侧壁,而使总胆管的开口移至十二指肠的背内侧,并与胰腺导管合并共同开口于十二指肠。

包绕于肝的原始横膈的间充质分化形成肝内结缔组织和肝被膜。伴随肝的发育,腹腔亦增大,致肝和横膈之间的间充质被牵拉得很薄,在腹前壁与肝之间形成镰状韧带,在肝与前肠之间形成肝胃韧带和肝十二指肠韧带。镰状韧带分割肝左、右叶,游离缘包绕脐静脉,脐静脉退化为肝圆韧带;肝胃韧带和肝十二指肠韧带的游离缘包绕门静脉、肝动脉和胆总管。

2. 肝的组织发生

肝憩室最初是由单层柱状上皮和薄层的间充质构成的盲囊,肝憩室头支的上皮细胞迅速增殖,在原始横膈内反复形成肝细胞索,即肝索。肝索互相吻合成网状,并上下叠加而形成肝板。肝板之间分布着经由横膈的左、右卵黄静脉和脐静脉的分支而成的毛细血管,它们将发育为肝血窦。肝血窦汇入左、右肝心管(hepato-cardiac duct)。

人胚第5~6周时,肝索内的肝细胞之间出现许多小腔,即原始胆小管。人胚胎第

6～9周时，肝内胆管树形成。人胚第8周，出现门管区，只见门静脉的分支。人胚第9周，中央静脉出现，肝索和肝血窦分别围绕中央静脉形成肝小叶。同时，门管区出现小叶间动脉和小叶间胆管。胚胎期，肝板由2～3层肝细胞组成，2～5岁时逐渐形成单层细胞肝板。人胚第2月，肝细胞之间形成胆小管，内胚层上皮也相继形成肝内胆管。

胎儿期，肝细胞的功能十分活跃，可合成和分泌多种血浆蛋白。人胚第8～12周，肝细胞开始合成糖原，胚胎后期糖原合成和贮存逐渐增多。人胚第16～24周，所有肝细胞均能合成甲胎蛋白（α-fetal protein，AFP）；第24周后，仅中央静脉附近的肝细胞可合成AFP。人胚第5～6周，肝索内出现毛细血管；第9周，肝细胞可合成和分泌胆汁。人胚第8周，肝细胞内含有丰富的粗面内质网；第12周，出现少量滑面内质网；出生后，滑面内质网逐渐增多，并具有生物转化功能。

人胚第6周，造血干细胞从卵黄囊的血岛迁移至肝内，散在分布于肝血窦，并聚集为造血组织灶，开始造血，以红系的血细胞为主。人胚第7周，肝血窦内已经含有丰富的有核红细胞。人胚第4～6月，肝造血组织造血功能旺盛，造血灶内除了不同发育阶段的红细胞之外，还含有少量的粒细胞系和巨核细胞系细胞。造血组织在胚胎后期逐渐减少，新生儿偶尔可见少许造血组织。

3. 胆囊的组织发生

胆囊最初是实心细胞索，没有腔，直至人胚第8周末才出现管腔。胆囊腔面单层柱状上皮由内胚层分化而来，结缔组织和肌组织均由胃腹系膜内的间充质分化而成。胆囊管和肝外的肝管起初亦是由内胚层发育而来的实心细胞索，以后管腔重建，至人胚第7周时才出现管腔。出现管腔的先后次序依次是胆总管、胆囊管和胆囊。

（九）胰腺的发生

人胚第4周，肝憩室尾缘上皮增生，从前肠末端背腹两侧壁各发出一个内胚层芽，即背胰芽（dorsal pancreas bud）和腹胰芽（ventral pancreas bud）。腹胰芽由前肠末端腹侧肝憩室尾缘的内胚层上皮增生并向外突出所形成；背胰芽由十二指肠背侧壁的内胚层细胞增殖并向外突出形成，出现略早，并大于腹胰芽。腹胰（ventral pancreas）和背胰（dorsal pancreas）分别由腹胰芽和背胰芽发育而来，其中轴线上分别有一条贯穿腺体全长的总导管，即腹胰管和背胰管。人胚第6～7周，由于十二指肠的转位和肠壁生长速度不均衡，致使腹胰转至背胰下方，并与之融合为单一的胰腺（图1-9）。腹胰和背胰近侧部形成胰头，背胰远侧部形成胰体和胰尾。腹胰管与背胰管的远侧段吻合，形成主胰导管，与总胆管汇合后开口于十二指肠大乳头。背胰管的近侧段一般退化消失，少数情况下可形成副胰导管，在十二指肠小乳头处开口。

胰腺实质来源于原始消化管的内胚层细胞所形成的背、腹胰芽，最初是实质性细胞索。该细胞索在间充质内反复分支，形成原始胰管及各级导管，上皮为单层柱状上皮。人胚第13～14周时，胰管分支末端膨大并形成胰腺外分泌部腺泡；第15～16周，腺泡和导管增多，腺泡细胞分化成熟，内含糖原颗粒，酶原颗粒较少，可分泌含少量胰蛋白酶原的胰液；人胚第17～22周，导管上皮细胞内糖原颗粒消失，腺泡细胞内酶原颗粒增多；人胚第32周，胰液中出现胰脂肪酶。

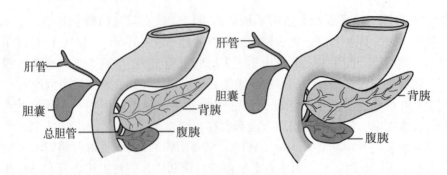

图1-9 肝胰的发生

人胚第9~10周，原始胰管分支管壁局部上皮增生，凸出管壁，形成游离细胞团，即胰岛原基。背胰相对腹胰，形成更多的胰岛。人胚第10周，胰岛周边出现A细胞；第12周出现D细胞；第13~14周胰岛中央出现B细胞；第26周出现D1细胞和PP细胞。人胚第18周始，B细胞和A细胞先后具备内分泌功能。

人胚第12~16周，胰腺出现被膜，其长入胰腺实质将其分隔为小叶结构，小叶内结缔组织多于成人，此时胰腺可区分为外分泌部和内分泌部。

二、消化系统的常见先天畸形

（一）甲状舌管囊肿

甲状舌管囊肿（thyroglossal cyst）是指由于连接舌与甲状腺的甲状舌管未完全闭锁或未闭锁，残存小腔隙或细长管道，当部分上皮细胞分化为黏液性细胞时，黏液性细胞分泌黏液，并聚集于甲状舌管内而形成囊肿。该囊肿可开口于皮肤或舌盲孔，形成甲状舌管瘘。

（二）消化管狭窄或闭锁

在消化管发生时，管壁上皮细胞曾一度过度增生，致使某段管腔的狭窄或闭锁。随后，过度增生的细胞发生凋亡，上皮变薄，管腔亦随之重建。若该过程未发生，上皮不变薄，就会导致消化管某段管腔的闭锁或狭窄，常见于食管或十二指肠（图1-10）。

（1）先天性食管闭锁（congenital atresia of the esophagus）。食管管腔重建受阻，一般发生于食管上段或上段与中段之间，因阻碍羊水吞入，可致羊水过多。

（2）食管狭窄（esophageal stenosis）。食管管腔重建不完全，多发生于食管中段或下段。

（3）十二指肠闭锁或狭窄（duodenal atresia or stenosis）。十二指肠肠腔重建受阻或不完全，常位于十二指肠降部或水平部，女性多于男性。

（4）肠闭锁和狭窄（atresia and stenosis of intestine）。常见于回肠、空肠或回盲部。

（5）直肠闭锁（rectal atresia）。肠腔重建受阻，罕见。

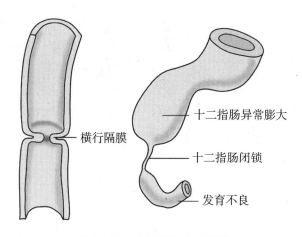

图1-10 消化管狭窄或闭锁

(三) 十二指肠重复

十二指肠重复（duplication of the duodenum）是指管腔重建时，部分腔隙不与主腔连通，形成管状或球状结构附于十二指肠，管腔可与主腔相通。

(四) 卵黄管异常

（1）回肠憩室（ileum diverticulum）即梅克尔憩室（Meckel diverticulum），是指由于卵黄蒂退化不全，而保留一盲管连接于回肠。常在距回盲部 40～50 cm 处回肠壁上形成一囊状突起，其顶端亦可有纤维索连于脐（图1-11A）。一般无临床症状，有时可发生肠梗阻或肠扭转。憩室壁结构与回肠相同，男性多于女性。

（2）卵黄管瘘（vitelline duct fistula）。卵黄蒂未退化，保持开放状态，开口于脐，回肠的粪便可通过瘘管溢出，故又称脐粪瘘（umbilical fistula）（图1-11B）。

（3）脐窦（umbilical sinus）。卵黄管远端未闭锁，在脐部残留窦状小凹，有时可分泌黏液。

（4）卵黄管囊肿（vitelline cyst）。卵黄管两端闭锁，中段分泌物聚集，形成位于脐下方的囊泡，可致肠梗阻或肠扭转。

（5）卵黄管韧带（vitelline ligament）。卵黄管封闭而未退化，形成位于脐和回肠之间的韧带，可致肠梗阻或肠扭转。

(五) 双肠管

双肠管（duplication of intestine）是指单独肠管发生重复，可与主腔相通，黏膜结构可与主腔相同，多见于回肠、结肠、直肠。

(六) 先天性脐疝

先天性脐疝（congenital umbilical hernia）是指脐腔未能完全闭锁所致（图1-11C）。脐腔通过残留的一孔与腹腔相通。当腹内压升高时，肠管从脐部膨出，可形成嵌顿疝。

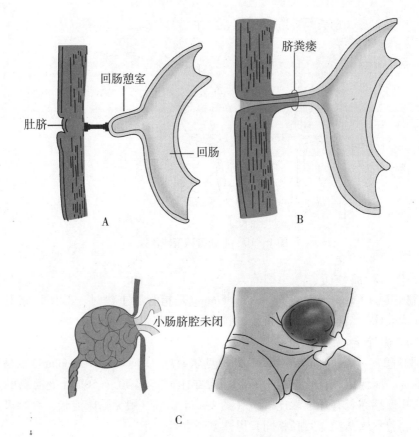

图1-11 肠管先天性畸形

（七）先天性巨结肠

先天性巨结肠（congenital megacolon）是由于神经嵴细胞未迁移至结肠壁中，使黏膜下神经丛或肌间神经丛的副交感神经节细胞发育不全或缺如，肠壁蠕动功能减弱或丧失，肠腔内容物不能排出，造成粪便淤积，致使肠管极度扩张。男性多于女性。

（八）肠襻转位异常

肠襻转位异常（abnormal rotation of the intestinal loop）是肠襻从脐腔退回腹腔的过程中，应逆时针旋转180°。如果转位不全或未发生转位，甚至反向转位，会造成消化管异位，并伴随肝、胰、脾，甚至是心、肺的异位。

（1）不完全旋转（incomplete rotation）。中肠襻逆时针旋转90°，小肠位于腹腔右侧，大肠在左侧。

（2）不旋转（non-rotation）。结肠和盲肠位于腹腔左侧，即左位结肠；小肠在腹腔右侧。

（3）反旋转（reversed rotation）。中肠襻顺时针旋转90°，横结肠位于十二指肠之后，常伴随发生肠梗阻。

（九）异位盲肠和阑尾

异位盲肠和阑尾（ectopic cecum and appendix）是指盲肠和阑尾未能下降或下降不完

全，而异位于肝下或腰部，亦有过度下降而位于盆腔，多见于男胎。

（十）肛门闭锁

肛门闭锁（anal atresia）是指因胚胎发生过程中肛膜未破，或肛凹未能与直肠末端相通引起，又称肛门闭锁不通肛（imperforate anus）。肛管上皮过度增生后未能被再吸收亦可引起不通肛，并常伴有直肠阴道瘘或直肠尿道瘘（图1-12）。较常见，男性多于女性。

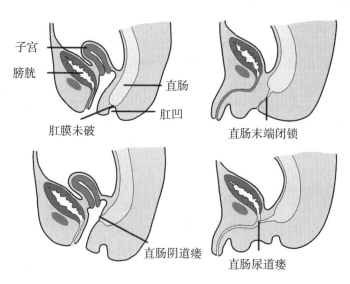

图1-12 不通肛

（十一）泄殖腔保留

泄殖腔保留（persistent cloaca）是指尿直肠隔未发育，直肠、膀胱和阴道共同开口，仅见于女胎。

（十二）肝分叶异常

肝分叶异常（abnormal lobation of liver）常见肝左叶发育不全和方叶缺如等。亦可见肝右叶向下伸出一舌状叶（reidel liver），可与结肠肝曲粘连，有时可延伸至脐部或右髂嵴。一般不影响肝功能。

（十三）肝组织异位

肝组织异位（hepatic heterotopia）可异位于肝十二指肠韧带、镰状韧带、大网膜、胆囊、胆总管、脾或肾上腺。罕见。

（十四）双胆囊

双胆囊（duplication of the gallbladder）是指具有两个胆囊和两条胆囊管。两条胆囊管常分别开口于胆总管，亦可合并为一个开口，亦有双胆囊共有一个颈部或一条胆囊管。外形正常的胆囊，其内部亦可由纵隔将其分隔为两腔。双胆囊易发生结石。

（十五）先天性胆囊憩室

先天性胆囊憩室（congenital diverticulum of the gallbladder）可发生于胆囊颈、底、体。颈部憩室又称Hartmann憩室，常压迫胆总管和胆囊管。

（十六）胆囊异位

胆囊异位（ectopic gallbladder）可异位于肝左叶下、镰状韧带或肝胃韧带。胆囊亦可有见于肝下，称游离胆囊（floating gallbladder）。

（十七）胆囊缺如

胆囊缺如（agenesis of gallbladder）是指肝憩室囊部发育不全，而引起无胆囊管、无胆囊，常伴随肝外胆道闭锁、胆总管囊肿和胆总管缺如。

（十八）副胰组织

副胰组织（accessory pancreatic tissue）常见于胃、十二指肠或回肠憩室的肠壁的黏膜下层，具有胰腺组织的结构特点。偶发于食管、空肠、回肠、胆囊等处。

（十九）环状胰

环状胰（annular pancreas）是由于背、腹两胰分别向反向生长，而异常融合形成环绕十二指肠降部的环形胰腺（图1-13）。环状胰可压迫十二指肠和胆总管，甚至可以引起十二指肠梗阻。

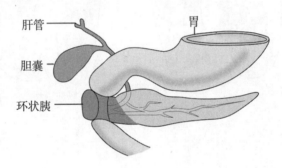

图1-13 环状胰

讨论

消化系统畸形是常见的胎儿畸形，目前研究表明，遗传因素、环境因素、心理因素、母体因素等是重要致畸因素。你们觉得应该怎样避免畸形儿的产生呢？

小结

1. 消化系统是由消化管和消化腺组成，它们是由哪些胚层发育而来的呢？回答这个问题是学习消化系统发生的第一步。

2. 原始消化管可分为3段，分别是前肠、中肠和后肠，它们分别发育为成年人体的什么器官呢？回答这个问题，可以明白消化系统发生的脉络。

3. 原始咽内壁内胚层形成5对咽囊，它们分别发育为成年人体的什么器官呢？理解这个问题，不但可以理清消化管发生的脉络，且对内分泌系统等知识的理解有一定的帮助。

4. 人胚第6周，由于上皮组织过度增生导致食管腔闭锁，之后食管腔重新出现，其后黏膜上皮有什么变化规律？回答这个问题，可以对食管的发生有一个动态的认识。

5. 人胚第4~5周，胃的原基是一梭形膨大，自人胚第5周后，胃大弯和胃小弯形成，其形态变化的主要机理是什么？回答这个问题，有助于理解胃发生的动态过程。

6. 十二指肠以下的中肠快速增殖形成中肠襻，人胚第11~12周，中肠襻完成旋转形成成年人体小肠和部分大肠的形态，其旋转的过程是怎样的呢？

7. 人胚第4周，在前肠末端腹侧壁近卵黄囊处形成肝憩室，肝憩室将发育为哪些器官？回答这个问题，有助于对肝、胆和胰发生的理解。

单项选择题

1. 关于原始消化管的描述，哪项错误？
A. 由内胚层和脏壁中胚层卷折至胚体内，共同形成的纵行管道
B. 区分为前、中、后肠三部分
C. 中肠腹侧与卵黄蒂相通
D. 前肠头端由口咽膜封闭
E. 后肠尾端由肛膜封闭

2. 关于胃肠的发生，哪项错误？
A. 由前肠末端膨大形成胃
B. 胚胎第6~10周时，肠襻伸入脐腔内发育
C. 肠襻退回腹腔时，顺时针旋转180°
D. 中肠与卵黄囊相连
E. 后肠与尿囊相连

3. 关于泄殖腔的描述，哪项错误？
A. 为后肠末端的膨大部分   B. 腹侧与卵黄囊相连
C. 末端由泄殖腔膜封闭   D. 尿直肠隔将其分为背、腹两部分
E. 背侧部分形成直肠和肛管，腹侧部分参与泌尿生殖系统的发生

4. 胚胎早期大、小肠的分界是_____。
A. 肠襻头支和尾支的交界处   B. 原始肠管与卵黄蒂相连处
C. 肠系膜上动脉伸入处   D. 与尿囊相连处
E. 盲肠突

5. 肠襻旋转时围绕的轴心是_____。
A. 卵黄蒂   B. 脐正中韧带
C. 腹腔动脉   D. 肠系膜上动脉
E. 肠系膜下动脉

6. 关于胃的发生，哪项错误？
A. 胃的原基是中肠头端出现的一个左右略扁的梭形膨大
B. 胃原基背侧缘生长迅速，形成胃大弯

C. 胃原基腹侧缘生长缓慢，形成胃小弯

D. 胃大弯头端膨大，形成胃底

E. 胃沿胚体纵轴顺时针旋转了90°

7. 回肠憩室产生的原因是_____。

A. 卵黄囊未退化，残留一指状盲囊　　B. 尿囊未退化，残留一指状盲囊

C. 卵黄蒂退化不全，残留一指状盲囊　　D. 脐腔未闭，残留一指状盲囊

E. 尿囊基部退化，残留一指状盲囊

8. 背胰形成_____。

A. 胰头　　B. 胰头上份、胰体与胰尾

C. 胰尾及其内的胰岛　　D. 胰头下份和胰体

E. 胰头下份和胰尾

9. 胰岛细胞来源于_____。

A. 前肠内胚层　　B. 中肠内胚层

C. 神经嵴　　D. 脏壁中胚层

E. 体壁中胚层

10. 胰各部的发生是_____。

A. 腹胰形成胰头下份，背胰形成胰头上份、胰体及胰尾

B. 腹胰形成胰头上份及胰体，背胰形成胰头下份和胰尾

C. 腹胰形成胰头和胰尾，背胰形成胰头

D. 腹胰退化，背胰形成胰的各部

E. 背胰退化，腹胰形成胰的各部

（陈志强）

参考答案

1—5　ECBED　　6—10　ACBAA

第三节　消化系统的功能概述

机体在进行新陈代谢过程中，必须不断从外界环境中摄取食物，以提供生命活动所需要的营养物质和能量。人类所需的营养物质包括蛋白质、脂肪、糖类、无机盐、维生素和水六大类。经过消化后的小分子营养物质及水、无机盐和维生素等通过消化道黏膜进入血液和淋巴循环的过程，称为吸收（absorption）。消化和吸收是两个相辅相成、紧密联系的过程。不能被消化和吸收的食物残渣则形成粪便经肛门排出体外。

除消化和吸收功能外，消化系统还具有内分泌功能和免疫功能。因为在消化道黏膜散在无数内分泌细胞，故而胃肠道也是机体最大的内分泌器官。

一、消化道平滑肌的生理特性

在消化道中，除口、咽、食道上端的肌组织和肛门外括约肌属于骨骼肌外，消化道的

其余部分都属于平滑肌。通过平滑肌的收缩和舒张，消化道完成食物的机械性消化，促进其化学性消化和吸收，并将食物向前推进。

(一) 消化道平滑肌的一般生理特性

消化道平滑肌具有肌肉组织的共同特性，如兴奋性、传导性和收缩性，但这些特性均表现出其自身的特点。

1. 自动节律性

在离开神经支配或者离体的情况下，在适宜的人工环境中，消化道平滑肌仍旧能够自发地进行节律性的收缩和舒张的特性，称为自动节律（automatic rhythm）性。消化道平滑肌的收缩和舒张的频率较缓慢，节律远不如心肌规则。

2. 富有伸展性

作为容纳性中空器官，消化道平滑肌具有非常大的伸展性，使其能够容纳几倍于自身初体积的食物，而消化道内的压力并不明显升高。

3. 较低的兴奋性

消化道平滑肌的兴奋性比骨骼肌和心肌低，表现为收缩速度慢，潜伏期、收缩期、舒张期的时程均延长。

4. 具有紧张性

消化道平滑肌经常处于一种微弱的持续收缩的状态，称为紧张性（tonicity）。紧张性是消化道平滑肌蠕动、分节运动等收缩活动的基础，有利于胃肠保持一定的形状和位置，也使消化道管腔内维持一定的基础压力，有助于消化液向食物中渗透。

5. 对有些理化刺激敏感

消化道平滑肌对化学、温度和机械牵张等刺激比较敏感，但是对电刺激、刀割刺激不敏感。这一特性与消化道的生理功能相适应：消化道内的食物对平滑肌的机械扩张、温度和化学性刺激促使消化腺分泌消化液，促进胃肠道蠕动，从而有利于食物消化。

(二) 消化道平滑肌的电生理特性

消化道平滑肌与骨骼肌和心肌一样，都属于可兴奋组织。然而其电活动的形式要比骨骼肌和心肌复杂，具有明显的特征，即膜电位一直处于自发、缓慢而有节律的去极化和复极化状态。消化道平滑肌的电生理变化可分静息电位、慢波电位和动作电位三种。

1. 静息电位

消化道平滑肌的静息电位（resting potential，RP）较低，且不稳定，测量值为 $-50 \sim -60$ mV。静息电位主要与 K^+ 外流产生的 K^+ 平衡电位有关，但 Na^+、Cl^-、Ca^{2+} 及生电性钠泵活动也参与了静息电位的形成。

2. 慢波电位

慢波（slow wave）是消化道平滑肌细胞在静息电位基础上产生的一种缓慢的自动去极化和复极化的电位波动（图 1-14），也叫基本电节律（basic electric rhythm，BER），其波幅为 $10 \sim 15$ mV。慢波的频率随消化道部位不同而有所差别：胃约为 3 次/分，十二指肠约 12 次/分，终末回肠 8~9 次/分。

研究表明，慢波起源于分布在消化道环形肌和纵形肌之间的卡哈尔间质细胞（interstitial cell of Cajal，ICC）。ICC 可自发产生节律性电位波动，称为起搏电位（pacemaking potential）。

起搏电位通过 ICC 与平滑肌细胞之间的缝隙连接,以电紧张形式扩布至平滑肌细胞,使其产生慢波。然而慢波形成的离子机制尚不确切,目前认为,与细胞内节律性钙波动及细胞膜上钙敏感的离子通道有关。

平滑肌细胞存在两个临界膜电位值:机械阈(mechanical threshold)和电阈(electrical threshold)。当慢波去极化达到机械阈时,细胞内 Ca^{2+} 增多,引起肌细胞轻度收缩,其收缩幅度与慢波波幅成正比,但不一定产生动作电位。当膜电位去极化达到电阈,引发动作电位,慢波上所叠加的锋电位数目越多,收缩力越强。

3. 动作电位

在各种理化因素刺激下,当慢波去极化达到阈电位时,消化道平滑肌在慢波电位的基础上出现 1 至多个锋电位(图 1-14),即动作电位(action potential,AP)。与神经细胞或者骨骼肌细胞不同的是,消化道平滑肌动作电位的去极相主要是由 Ca^{2+} 内流引起的,因此,锋电位上升慢,持续时间长;复极化与 K^+ 外流有关,Ca^{2+} 内流和 K^+ 外流在时程上几乎相同,所以锋电位幅度较低且大小不等。

慢波电位、动作电位和平滑肌收缩的关系可简要归纳为:消化道平滑肌在慢波电位的基础上产生动作电位,动作电位的产生引发肌肉收缩。因此,慢波电位虽然本身不引起平滑肌收缩,但却是平滑肌的起步电位,控制着平滑肌收缩的节律,并决定平滑肌蠕动的方向、节律和速度。

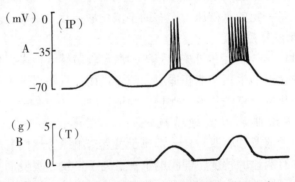

图 1-14 消化道平滑肌电位变化与收缩关系示意

(三)胃肠平滑肌兴奋-收缩耦联

消化道平滑肌与骨骼肌类似,通过 Ca^{2+} 介导兴奋-收缩耦联(excitation-contraction coupling)。正常情况下,胞浆内游离 Ca^{2+} 浓度较低。引起消化道平滑肌细胞兴奋-收缩耦联的 Ca^{2+} 来源于细胞外液 Ca^{2+} 内流或者是细胞内钙库释放 Ca^{2+}。胞外 Ca^{2+} 进入细胞主要通过细胞膜上的电压依赖性钙通道(voltage-dependent calcium channel)和受体控制性钙通道(receptor-operated channel)。细胞内 Ca^{2+} 主要储存于内质网和线粒体中,二者亦被称为细胞内钙库。内质网和线粒体上存在三磷酸肌醇受体门控钙通道和对 Ca^{2+} 敏感的 Ryanodine 受体门控钙通道,前者与三磷酸肌醇结合后打开,而后者由进入细胞内的 Ca^{2+} 激活,引发钙库释放大量 Ca^{2+}。

当平滑肌受到兴奋性刺激,如神经、体液因素作用于平滑肌细胞,通过细胞内、外两种

途径使细胞内游离 Ca^{2+} 浓度升高，Ca^{2+} 与细胞内钙调蛋白结合，激活肌球蛋白轻链激酶，从而使 ATP 酶活性增高，肌球蛋白的横桥与肌动蛋白结合，肌丝滑行引起平滑肌收缩。

二、消化腺的分泌功能

人体每日分泌的消化液总量达 6～8 L，主要由分布于消化道黏膜的胃腺、小肠腺、大肠腺和附属于消化道的唾液腺、胰腺和肝脏分泌，其主要成分包括水、有机物（消化酶、黏液、抗体等）和各种电解质（表 1-1）。

表 1-1 消化液中主要的消化酶及其作用

消化液	分泌量/（L/d）	pH	主要消化酶	消化作用
唾液	1.0～1.5	6.6～7.1	唾液淀粉酶	淀粉→麦芽糖
胃液	1.5～2.5	0.9～1.5	胃蛋白酶	蛋白质→䏡、胨
胰液	1.0～2.0	7.8～8.4	胰淀粉酶	淀粉→麦芽糖→葡萄糖
			胰脂肪酶	脂肪→甘油、脂肪酸
			胰蛋白酶、糜蛋白酶	蛋白质→多肽、氨基酸
胆汁	0.6～1.2	7.4（肝）	无	—
		6.8（胆）	无	—
小肠液	1.0～3.0	7.6	肠激酶	激活胰蛋白酶原
大肠液	0.6～0.8	8.3～8.4	少量二肽酶、淀粉酶	—

消化腺分泌是一连串复杂的活动过程：腺细胞主动耗能，从血液中摄取原料，在细胞内合成和贮存酶原颗粒的分泌物并通过胞吐作用排出细胞外。一般认为，腺细胞膜上存在多种受体，不同刺激物激活相应的受体后，可引起细胞内一系列的生化反应，最终引起分泌物的释放。

消化液的作用包括：①水能稀释干稠食物，使其与血浆渗透压相等，从而促进消化和吸收；②电解质能改变消化腔内的酸碱度，使之适应不同消化酶活性的需要；③消化酶能促进化学性消化；④大量的黏液、抗体和液体可以润滑食物，防止消化道黏膜理化损伤，从而保护消化道黏膜。

三、消化道的内分泌功能

（一）消化道的内分泌细胞

目前发现胃肠道的黏膜层内存在 40 余种内分泌细胞，由于胃肠黏膜面积巨大，内分泌细胞散在胃肠黏膜中，其总数大大超过了体内其他内分泌腺中的内分泌细胞的总和，因此，消化道被认为是身体内最大、最复杂的内分泌器官。这些内分泌细胞都具有一个共同的特点，即可以摄取胺的前体、脱羧产生肽类或活性胺，故将这些细胞统称为胺前体摄取和脱羧细胞（amine precursor uptake and decarboxylation cell，APUD cell）。由 APUD 细胞合成、分泌并在胃肠道内起作用的激素统称为胃肠激素（gastrointestinal hormone）。近年来发现，胃泌素、胆囊收缩素-促胰酶素、P物质、生长抑素、神经降压素等20多种胃肠激素在中枢神经系统中也存在，故称这类激素为脑-肠肽（brain-gut peptide）。它们的作用和生理意义正逐渐被阐明。

从形态学角度来分，消化道的内分泌细胞有开放型和闭合型两种。开放型细胞占多数，其顶端有微绒毛深入胃肠腔，可以直接感受胃肠内容物的理化刺激，从而引起激素分泌。闭合型细胞主要分布在胃底和胃体的泌酸区和胰腺，无微绒毛且并不直接接触胃肠腔，因此，其分泌活动受神经和其他激素调节。

（二）胃肠道内分泌细胞的分泌方式

胃肠激素的分泌方式包括5种：内分泌，多数生长激素如胃泌素经释放后通过血液循环运送到靶细胞起作用；旁分泌，少数胃肠激素如生长抑素释放后通过局部组织液弥散至邻近的靶细胞起作用；神经分泌，从神经末梢释放到邻近的靶细胞；腔分泌，有些胃肠激素释放后通过黏膜上皮细胞之间的缝隙直接扩散入胃肠腔发挥作用；自分泌，一些胃肠激素释放后作用于自身或邻近的同类细胞。

（三）胃肠激素的作用

胃肠激素除了具有调节消化器官的运动、分泌和吸收功能之外，还对体内其他器官的活动具有广泛的影响，其作用主要有以下几个方面。

1. 调节消化道的运动和消化腺的分泌

不同的胃肠激素对不同消化腺的分泌和不同部位消化道运动的作用各不相同，表1-2列出了5种主要的胃肠激素对消化腺的分泌和消化道运动的作用。

表1-2 5种胃肠道激素对消化腺的分泌和消化道运动的作用

激素名称	分泌部位及细胞	主要生理作用	引起释放的主要因素
促胃液素（胃泌素）	胃窦、十二指肠黏膜G细胞	促进胃液（以HCl和胃蛋白酶原为主）、胰液、胆汁分泌，加强胃肠运动和胆囊收缩，促进胃肠黏膜生长	迷走神经兴奋、蛋白质消化产物
促胰液素	小肠上部S细胞	促进胰液（以HCO_3^-和H_2O为主）、胆汁、小肠液分泌，促进胆囊收缩，抑制胃肠运动和胃液分泌	盐酸、蛋白质分解产物、脂肪酸钠
缩胆囊素	小肠上部I细胞	促进胃液、胰液（以消化酶为主）、胆汁、小肠液的分泌，增强胃肠运动和胆囊收缩，促进胰腺外分泌组织生长	蛋白质分解产物、脂肪酸
抑胃肽	小肠上部K细胞	抑制胃液分泌和胃运动，促进胰岛素释放	脂肪、葡萄糖、氨基酸

(续表 1-2)

激素名称	分泌部位及细胞	主要生理作用	引起释放的主要因素
胃动素	小肠 Mo 细胞	在消化间期刺激胃和小肠的运动	迷走神经、脂肪、盐酸

2. 调节其他激素的合成与释放

胃肠激素之间可以相互促进或者抑制各自的分泌，如食物刺激使 K 细胞分泌抑胃肽，抑胃肽促进胰岛素释放，在餐后血糖浓度尚未升高之前便增强血糖利用，有利于防止餐后血糖过高。

3. 营养作用

一些胃肠激素能刺激消化道组织的代谢和生长，如促胃液素通过刺激胃泌酸区和十二指肠黏膜的蛋白质、RNA 和 DNA 的合成促进其生长。临床上，切除胃窦的患者，血清促胃液素水平降低并伴有胃黏膜萎缩；而促胃液素瘤患者其血清促胃液素水平增高并伴有胃黏膜增厚。

四、消化道的神经支配及其作用

消化道受外来神经系统（extrinsic nervous system）和内在神经系统（intrinsic nervous system）支配，共同调节胃肠功能。

（一）外来神经系统

外来神经系统包括交感神经和副交感神经。除口腔、食道上端及肛门外括约肌受躯体神经支配外，消化道其余部分均受交感神经和副交感神经的双重支配（图 1-15）。

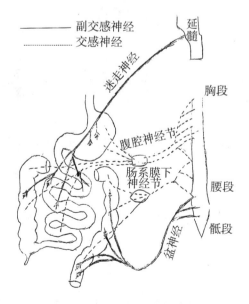

图 1-15 消化道神经支配

1. 支配消化道的交感神经

交感神经节前纤维从脊髓 T5～L3 侧角发出，在腹腔神经节和肠系膜神经节换元，其节后纤维神经末梢释放的去甲肾上腺素，对胃肠运动和腺体分泌起到抑制作用，但对回盲部括约肌和肛门内括约肌有收缩作用。

2. 支配消化道的副交感神经

迷走神经和盆内脏神经作为副交感神经，支配胃肠道，其节前纤维直接进入胃肠壁内的神经元，与壁内神经元形成突触并发出节后纤维。副交感神经节后神经末梢大部分释放的是乙酰胆碱，对胃肠运动和腺体分泌起兴奋作用。有些副交感神经节后纤维释放一些肽类物质（peptides），主要进行抑制性调节，如一氧化氮（NO）和血管活性肠肽是胃容受性舒张的主要递质。

（二）内在神经系统

位于消化道的内在神经丛包括位于黏膜下层的黏膜下神经丛和位于纵行肌与环行肌之间的肌间神经丛。内在神经丛中有许多神经元，包括运动神经元、感觉神经元和中间神经元，通过大量的神经纤维把胃肠壁的各种感受器、效应器与神经元互相连接，构成一个既相对独立又受外来神经影响的整合系统，通过局部反射活动对胃肠道活动起调节作用（图 1-16）。

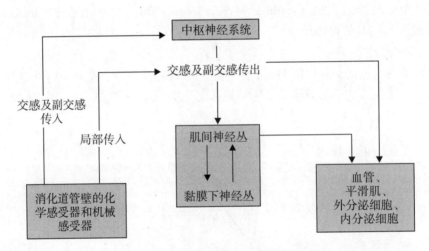

图 1-16 消化道局部和中枢的反射通路

1. 肌间神经丛

肌间神经丛位于纵行肌与环行肌之间，与胃肠道起搏细胞网络重叠分布，其兴奋性运动神经元释放乙酰胆碱、P物质、缓激肽等兴奋性递质，抑制性运动神经元释放去甲肾上腺素、NO、血管活性肠肽等抑制性递质，共同支配平滑肌活动。

2. 黏膜下神经丛

黏膜下层富含血管和腺体，位于黏膜下层的黏膜下神经丛通过释放兴奋性和抑制性神经递质调控腺体的分泌、上皮细胞的吸收及黏膜血流量等。

讨论

1. 消化系统都有哪些功能？
2. 为什么在口腔中是以机械性消化为主，在小肠中以化学性消化为主？

小结

1. 复杂的、较大分子的食物在消化道内被分解成结构简单的、小分子的过程为消化。
2. 食物经过消化道分解作用后变为可吸收成分，透过消化道黏膜进入血液和淋巴液的过程为吸收。
3. 消化道平滑肌有兴奋性、自动节律性、收缩性、伸展性的生理特性，什么特性是平滑肌独有的呢？
4. 消化道内有许多内分泌细胞，能分泌胃肠激素，各类胃肠激素对消化道的运动和分泌都有什么调节作用？
5. 消化系统的活动受自主神经、壁内在神经和胃肠激素的神经、体液调节。副交感神经促进胃肠运动和消化液的分泌，而交感神经则起抑制作用。

单项选择题

1. 消化道平滑肌的自动节律性是_____。
   A. 肌源性的   B. 神经源性的
   C. 肌源性和神经源性的   D. 非神经源性和肌源性的
   E. 尚不清楚
2. 对消化道最不敏感的刺激是_____。
   A. 化学刺激   B. 温度刺激
   C. 牵拉刺激   D. 温度和牵拉刺激
   E. 电刺激
3. 切断胃肠神经支配后，消化道平滑肌的慢波_____。
   A. 立即消失   B. 显著升高
   C. 立即减弱   D. 先减弱后消失
   E. 依然存在
4. 消化道平滑肌的慢波与平滑肌收缩的关系是_____。
   A. 慢波可直接引起平滑肌收缩
   B. 慢波可直接引起平滑肌发生动作电位，再引起肌肉收缩
   C. 只要平滑肌受到刺激，慢波便可引起肌肉收缩

D. 只要平滑肌受到刺激，慢波基础上出现动作电位时，才能引起肌肉收缩

E. 平滑肌收缩的强度与慢波的大小一致

5. 胃肠平滑肌基本电节律的产生可能由于_____。
   A. Na^+跨膜扩散
   B. Ca^{2+}跨膜扩散
   C. 生电性钠泵的活动
   D. K^+跨膜扩散
   E. Cl^-跨膜扩散

6. 胃肠平滑肌动作电位产生的主要离子基础是_____。
   A. K^+内流
   B. Cl^-外流
   C. Na^+内流
   D. Na^+与K^+内流
   E. Ca^{2+}内流

7. 副交感神经兴奋可使下列哪种肌肉收缩增强？
   A. 胃肠平滑肌
   B. 胆道口括约肌
   C. 回盲括约肌
   D. 肛门内括约肌
   E. 肛门外括约肌

8. 胃肠壁的内在神经丛对胃肠活动具有_____。
   A. 兴奋调节作用
   B. 抑制调节作用
   C. 局部调节作用
   D. 感觉调节作用
   E. 无任何影响

9. 壁内神经丛的交感和副交感神经纤维分别是_____。
   A. 交感节前纤维，副交感节后纤维
   B. 交感节前纤维，副交感节前和节后纤维
   C. 交感节后纤维，副交感节前和节后纤维
   D. 交感节后纤维，副交感节前纤维
   E. 交感节前和节后纤维，副交感节前纤维

10. 肌间神经丛中含有丰富的_____。
    A. 交感节前神经元
    B. 交感节后神经元
    C. 副交感节前神经元
    D. 副交感节后神经元
    E. 交感和副交感节后神经元

（董战玲）

参考答案
1—5　AEEDB　　6—10　EACCD

第四节　消化系统常见疾病概述

消化系统疾病包括消化系统各器官的急慢性炎症，良、恶性肿瘤，功能性疾病和先天性疾病等。消化系统疾病临床发病率高，在本节中，主要针对炎症和肿瘤两类常见疾病进行概述。

一、消化系统的炎症性疾病

炎症是具有血管系统的活体组织对损伤因子所发生的防御反应,其中心环节是血管反应。消化系统各器官均可发生炎症性病变,因此,在损伤性因素引起机体组织和细胞发生损伤性变化的同时,局部和全身也发生一系列的血管反应、局限和消灭损伤因子、消除和吸收坏死组织和细胞并进行修复损伤。例如,液体渗出、白细胞渗出和激活,主要是中和、杀伤和包围损伤因子。同时,机体会通过实质细胞和间质细胞的完全性再生或纤维性修复,使受损组织得以修复和愈合。因此,炎症是损伤、抗损伤及修复的统一过程。

(一) 消化系统炎症性病变的致病因素

1. 生物性因子

引起消化系统炎症的病原体较多,主要有细菌、病毒、真菌和寄生虫等。细菌及其释放的内毒素、外毒素和分泌的某些酶可激发炎症。例如,胃肠炎和阑尾炎常由细菌感染引起,幽门螺杆菌可引起胃溃疡,大肠杆菌、葡萄球菌可引起胆囊炎,各型肝炎病毒引起相应各型病毒性肝炎。除细菌、病毒感染外,寄生虫也是造成炎症性表现的常见原因,比如绦虫感染造成肝棘球蚴病。

2. 化学性因子

服用某些药物、强酸或强碱等强腐蚀性化学物质可造成炎症。例如,药物引起胃黏膜损伤而导致出血性胃炎,胃内容物流入食管下段导致食管黏膜损伤而引起反流性食管炎,强酸或强碱等物质可造成食管和胃的腐蚀性炎症,胃酸的消化作用可引起消化性溃疡,酒精引起的酒精性肝炎或脂肪性肝病等也均为炎症反应。

3. 物理性因子

例如,热烫性食物可引起食管炎及慢性胃炎。

4. 组织坏死

任何原因引起的组织坏死都是潜在的致炎因子。因为这种坏死可产生内源性化学物质,引起炎症。如急性出血性胰腺炎,在坏死胰腺组织周围可见炎症细胞浸润。

5. 神经内分泌紊乱

创伤和手术等应激情况下可发生急性胃炎,也称应激性溃疡,促胃液素瘤因促胃液素水平增高而引起消化性溃疡等。

6. 异常免疫

某些消化系统炎症性疾病和自身免疫性因素相关,如溃疡性结肠炎、慢性胰腺炎、自身免疫性肝炎等。

(二) 消化系统炎症性疾病的一般病理变化

炎症性疾病的基本病理学变化是受损伤的组织器官发生变质 (alteration)、渗出 (exudation)、增生 (proliferation)。其实质是机体局部或全身通过消灭损伤因子,消除和吸收坏死组织与细胞,并伴有实质细胞和间质细胞增生,用以修复损伤的过程。虽然上述三种基本病变均贯穿于炎症中,但是对于具体的某种炎症而言,可能以其中的一种病变为主。此外,炎症的病因和持续时间不同,其病理变化也有明显区别。

急性炎症的病理学特点是小血管扩张,血流缓慢及白细胞和液体渗出。急性炎症以渗出为主要过程，根据炎症轻重程度及血管壁通透性的不同，渗出物的主要成分也不同，因此，急性炎症可根据渗出物成分分为浆液性炎、纤维素性炎、化脓性炎和出血性炎，而渗出物成分分别对应浆蛋白、纤维蛋白原、中性粒细胞、大量红细胞。例如，急性细菌性痢疾的病变过程，初期为浆液性炎，渗出物主要为浆蛋白，随后形成特征性假膜性炎即纤维素性炎，渗出物以纤维蛋白为主；急性蜂窝织炎性阑尾炎的实质为化脓性炎，以中性粒细胞渗出为主；急性出血性胰腺炎属于变质性炎和出血性炎，以胰腺组织的损伤坏死及出血为主；急性病毒性肝炎也属于变质性炎。

慢性炎症包括非特异性增生性炎和肉芽肿性炎。非特异性增生性炎的病理变化是炎症灶内出现淋巴细胞和单核细胞浸润，同时存在不同程度的组织损伤和修复反应。淋巴细胞和单核细胞浸润是慢性炎症的基本病理特征之一，当然也有特殊情况，如由幽门螺杆菌感染引起的慢性胃炎，上皮内则以中性粒细胞浸润为主。组织损伤可由未被清除的致病因子持续作用所致，也可由致炎症因子及炎症细胞作用所致。例如，慢性乙型病毒性肝炎，肝细胞损伤既与乙型肝炎病毒持续感染有关，也与白介素等致炎因子增加引起的损伤相关。

消化系统中还有不少肉芽肿性炎，是以肉芽肿形成为特点的特殊慢性炎症，如克罗恩病、肠结核、肠伤寒、血吸虫病等。肉芽肿是由巨噬细胞及其衍生细胞局部增生构成的境界清楚的结节状病灶，直径一般为 0.5～2.0 mm，肉芽肿中激活的巨噬细胞常呈上皮样形态。

消化系统慢性炎症性疾病的损伤修复，既有纤维结缔组织增生，也有上皮细胞、腺体等实质细胞的增生，以替代和修复损伤的组织。例如，克罗恩病病变的肠管可因纤维组织过度增生造成狭窄，胃十二指肠消化性溃疡也可因瘢痕形成造成幽门狭窄，慢性肝炎肝小叶被破坏后纤维化形成假小叶可导致肝硬化等。发生于消化道黏膜的炎症，可伴有黏膜表面组织坏死脱落形成溃疡。消化道溃疡可由中毒、创伤、消化液消化、血管阻塞及自身免疫等因素引起。溃疡表面有明显组织坏死和大量中性粒细胞浸润，溃疡周围组织也常伴明显的炎症反应。

慢性炎症除了非特异性增生性炎和肉芽肿性炎外，还可以形成炎性息肉和炎性假瘤。息肉是黏膜上皮和腺上皮增生形成突出于黏膜表面的肿物，有时会形成较细长的蒂部，息肉常伴有间质水肿和大量炎细胞浸润。例如，肿物形成一个境界清楚的团块，称为炎性假瘤。

二、消化系统肿瘤

机体在内外各种致瘤因素的诱导下，局部组织的某一个细胞在基因水平上失去对其生长和分化的正常调控，从而导致基因克隆性异常增生而在局部或全身形成新生物，此新生物被称为肿瘤（neoplasia）。一般将肿瘤分为良性和恶性两大类。上皮组织来源的恶性肿瘤称为癌，间叶组织来源的恶性肿瘤称为肉瘤，所有的恶性肿瘤总称为癌症。

（一）消化系统肿瘤概述

消化系统是肿瘤发生率最高的器官系统，且消化系统的恶性肿瘤已成为严重威胁人类健康的疾病。近年来，胃癌、肝癌、食管癌、结直肠癌发病率一直位居男性恶性肿瘤发病率的第 2～5 位；在女性中，结直肠癌、胃癌、肝癌和食管癌发病率分别占女性恶性肿瘤发病率的第 3～6 位。而肝癌、胃癌、食管癌和结直肠癌死亡率分别居男性恶性肿瘤死亡率的第 2～5 位；胃癌、肝癌、食管癌死亡率分别占女性恶性肿瘤死亡率的第 2～4 位，结直肠癌的死亡率在女性中居第6位。

消化系统中常见的肿瘤多起源于上皮组织，少数起源于间叶组织。在消化系统的良性肿瘤中，来自黏膜上皮的腺瘤和来源于间叶组织的平滑肌瘤较多见，而间叶组织来源的纤维瘤、脂肪瘤、血管瘤等相对较少，但血管瘤是肝脏较常见的良性肿瘤。

在消化系统的恶性肿瘤中，上皮组织起源的癌更为多见，如肝癌、食管癌、胃癌、结直肠癌，间叶组织起源的恶性肿瘤中，较常见的是来源于可分化为ICC的胃肠间质瘤，其他类型的间叶源性肿瘤，如黑色素瘤和各种肉瘤相对较少。

从病因与发病机制的角度看，肿瘤的发生与内外因素的影响相关，消化系统肿瘤也不例外，其主要是与饮食习惯、环境、感染及遗传等因素相关。例如，食管癌、胃癌的发生与经常摄入过烫、过硬的食物，过多食用腌制、烟熏食物相关，或者与土壤中微量元素钼、锌缺乏相关；直肠癌的发生与食物过精、缺乏膳食纤维相关；人乳头瘤病毒（human papilloma virus，HPV）感染与食管癌相关，幽门螺杆菌感染与胃癌相关，肝炎病毒感染与肝癌发生相关。研究发现，消化系统肿瘤的发生还与癌基因激活、抑癌基因失活及凋亡相关基因表达的改变相关，例如，遗传性非息肉病性结肠癌，为常染色体显性遗传性疾病，是由DNA错配修复基因突变所致。

越来越多的证据表明，消化系统肿瘤的局部微环境对肿瘤的发展具有重要作用，这些微环境包括间质细胞、免疫细胞，肠的神经、微生物及其所产生的各类细胞因子、生长因子、基质金属蛋白酶及血管生长因子等。

（二）消化系统肿瘤的一般病理变化

肿瘤在镜下分为肿瘤实质（parenchyma）和肿瘤间质（stroma）两部分。肿瘤实质是肿瘤细胞的总称，是肿瘤的主要成分，其细胞形态、组成的结构或其产物是判断肿瘤的分化（differentiation）方向、进行肿瘤组织学分类的主要依据。肿瘤的间质一般由结缔组织和血管组成，起着支持和营养肿瘤细胞的作用。肿瘤间质内还有数量不等的巨噬细胞和淋巴细胞等浸润，可能与机体对肿瘤组织的免疫反应有关。

肿瘤细胞和组织在细胞形态上、组织结构上均与其来源的正常细胞和组织存在不同程度的差异，称为异型性（atypia）。识别异型性大小是区别肿瘤性增生和非肿瘤性增生，判断肿瘤良、恶性，以及恶性程度高低的主要组织学依据。肿瘤的分化程度（degree of differentiation）是指肿瘤组织在形态和功能上与某种正常组织的相似的程度。异型性小者，肿瘤分化程度高；异型性大者，肿瘤分化程度低。

肿瘤的组织异型性（architectural atypia）指肿瘤细胞形成的组织结构，在空间排列方式上与相应正常组织的差异。肿瘤细胞的异型性（cellular atypia）包括：①细胞体积异常，有的增大，甚至为瘤巨细胞，有的原始幼稚。②肿瘤细胞的大小和形态不一致，呈现多形性。③肿瘤细胞核体积增大，胞核与胞质比例增高。正常时细胞的核质比为1:4~1:6，恶性肿瘤细胞则可为1:1。④核的大小、形状和染色差别较大。⑤核仁明显，体积大，数目增多。⑥核分裂象增多，出现异常核分裂象（病理性核分裂象）。

发生于消化系统的肿瘤，生长方式有以下三类：膨胀性生长、外生性生长、浸润性生长。肿瘤生长可呈现一种或同时具备以上多种方式。消化器官的良性肿瘤多呈膨胀性生长，其生长速度较慢，随着体积增大，肿瘤推挤但不侵犯周围组织，与周围组织分界清楚，在肿瘤周围形成完整的纤维性被膜，手术易摘除，不易复发，这种生长方式对局部器官组织的影响主要是挤压，比如食管或胃的平滑肌瘤。向消化道表面生长的肿瘤形成凸起的乳头状、息肉状、蕈状或菜花状称为外生性生长，消化道良性和恶性肿瘤均可呈外生性生长，比如食管乳头状瘤和食管癌都可呈外生性生长，常引起消化道狭窄或梗阻从而引起相关症状，但良性肿瘤生长速度较慢，而恶性肿瘤生长速度通常较快，对机体的影响不同。消化道恶性肿瘤，除了向消化道表面呈外生性生长，同时向组织深处浸润并破坏周围组织，称为浸润性生长，这是消化道恶性肿瘤直接蔓延及转移的基础，如上文提到的食管癌，除外生性生长，还可向食管壁深层浸润。需要指出的是，肝血管瘤作为肝脏的良性肿瘤，呈浸润性生长，但不造成转移。消化道恶性肿瘤的主要转移方式是淋巴道转移，晚期可发生血道转移。此外，胃癌和结直肠癌还可发生种植性转移。肝脏的恶性肿瘤中，转移性肿瘤比原发性肿瘤常见，因为肝脏是恶性肿瘤转移最常见的器官。肝脏的原发性肿瘤早期即可发生血道转移，在肝脏内形成卫星转移灶。肿瘤的分期用于评估肿瘤的扩散程度，消化系统恶性肿瘤的分期也采用国际上广泛应用的 TNM 分期：T 指肿瘤的原发灶，根据大小用 T1～T4 表示；N 指局部淋巴结受累情况，根据有无及程度，用 N0～N3 表示；M 指血行转移，根据有无及程度用 M0～M1 表示。

讨论

消化系统包括消化管和消化腺，发生于消化管和消化腺的炎症性疾病及肿瘤性疾病各有何特点？

小结

1. 炎症是具有血管系统的活体组织对损伤因子所发生的防御反应，那么消化系统炎症性病变的损伤因子分别有哪些？哪种损伤因子是最常见的？

2. 消化系统的炎症性疾病有何共同特点？明确了炎症是损伤、抗损伤及修复的统一过程，即可理解其基本病理变化是变质、渗出及增生，并且这三者贯穿所有炎症始终，在不同阶段以某种表现为主。

3. 消化系统的急性炎症和慢性炎症是如何分类的？各有什么特点？急性炎症可以根据其渗出的主要成分来分类，慢性炎症分为非特异性增生性炎和肉芽肿性炎，各自的特点在具体疾病的学习中可以仔细体会。

4. 消化系统是肿瘤发生率最高的器官系统，消化管和消化腺均可发生肿瘤，分别有哪些常见的良性和恶性肿瘤？各类肿瘤的组织来源是什么？哪类组织来源的肿瘤更常见？把消化系统常见肿瘤进行分类是学好消化系统肿瘤病理的前提。

5. 消化系统的肿瘤性疾病与炎症性疾病的一般病理变化有何不同？如何区分两者？肿瘤的诊断须依据其形态学及生物学行为。学习者必须掌握肿瘤的异型性和肿瘤的分化这两者的概念，才能很好地理解肿瘤和炎症的区别。

单项选择题

1. 下列哪种因素与消化道肿瘤预后的关系不密切？
   A. 肿瘤的浸润深度　　　　　　B. 肿瘤的肉眼类型
   C. 肿瘤的组织学类型　　　　　D. 肿瘤侵犯淋巴结
   E. 肿瘤细胞的分化程度
2. 慢性炎症的组织学特征是_____。
   A. 组织损伤明显
   B. 血管反应重
   C. 浸润的细胞以淋巴细胞、单核细胞为主
   D. 不伴有小血管和纤维细胞增生
   E. 巨噬细胞增生明显
3. 炎症反应最重要的特征是_____。
   A. 血管扩张　　　　　　　　　B. 血浆渗出
   C. 纤维素渗出　　　　　　　　D. 白细胞渗出
   E. 红细胞渗出
4. 单核巨噬细胞在局部增生、聚集而形成的结节状病灶称_____。
   A. 炎性假瘤　　　　　　　　　B. 炎性息肉
   C. 炎性浸润　　　　　　　　　D. 肉芽肿
   E. 肉芽组织
5. 在慢性炎症组织中，哪种细胞最多见？_____。
   A. 中性粒细胞　　　　　　　　B. 嗜酸性粒细胞
   C. 淋巴细胞　　　　　　　　　D. 肥大细胞
   E. 嗜碱性粒细胞
6. 下列哪项更符合炎症的概念？_____。
   A. 是致炎因子引起的血管反应
   B. 是组织对损伤的防御反应
   C. 是具有血管系统的活体组织的损伤反应
   D. 是具有血管系统的活体组织对损伤因子的防御反应
   E. 是机体血管系统的致炎因子所产生的反应
7. 急性炎症早期发生的血管变化是_____。
   A. 小动脉短暂痉挛，血流减少　　B. 小静脉扩张，血流变慢
   C. 血管壁通透性增加　　　　　　D. 毛细血管扩张，血流淤滞
   E. 小动脉扩张，血流加快
8. 炎症局部的基本病变是_____。
   A. 变性、坏死、增生　　　　　　B. 变质、渗出、增生

C. 炎症介质的释放 D. 血管变化及渗出物形成
E. 局部物质代谢紊乱

9. 最常见的致炎因子为_____。
   A. 生物性因子 B. 免疫反应
   C. 物理性因子 D. 化学性因子
   E. 机械性因子

10. 肉芽肿性炎中的主要炎症细胞是_____。
    A. 巨噬细胞 B. 中性粒细胞
    C. 嗜酸性细胞 D. 肉芽组织中的纤维母细胞
    E. 淋巴细胞及浆细胞

11. 肠腺瘤和肠腺癌的主要鉴别依据是_____。
    A. 黏液分泌量多少 B. 淋巴细胞浸润程度
    C. 细胞异型性 D. 间质数量
    E. 出血坏死程度

12. 诊断恶性肿瘤的依据是_____。
    A. 迅速增大的肿块 B. 疼痛
    C. 细胞和组织异型性明显 D. 局部淋巴结肿大
    E. 恶病质

13. 下列哪项是恶性肿瘤细胞的形态特点?_____。
    A. 核大 B. 多核
    C. 核仁大 D. 核分裂
    E. 病理性核分裂

14. 关于恶性肿瘤细胞异型性,下列叙述哪项不正确?_____。
    A. 恶性肿瘤细胞核异常的改变多与染色体呈多倍体或非整倍体有关
    B. 恶性肿瘤细胞的形态、大小及染色深浅不一致
    C. 细胞的大小、形状及染色不一致
    D. 肿瘤细胞出现多核和核分裂是诊断恶性肿瘤的主要根据
    E. 恶性肿瘤细胞核浆比值增大,胞浆多呈嗜碱性

15. 肿瘤的特性取决于_____。
    A. 肿瘤的实质 B. 肿瘤的间质
    C. 肿瘤的转移 D. 瘤细胞的代谢特点
    E. 肿瘤细胞的核分裂

(杨丞)

参考答案
1—5 BCDDC   6—10 DABAA   11—15 CCEBA

第二章　消化系统解剖

第一节 口腔、唾液腺、咽

一、口腔

口腔（oral cavity）是消化系统的起始部，具有咀嚼和味觉功能，能对食物进行初步消化。前壁为上、下唇，两侧壁为颊，上壁为腭，下壁为口腔底。向前经口唇围成的口裂通向外界，向后经咽峡与咽相通。

口腔可分为口腔前庭（oral vestibule）和固有口腔（oral cavity proper），前者是上、下唇和颊与上、下牙弓和牙龈之间的狭窄空隙，后者位于上、下牙弓和牙龈所围成的空间内，在牙关紧闭时这两部分可由第三磨牙后的裂隙相通。

（一）口唇

口唇（oral lips）分为上、下唇，外面为皮肤，中间为口轮匝肌，内面为黏膜。外表呈红色的部分为皮肤与黏膜的移行部，称唇红，其内无黏液腺，但含有皮脂腺，富含毛细血管，当缺氧时呈绛紫色，临床上称为发绀。在上唇外面中线处有一纵形浅沟，称人中（philtrum），为人类所特有，昏迷患者进行急救时常在此处进行指压或者针刺。上唇两侧以弧形的鼻唇沟（nasolabial sulcus）与颊部分界。口裂两侧，上、下唇结合处为口角，口角约平对第一磨牙。上唇和下唇及颊部的口腔黏膜移行于上、下颌骨牙槽突，并附于牙颈，称牙龈。

（二）颊

颊（cheek）位于鼻唇沟后，口腔两侧，由黏膜、颊肌和皮肤构成，在平对上颌第二磨牙的牙冠相对的颊黏膜处有腮腺管乳头，是腮腺管的开口。

（三）腭

腭（palate）构成口腔的顶，分隔鼻腔与口腔，分硬腭和软腭两部分。

1. 硬腭

硬腭（hard palate）位于腭的前2/3，以骨腭（上颌骨的腭突及腭骨的水平板）为基础，表面覆盖黏膜。黏膜厚而致密，与骨膜紧密相贴。

2. 软腭

软腭（soft palate）位于腭的后1/3，是硬腭向后延伸的部分，由骨骼肌、腺体、血管、神经和黏膜构成。软腭前部呈水平位，后部斜向后下方的部分称腭帆（velum palatinum）。腭帆后缘游离，后缘的正中部有垂向下方的突起，称腭垂（悬雍垂）（uvula）。腭帆两侧各向下方分出两条黏膜皱襞，前方一对皱襞为腭舌弓（palatoglossal arch），延续于舌根的外侧；后方的一对皱襞为腭咽弓（palatopharyngeal arch），向下延伸至咽侧壁。腭舌弓和腭咽弓之间的三角形凹陷为扁桃体窝，内容腭扁桃体。腭垂、腭帆游离缘、两侧的腭舌弓和舌根共同围成咽峡（isthmus of fauces），它是口腔和咽的分界，也是二者之间的狭窄部。（图2-1）

软腭肌均为骨骼肌，有腭帆张肌、腭帆提肌、腭垂肌、腭舌肌和腭咽肌。

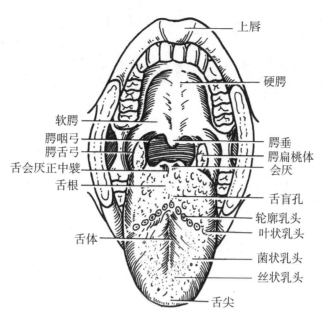

图2-1 口腔与咽峡

（四）牙

牙（teeth）是人体最硬的器官，具有咀嚼食物、辅助发音等作用，嵌于上、下颌骨的牙槽内。在外形上，每个牙分牙冠、牙颈和牙根三部分。牙冠和牙颈内部的空腔称牙冠腔，牙根内部的细管称牙根管，两者合称牙腔或牙髓腔，其内容纳牙髓。牙根管开口于牙根尖端的根尖孔，牙的血管、神经等即由此进入牙腔（图2-2）。暴露在口腔内的部分为牙冠，嵌入上、下颌骨牙槽内的部分为牙根，介于牙根和牙冠交界部分为牙颈。人的一生中会换一次牙，第一副牙称乳牙（deciduous teeth），从出生后6～7月开始生长，3岁左右出齐，共20颗。第二副牙称恒牙（permanent teeth），6～7岁时，乳牙开始脱落，恒牙中的第一磨牙首先长出，除第三磨牙外，其他各牙约在14岁出齐。第三磨牙萌出最迟，称迟牙或智牙（wisdom tooth），到成年后才长出，有的甚至终生不出。恒牙全部出齐共32颗。牙的萌出和脱落时间见表2-1。

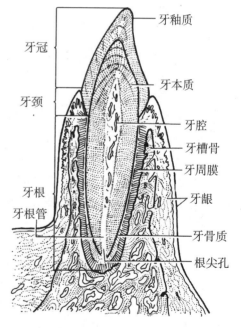

图2-2 牙构造模式（矢状切面）

表2-1 牙的萌出和脱落时间

	牙	萌出时间	脱落时间
乳牙	乳中切牙	6～8个月	7岁
	乳侧切牙	6～10个月	8岁
	乳尖牙	16～20个月	12岁
	第一乳磨牙	12～16个月	10岁
	第二乳磨牙	20～30个月	11～12岁
恒牙	中切牙	6～8岁	—
	侧切牙	7～9岁	—
	尖牙	9～12岁	—
	第一前磨牙	10～12岁	—
	第二前磨牙	10～12岁	—
	第一磨牙	6～7岁	—
	第二磨牙	11～13岁	—

1. 牙的结构

牙是由牙本质（dentine）、牙釉质（enamel）、牙骨质（cement）和牙髓（dental pulp）组成。牙本质致密，坚硬，呈淡黄色，构成牙的大部分。牙釉质为人体内最坚硬的组织，覆在牙冠部的牙本质外面。在牙根和牙颈部的牙本质外面包有牙骨质，所以牙本质不暴露在表面。牙腔内为牙髓，由结缔组织、神经和血管共同组成。因为牙髓内含有丰富的感觉神经末梢，故牙髓发炎时，可导致剧烈疼痛。

2. 牙周组织

牙周组织位于牙根周围，包括牙周膜（periodontal membrane）、牙槽骨（alveolar bone）和牙龈（gingiva）三部分，起保护、固定和支持牙的作用（图2-2）。牙周膜是介于牙根和牙槽骨之间的致密结缔组织，可固定牙根，并缓冲咀嚼时的压力。牙龈是口腔黏膜的一部分，血管丰富，呈淡红色，包被牙颈，与牙槽骨的骨膜紧密相连。

3. 牙的类别和排列

根据牙的形态和功能，可分为切牙（incisors）、尖牙（canine teeth）、前磨牙（premolars）和磨牙（molars）。切牙的牙冠扁平，尖牙的牙冠呈锥形，磨牙的牙冠最大，呈方形，有2～3个牙根。每个牙根有根尖孔，经牙根管与牙冠内较大的牙冠腔相通。切牙可咬切食物，尖牙可撕扯食物，前磨牙和磨牙有研磨和粉碎食物的功能。

乳牙在上、下颌的左半与右半各5个，总数为20个（图2-3）。恒牙在上、下颌的左半与右半各8个，总数为32个（图2-4）。临床上，为了记录牙的位置，常以被检查者的方位为准，以"+"记号划分上、下颌及左、右两半，共分为4个区，并以罗马数字Ⅰ～Ⅴ标示乳牙，用阿拉伯数字1～8标示恒牙，如"⌞6"表示左上颌第一恒磨牙；"Ⅳ⌝"则表示右下颌第一乳磨牙。

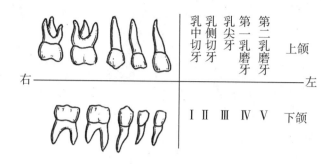

图2-3 乳牙的名称和符号

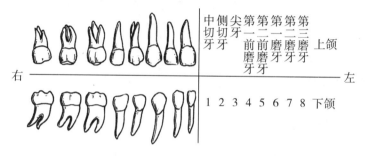

图2-4 恒牙的名称和符号

(五) 舌

舌（tongue）是以骨骼肌被覆黏膜而成的肌性器官，有协助咀嚼、搅拌、吞咽食物、感受味觉和辅助发音的功能。

1. 舌的形态

舌分舌体和舌根两部分，舌体占舌的前2/3，舌根占舌的后1/3，二者之间在舌背以"V"形浅沟——界沟为界。界沟的尖端处有一小凹称舌盲孔。

2. 舌黏膜

舌黏膜被覆于舌的表面，舌背的黏膜呈淡红色，有许多小突起，称舌乳头（papillae of tongue）。其中数目最多，体积最小，呈白色，遍布于舌背前2/3的，称丝状乳头（filiform papillae）；数目较少，呈红色小点状，分布于舌尖和舌侧缘，稍大于丝状乳头，分布于丝状乳头之间的，称菌状乳头（fungiform papillae）；叶状乳头（foliate papillae）位于舌侧缘的后部，呈叶片形，该类乳头在人类不发达；体积最大的轮廓乳头（vallate papillae），排列于界沟的前方，有7～11个，中央部隆起，周围有沟环绕。轮廓乳头、菌状乳头、叶状乳头和会厌、软腭等处的黏膜中含有味觉感受器，即味蕾，具有能够感受酸、甜、苦、咸的味觉功能。而丝状乳头中无味蕾，故无味觉功能，只有一般感觉。

在舌根背部黏膜内，有许多由淋巴组织组成的小结节，称舌扁桃体（lingual tonsil）。

舌下面的黏膜，自舌的正中线形成一黏膜皱襞，向下连于口腔底前部，称舌系带（frenulum of tongue）。舌系带根部两侧各有一小圆形隆起，称舌下阜（sublingual caruncle），下颌下腺管及舌下腺大管开口于此处。由舌下阜向口底后外侧延续的黏膜皱襞称舌下襞（sublingual fold），深面有舌下腺，舌下腺的小管直接开口于舌下襞表面（图2-5）。

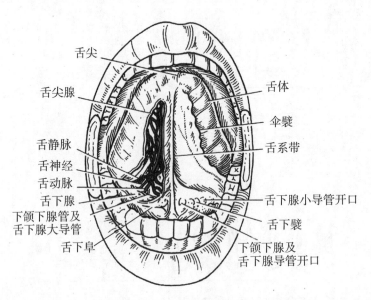

图 2-5 口腔底与舌下面

3. 舌肌

舌肌为骨骼肌,可分为舌内肌和舌外肌。舌内肌构成舌的主体,肌的起、止点均在舌内,按肌纤维排列方向,分为纵肌、横肌和垂直肌3种,收缩时,分别可使舌缩短、变窄或变薄,从而改变舌的形态。舌外肌起于舌周围的骨,止于舌内。其中,颏舌肌(genioglossus)是一对强有力的肌,在临床上作用较为重要。该肌起自下颌体后面的颏棘,肌纤维呈扇形向后上方分散,止于舌中线两侧。两侧颏舌肌同时收缩,舌伸向前下方;单侧收缩,舌尖伸向对侧;若一侧颏舌肌瘫痪,伸舌时,舌尖偏向患侧。

二、唾液腺

唾液腺(salivary gland)也称口腔腺,位于口腔周围,分泌唾液并排入口腔。根据腺体的位置、大小分为大唾液腺和小唾液腺。小唾液腺属于黏液腺,位于口腔的黏膜内,如唇腺、舌腺等。大唾液腺有腮腺、下颌下腺和舌下腺3对(图2-6)。

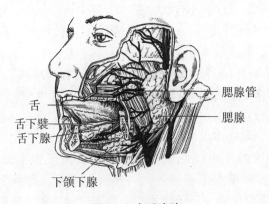

图 2-6 大唾液腺

（一）腮腺

腮腺（parotid gland）重15～30 g，形状不规则，位于耳郭前下方，可分为浅部和深部。浅部呈三角形，上达颧弓，下可至下颌角，前至咬肌后1/3的浅面，后续腮腺的深部。深部可伸入下颌支与胸锁乳突肌之间的下颌后窝内。腮腺管自腮腺前缘发出，在颧弓下方一横指，横过咬肌表面，至咬肌前缘处弯向内侧，穿颊肌，开口于平对上颌第二磨牙颊黏膜上的腮腺管乳头。在腮腺管起始部附近，有椭圆形的副腮腺，导管汇入腮腺管，约有35%的人出现副腮腺。

（二）下颌下腺

下颌下腺（submandibular gland）重15 g，位于下颌骨下缘与二腹肌前、后腹所围成的下颌下三角内，导管自腺体深部发出，沿口腔底黏膜深面前行，开口于舌下阜。

（三）舌下腺

舌下腺（sublingual gland）较小，重2～3 g，呈扁长圆形，位于口腔底舌下襞的深面。有大、小管两种导管，大管仅有1条，与下颌下腺管共同开口于舌下阜；小管可有5～15条，直接开口于舌下襞表面黏膜。

三、咽

（一）咽的位置和形态

咽（pharynx）呈上宽下窄、前后略扁的漏斗形，位于第1～6颈椎体的前方，为肌性管道，长约12 cm。咽上方固定于颅底，向下在第6颈椎体的下缘平面续于食管。咽有前壁、后壁和侧壁，前壁不完整，因咽的前方分别通向鼻腔、口腔和喉腔，故咽腔以腭帆游离缘和会厌上缘为界，分为鼻咽、口咽和喉咽，其中后两部分是消化道和呼吸道的共同通道（图2-7）。

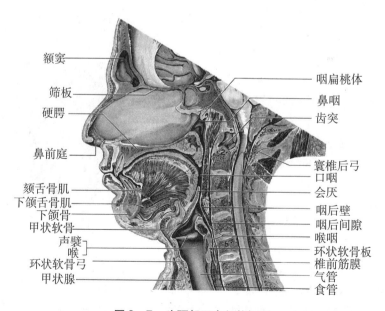

图2-7 头颈部正中矢状切面

1. 鼻咽部

鼻咽（nasopharynx）是咽的上部，介于颅底和软腭之间，向前经鼻后孔通鼻腔。鼻咽部的顶壁和后壁相互移行连接，鼻咽部的两侧壁距下鼻甲后端约 1 cm 处，有呈三角形或镰状的咽鼓管咽口（pharyngeal opening of auditory tube），咽腔以此口经咽鼓管与中耳鼓室相通。当吞咽或用力张口（如打呵欠）时，空气通过此口出入鼓室，以维持鼓膜两侧的气压平衡。咽部有感染时，细菌可经咽鼓管到达鼓室，引起中耳炎。因小儿咽鼓管较短而宽，呈水平位，故儿童急性中耳炎发病率较高。环绕咽鼓管咽口的前、上、后方形成明显的弧形隆起称咽鼓管圆枕（tubal torus），是寻找咽鼓管咽口的标志。咽鼓管圆枕后方与咽后壁之间有一纵行凹陷，称咽隐窝（pharyngeal recess），是鼻咽癌的好发部位。鼻咽壁上后部的黏膜内有丰富的淋巴组织称咽扁桃体（pharyngeal tonsil），在婴幼儿时期较为发达，6～7 岁后开始萎缩，至 10 岁以后差不多完全退化。

2. 口咽部

口咽（oropharynx）是咽腔的中部，介于腭帆游离缘与会厌上缘平面之间，上接鼻咽，下通喉咽，经咽峡向前与口腔相通。口咽的前壁主要为舌根后部，此处有一呈矢状位连于舌根和会厌之间的黏膜皱襞，称舌会厌正中襞，襞两侧的深窝为会厌谷，异物易滞留此处。

腭扁桃体（palatine tonsil）位于咽侧壁上的扁桃体窝内，是淋巴组织与上皮紧密结合构成的淋巴上皮器官。呈扁椭圆形，表面覆以黏膜上皮陷入扁桃体实质内，形成深浅不一的小凹，称扁桃体小窝（tonsillar fossulae），易存留细菌，成为感染的病灶。扁桃体窝上份未被腭扁桃体充满的空间称扁桃体上窝（supratonsillar fossa），异物易停留在此处。

咽后上方的咽扁桃体、两侧的咽鼓管扁桃体、腭扁桃体及前下方的舌扁桃体构成咽淋巴环，是消化道、呼吸道的重要防御结构。

3. 喉咽部

喉咽（laryngopharynx）是咽的最下部，稍狭窄，介于会厌上缘平面与第 6 颈椎体下缘平面之间，向前经喉口与喉腔相通，向下与食管相续。在喉口的两侧，各有一深窝称梨状隐窝（piriform recess），为异物易嵌顿停留处（图 2-8）。

（二）咽肌

咽壁肌为咽缩肌和咽提肌组成的骨骼肌。咽缩肌包括咽上缩肌、咽中缩肌、咽下缩肌，自下而上呈叠瓦状排列。在吞咽时，各咽缩肌自上而下依次收缩，将食团推向食管。咽提肌

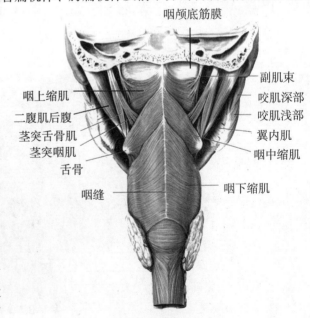

图 2-8 咽肌（后面）

位于咽缩肌的深部,肌纤维纵行,分别起自茎突(茎突咽肌)、咽鼓管(咽鼓管咽肌)及腭骨(腭咽肌)等处,止于咽壁和甲状软骨上缘。咽提肌收缩时,上提咽、喉,使舌根后压,致会厌封闭喉口,梨状隐窝开放,食团越过会厌,经喉咽进入食管。

(罗刚)

讨论

乳牙未掉,又长恒牙,该怎么办?

小结

1. 固有口腔有哪几个壁?腭扁桃体属于口腔,还是属于咽?
2. 乳牙与恒牙的萌出时间有何差异?恒牙为什么分为切牙、尖牙、前磨牙和磨牙呢?
3. 舌的各种味蕾分别尝什么味道?
4. 咽与其他器官如何沟通?

单项选择题

1. 口腔_____。
   A. 经咽峡与咽相通
   B. 是上、下牙弓和牙龈所围成的空间
   C. 是唇和颊与牙及牙龈之间的空隙
   D. 上、下牙咬合时,口腔前庭与固有口腔互不相通
   E. 以上都错

2. 不参与咽峡组成的结构是_____。
   A. 腭垂(悬雍垂)   B. 腭舌弓
   C. 腭帆后缘   D. 腭咽弓
   E. 舌根

3. 关于咽峡的描述正确的是_____。
   A. 是咽腔最窄处   B. 其上界为硬腭
   C. 是消化道和呼吸道的交叉处 D. 下界为舌根
   E. 两侧有咽扁桃体

4. 牙式 $\llcorner^6$ 表示_____。
   A. 左上颌第一乳磨牙   B. 左上颌第一恒磨牙
   C. 右上颌第一乳磨牙   D. 右上颌第一恒磨牙
   E. 右上颌第二恒磨牙

5. 关于牙齿的描述正确的是_____。
   A. 乳牙无臼齿
   B. 上颌第二磨牙为双根牙
   C. 磨牙都有3个根
   D. 牙的最外层被牙周膜包绕
   E. 下颌牙齿牙髓的主要成分来自下牙槽的血管和神经

6. 牙周组织有_____。
   A. 釉质
   B. 牙龈
   C. 牙髓
   D. 牙腔
   E. 牙骨质

7. 不含味蕾的结构是_____。
   A. 轮廓乳头
   B. 菌状乳头
   C. 软腭的黏膜上皮
   D. 丝状乳头
   E. 会厌的黏膜上皮

8. 颏舌肌_____。
   A. 是成对的舌内肌
   B. 起于下颌骨的颏结节
   C. 止于舌的两侧
   D. 两侧收缩时可拉舌向前下
   E. 单侧收缩时，使舌尖伸向同侧

9. 一侧收缩时，使舌尖伸向对侧的舌肌是_____。
   A. 颏舌肌
   B. 舌骨舌肌
   C. 茎突舌肌
   D. 腭舌肌
   E. 以上都不是

10. 关于大唾液腺的正确描述是_____。
    A. 腮腺管位于颧弓下方，横过颊肌，穿过咬肌
    B. 腮腺管开口于上颌第二磨牙牙冠
    C. 舌下阜是舌下腺管的唯一开口
    D. 下颌下腺大管开口于舌下襞
    E. 腮腺为唾液腺中最大的一对

11. 腮腺开口于_____。
    A. 舌下阜
    B. 舌下襞
    C. 上颌第二磨牙相对的颊黏膜
    D. 舌系带
    E. 舌根

12. 腮腺管_____。
    A. 发自腺的前缘下份
    B. 在颧弓下2横指处越过咬肌表面
    C. 开口于与上颌第二前磨牙相对的颊黏膜处
    D. 开口于与上颌第二磨牙相对的颊黏膜处
    E. 穿咬肌开口于腮腺管乳头

13. 下颌下腺开口于_____。
    A. 舌下阜
    B. 舌下襞

C. 口腔前庭颊黏膜　　　　　　　　D. 颊黏膜
E. 上述都不对

（劳梅丽）

参考答案
1—5　ADDBA　　6—10　BDDAE　　11—13　CDA

第二节　食管的结构

一、位置和分部

食管（esophagus）全长约 25 cm，是消化管中最狭窄的部分，为一前后扁平的肌性管道。上端在第 6 颈椎体下缘平面起自咽下缘，下端约在第 11 胸椎体水平与胃的贲门相连接。根据食管的行程可分为颈部、胸部和腹部（图 2-9）。颈部介于第 6 颈椎体下缘与胸骨颈静脉切迹平面之间，长约 5 cm。胸部最长，介于胸骨颈静脉切迹平面至膈的食管裂孔之间，长 18~20 cm。腹部最短，长 1~2 cm，自食管裂孔至贲门。

二、食管的狭窄部位

由于食管本身的结构特点及邻近器官的影响，食管的管径并非上下均匀一致，食管有 3 处生理性狭窄。第一狭窄位于食管的起始处，相当于第 6 颈椎体下缘水平，距上颌中切牙约 15 cm；第二狭窄位于食管与左主支气管交叉处，相当于胸骨角水平（第 4 与第 5 胸椎体之间），距上颌中切牙约 25 cm；第三狭窄为食管通过膈肌食管裂孔处，相当于第 10 胸椎体水平，距上颌中切牙约 40 cm。各狭窄处是食管内异物易滞留及食管癌的好发部位（图 2-9）。

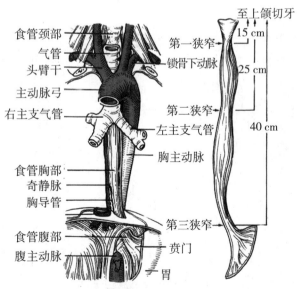

图 2-9　食管及其三个狭窄

食管管壁由内向外依次是黏膜、黏膜下层、肌层、外膜。食管腔面含有7～10条纵行皱襞，皱襞由黏膜与黏膜下层突入管腔而成。食物通过时皱襞会暂时消失。

（一）黏膜

上皮为未角化的复层扁平上皮（图2-10），上皮内也存在朗格汉斯细胞。食管下端的上皮与胃贲门部的单层柱状上皮相毗邻，是临床食管癌的好发部位之一。固有层为疏松结缔组织，可形成乳头突向上皮。在食管上端与下端的固有层内可见少量腺体，黏膜肌层仅由纵行平滑肌束组成。

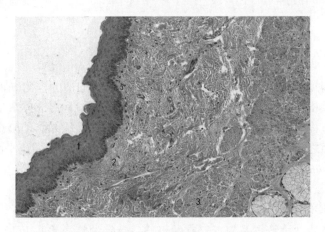

1. 复层扁平上皮，2. 固有层，3. 黏膜肌层

图2-10　食管黏膜层（HE，×400）（见彩图）

（二）黏膜下层

由疏松结缔组织构成，含有许多黏液性的食管腺，分泌的黏液可以润滑食管腔面（图2-11）。此层有较多的淋巴细胞、浆细胞，也可见淋巴小结，还含有丰富的静脉丛。

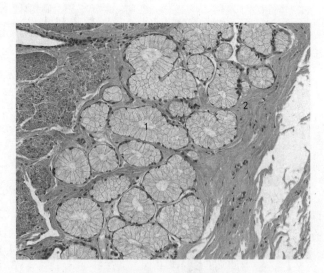

1. 食管腺，2. 黏膜下层

图2-11　食管腺（HE，×400）（见彩图）

（三）肌层

由内环、外纵两层肌组织构成，两层之间存在肌间神经丛。上 1/3 段为骨骼肌，中 1/3 段为骨骼肌和平滑肌，下 1/3 段为平滑肌。食管上、下两端的环行肌增厚，形成食管上、下括约肌，可防止食物反流。

（四）外膜

为纤维膜，内含小血管、神经等。

（张彦慧）

讨论

食道是食物进入人体的通道，食管黏膜与食物直接接触，最容易受到各种食物的刺激而发生损伤。但在生活中，有人偶尔食用了过于粗糙、坚硬或过于热烫的食物并没有发生食管的破损、出血等症状，这是为什么呢？

小结

1. 食管有 3 处生理性狭窄，食管的生理性狭窄为什么是炎症和肿瘤的好发部位？
2. 食管的管壁分为几层？每一层又是由何种组织构成的？
3. 食管为狭长的肌性器官，光镜下如何区分食管的上、中、下段呢？

单项选择题

1. 食管的第二个狭窄约距中切牙_____。
   A. 15 cm   B. 25 cm   C. 40 cm   D. 45 cm   E. 50 cm
2. 食管的第三个狭窄约平_____。
   A. 第 8 胸椎   B. 第 9 胸椎
   C. 第 10 胸椎   D. 第 11 胸椎
   E. 第 12 胸椎
3. 关于食管的错误描述是_____。
   A. 起始处距中切牙 15 cm   B. 食管上段肌层由骨骼肌构成
   C. 全长约 25 cm   D. 与左主支气管交叉处有狭窄
   E. 向下续于十二指肠
4. 关于食管的描述正确的是_____。
   A. 腔面有环行皱襞   B. 上皮为变移上皮
   C. 食管腺位于黏膜下层   D. 肌层为内环、外纵两层平滑肌构成
   E. 外膜为浆膜

5. 食管腺位于食管的什么部位？
A. 黏膜层
B. 黏膜下层
C. 肌层
D. 外膜
E. 黏膜肌层

6. 关于食管黏膜的结构描述错误的是_____。
A. 黏膜层由上皮、固有层和黏膜肌层构成
B. 上皮耐摩擦
C. 上皮表层细胞呈扁平形
D. 固有层由结缔组织构成
E. 黏膜肌层由内环、外纵两层平滑肌构成

7. 关于食管肌层的描述正确的是_____。
A. 由骨骼肌和平滑肌构成
B. 仅由骨骼肌构成
C. 仅由平滑肌构成
D. 上段由平滑肌构成，下段由骨骼肌构成
E. 上、中段由骨骼肌构成，下段由平滑肌构成

（劳梅丽、张彦慧）

参考答案
1—5　BCECB　　6—7　EA

第三节　胃、十二指肠

一、胃

（一）胃的形态和分部

胃上接食管，下续十二指肠。其形态、大小根据充盈程度、体位、体型、年龄等情况而不同。胃在完全空虚时可呈管状，而高度充盈时可呈球囊形。成年人的胃中等充盈时，容量约 1 500 mL。

胃分为出、入两口，大、小两弯，前、后两壁（图 2-12）。胃的入口称贲门（cardia），出口称幽门（pylorus）。胃下缘较长，称胃大弯，凸向左下方，其左侧食管末端左缘与胃大弯起始处所形成的锐角，称贲门切迹（cardiac incisure）。胃上缘称胃小弯，凹向右上方，其最低点可明显见到一切迹，称角切迹（angular incisure）。胃前壁朝向前上方，胃后壁朝向后下方。

胃可分为四部：贲门部、胃底、胃体和幽门部。贲门部（cardiac part）指贲门周围的部分，界限不明显。胃底（fundus of stomach）是贲门切迹平面以上，向左上方膨出的部分，临床上亦称胃穹窿（fornix of stomach）。胃底内含咽下的空气约 50 mL，X 光片上可见此气泡，放射学中称胃泡。胃体（body of stomach）为自胃底向下至角切迹的中间大部分，在胃大弯侧无明显界标。幽门部（pyloric part）是角切迹与幽门之间的部分。幽门部分为左侧的幽门窦和右侧的幽门管。幽门窦（pyloric antrum）较为扩大，为胃的最低部，临床上

称为"胃窦",胃溃疡和胃癌多发生于幽门窦近胃小弯处。幽门管呈管状,长2～3 cm。

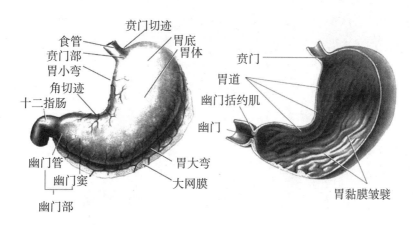

图2-12 胃的形态和分部、胃黏膜

(二)胃的位置

胃在中等程度充盈状态时,大部分位于左季肋区,小部分位于腹上区。胃前壁在右侧与肝左叶和方叶贴近;在左侧与膈相邻,为左肋弓所掩盖;其中间部位于剑突下方,直接与腹前壁相贴,是临床上胃的触诊部位。胃的后壁与胰、横结肠、左肾上部和左肾上腺相邻,这些结构临床上统称为"胃床"。胃底与脾和膈相邻。

胃的贲门和幽门的位置比较固定,贲门位于第11胸椎体左侧,幽门位于第1腰椎右侧附近。胃大弯的位置较低,其最低点一般在脐平面,高度充盈站立时,胃大弯可至脐以下,甚至达髂嵴平面。胃的位置因体型、性别、体位、盈虚等情况而有较大变化。矮胖体型者胃的位置较高,胃多呈牛角形,角切迹不明显,称角形胃;瘦长者或体型瘦弱的女性,胃的位置较低,胃体垂直呈水袋样,全胃几乎在中线左侧,胃大弯可达髂嵴平面以下,称长胃;中等体型的人胃大弯下缘几乎与髂嵴同高,胃体垂直,角切迹呈明显的鱼钩型,称钩型胃。

(三)胃壁的组织结构

胃壁由内向外依次是黏膜、黏膜下层、肌层和外膜。胃的腔面有许多纵行或不规则的皱襞,当胃充盈时,皱襞可减少或消失。

1. 黏膜

胃黏膜表面有许多浅沟,将黏膜分隔成许多小区,称胃小区。黏膜表面的小孔,称胃小凹(gastric pit),约有350万个,每个胃小凹底部有3～5条胃腺的开口。

1)上皮呈单层柱状,主要为表面黏液细胞(surface mucous cell),因分泌特殊黏液而得名,并含少量干细胞和内分泌细胞。核呈椭圆形,位于细胞基部,顶部胞质充满黏原颗粒,PAS染色颗粒呈弱阳性,在HE染色的切片上,着色浅淡以致呈透明状。分泌物为不可溶性黏液,覆盖于上皮表面,对胃黏膜具有重要保护作用(图2-13)。此外,在胃小凹底部存在一些未分化细胞(也称干细胞),该细胞具有较旺盛的增殖能力,表面黏液细胞2～6天更新一次,由干细胞增殖补充。正常胃黏膜上皮不存在杯状细胞,如果出现杯状细胞，病理学上则称此现象为胃的肠上皮化生，是胃癌的前期表现。

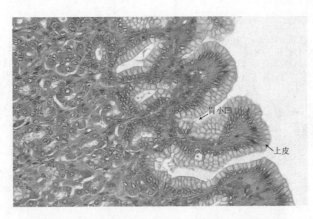

图2-13 胃黏膜上皮（HE，×400）（见彩图）

2) 固有层结缔组织中含有大量紧密排列的胃腺，呈管状。根据胃腺所在的部位和结构的不同，分为胃底腺、贲门腺及幽门腺，其中胃底腺为胃黏膜中数量最多、功能最重要的腺体。胃底腺因其分泌物为酸性，也称泌酸腺，主要分布于胃体和胃底，约1500万条。胃底腺为有分支的管状腺，分为颈、体与底三部分。颈部细而短，与胃小凹相通连，体部较长，底部较膨大。胃底腺由主细胞、壁细胞、颈黏液细胞、内分泌细胞及干细胞构成（图2-14）。靠近贲门部的胃底腺中主细胞较多，而靠近幽门部的胃底腺中壁细胞较多（图2-15）。

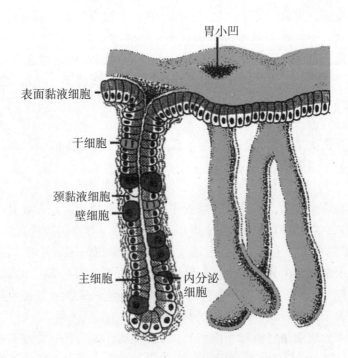

图2-14 胃底腺模式

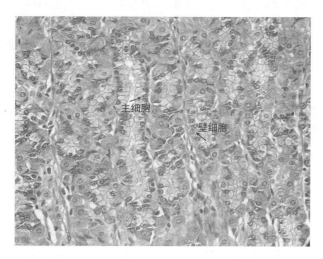

图 2-15 胃底腺（HE，×400）（见彩图）

（1）主细胞（chief cell）也称胃酶细胞，数量最多，越靠近胃底腺的底部排列越密集。细胞呈柱状，核圆，位于基部，胞质基部呈强嗜碱性，顶部充满酶原颗粒，在一般染色的标本上，颗粒易溶解消失，因此顶部胞质着色浅淡或呈泡沫状。电镜下，具有蛋白质分泌细胞的超微结构特点。

主细胞可合成分泌胃蛋白酶原，在强酸或少量胃蛋白酶作用下，转变为有活性的胃蛋白酶，对食物中的蛋白质有一定的消化作用。

（2）壁细胞（parietal cell）又称泌酸细胞，主要分布于胃底腺的颈部和体部。细胞体积较大，呈圆锥形，因细胞基底部位于腺的基膜上，看似贴在壁上，故称壁细胞。其核圆，染色深，位于细胞中央，可见双核，胞质呈强嗜酸性。电镜下可见核的周围分布着细胞内分泌小管和微管泡系统。细胞内分泌小管由细胞顶面质膜凹陷形成，有分支，其管腔与胃底腺腺腔直接相通，腔面有微绒毛。微管泡系统位于内分泌小管周围，管状的小泡，表面光滑，结构与分泌小管完全相同。研究表明，当壁细胞处于不同的功能状态时，两种小管存在明显的数量变化。静止期时，细胞内分泌小管几乎不与腺腔相通，微绒毛短而少，而此时微管泡系统却很发达；分泌期时，细胞内分泌小管与腺腔相通，微绒毛增多增长，而微管泡系统却急剧减少，说明微管泡系统为细胞内分泌小管膜的储备形式。细胞内分泌小管膜上有大量的 H^+-K^+-ATP 酶和 Cl^- 通道，能把 H^+ 和 Cl^- 泵入小管内，二者结合形成盐酸后进入胃底腺腺腔。壁细胞上还有丰富的线粒体，为此耗能过程提供了大量的三磷酸腺苷（ATP）。

盐酸（也称胃酸）能激活胃蛋白酶原，使之转变为胃蛋白酶，对蛋白质进行初步分解；盐酸还具有较强的杀菌作用（幽门螺杆菌除外）。另外，人的壁细胞可分泌内因子，可与食物中的维生素 B_{12} 结合，使维生素 B_{12} 在肠道内不被分解，促进回肠吸收维生素 B_{12} 入血。维生素 B_{12} 是红细胞生成的原料之一，所以，当壁细胞减少，内因子缺乏时，会导致维生素 B_{12} 吸收障碍，引起贫血。

（3）颈黏液细胞，较少，常分布在胃底腺颈部，体积较小，常呈楔状夹在其他细胞之间。核扁平，居细胞基底部，核上方含较多黏原颗粒，HE 染色较淡，光镜下，不易与主细胞相区分，其分泌物为可溶性的酸性黏液。

（4）内分泌细胞，种类很多，常见的为肠嗜铬细胞（ECL）和 D 细胞。ECL 可分泌组胺，可促进壁细胞泌酸；D 细胞可分泌生长抑素，一方面可直接抑制壁细胞的泌酸，另一方面也可通过抑制 ECL 的活动间接抑制壁细胞的泌酸功能。

（5）干细胞，胞体较小，呈低柱状。HE 染色无法分辨。干细胞可不断分裂增殖，可分化为表面黏液细胞和其他胃底腺细胞。

贲门腺分布于近贲门处，为单管或分支管状腺，可分泌黏液和溶菌酶。幽门腺分布于幽门部位，此处胃小凹常较深；此腺为分支较多的管状黏液腺，可见少量壁细胞和较多的 G 细胞，G 细胞能产生胃泌素，具有刺激壁细胞分泌盐酸与促进胃肠黏膜细胞增殖的作用。三种胃腺的分泌物混合在一起构成胃液，成人每日胃液分泌量为 $1.5\sim2.5$ L，pH 为 $0.9\sim1.5$，含有盐酸、胃蛋白酶、内因子、黏液、水、Na^+、K^+、Cl^- 等成分。

3）黏膜肌层，是由内环行和外纵行两层较薄的平滑肌组成。

2. 黏膜下层

黏膜下层是由结缔组织构成，内含较粗的血管、淋巴管及神经。老年人此层可见成群的脂肪细胞，使该层变得疏松，故黏膜与肌层的连接并不紧密，可引起胃黏膜的下垂。

3. 肌层

肌层较厚，一般由内斜、中环和外纵三层平滑肌构成。环行肌在贲门和幽门处分别增厚，形成贲门括约肌和幽门括约肌。

4. 外膜

外膜为浆膜。

（张彦慧）

二、十二指肠解剖

小肠（small intestine），成人长 $5\sim7$ m，是进行消化和吸收的主要器官。小肠上起幽门下接盲肠，分十二指肠、空肠和回肠 3 个部分。

十二指肠（duodenum）介于胃与空肠之间，长 $20\sim25$ cm，管径 $4\sim5$ cm。

（一）十二指肠结构

十二指肠大部分紧贴腹后壁，是小肠中长度最短、管径最大、位置最深、最为固定的部分。除起、止两端被腹膜包裹，活动性较大之外，其余大部分均为腹膜外位器官，被腹膜固定于腹后壁。十二指肠整体形状成"C"形包绕胰头，可分为上部、降部、水平部和升部 4 个部分（图 2-16）。

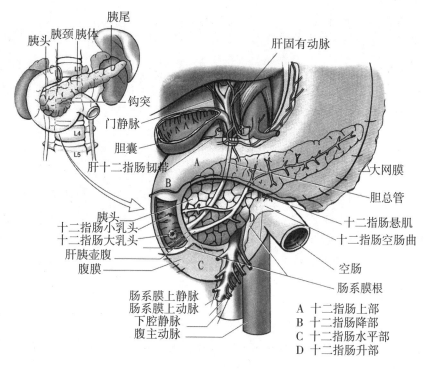

图 2-16 胆囊、十二指肠和胰（前面）

（1）上部。十二指肠上部（superior part）长约 5 cm，起自幽门，行向右后方，至肝门下方、胆囊颈的后下方附近，急转向下，移行为降部，其转折处称十二指肠上曲。十二指肠上部近幽门的一段约 2.5 cm 的肠管，肠壁较薄，管径大，黏膜面光滑，无或甚少环状襞，临床上称其为十二指肠球部（duodenal bulb），是十二指肠溃疡和穿孔的好发部位。

（2）降部。十二指肠降部（descending part）长 7～8 cm，由十二指肠上曲沿右肾内侧缘垂直下行，至第 3 腰椎体水平弯向左行，移行为水平部，其转折处称十二指肠下曲。降部左侧紧贴胰头，内面黏膜环状襞发达，在其中后内侧壁上有一纵行黏膜皱襞称十二指肠纵襞，纵襞下端的圆形隆起称十二指肠大乳头，距中切牙 75 cm，是胆总管和胰管的共同开口处。在大乳头的稍上方 1～2 cm 处，有时可见十二指肠小乳头，是副胰管的开口处。

（3）水平部。十二指肠水平部（horizontal part）又称下部，长约 10 cm，从十二指肠下曲始，向左横过下腔静脉、第 3 腰椎体前方和腹主动脉至第 3 腰椎体左侧，续于升部。肠系膜上动脉、静脉紧贴此部的前面下行，在某些情况下，可压迫此处引起十二指肠梗阻，称肠系膜上动脉压迫综合征。

（4）升部。十二指肠升部（ascending part）最短，长 2～3 cm，从第 3 腰椎体左侧，斜向左上，到第 2 腰椎体左侧急转向前下方，弯曲形成十二指肠空肠曲，移行为空肠。十二指肠空肠曲借十二指肠悬肌固定于右膈脚，该肌由骨骼肌和平滑肌共同构成，其与包绕它下段表面的腹膜皱襞共同构成十二指肠悬韧带（suspensory ligament of duodenum），又称 Treitz 韧带，是手术时用来确定空肠起点的重要标志。

（罗刚）

(二) 十二指肠的管壁

十二指肠的管壁分四层，与胃壁相似，分别是黏膜、黏膜下层、肌层与外膜（图 2-17）。

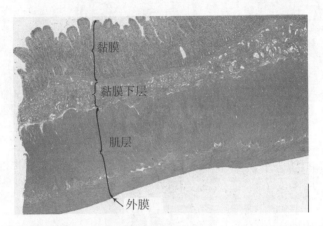

图 2-17　小肠壁（十二指肠）（HE，×100）（见彩图）

1. 黏膜

十二指肠的腔面有由黏膜和黏膜下层向肠腔突出形成的环形皱襞，黏膜表面还有许多密集的由上皮和固有层向肠腔内突而成的小肠绒毛。十二指肠为宽大的叶状绒毛，相邻绒毛根部的上皮向固有层内凹陷形成小肠腺（详见第二章第四节）。

（1）上皮，是由吸收细胞、杯状细胞和少量内分泌细胞组成，为单层柱状上皮（详见第二章第四节）。

（2）固有层，是由比较细密的结缔组织构成，内有较多的小肠腺，小肠腺除了含有上皮的 3 种细胞外，还含有内分泌细胞和帕内特细胞（详见第二章第四节）。

（3）黏膜肌层，是由内环行和外纵行两层较薄的平滑肌组成。

2. 黏膜下层

黏膜下层为较致密的结缔组织，含有大量的十二指肠腺，为复管泡状的黏液腺（图 2-18），分泌碱性黏液，保护十二指肠黏膜免受胃酸的侵蚀。

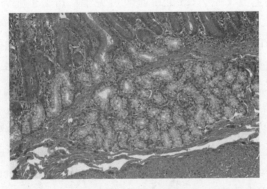

1. 小肠腺　2. 十二指肠腺

图 2-18　十二指肠（HE，×400）（见彩图）

3. 肌层

肌层是由内环行、外纵行两层平滑肌构成。

4. 外膜

十二指肠降部与水平部的后壁为纤维膜，其余为浆膜。

（张彦慧）

讨论

1. 胃溃疡的患者多主诉为"心窝痛"，为什么？跟冠心病心绞痛有何不同？

2. 胃与十二指肠的上皮都是单层柱状上皮，但是细胞的构成不相同，如果胃的上皮中出现杯状细胞，是否正常？应该如何解释这一现象的发生呢？

小结

1. 胃的四部分：贲门部、胃底、胃体和幽门部。胃溃疡和肿瘤为什么好发于幽门窦靠近角切迹处呢？

2. 胃壁从内向外依次分为黏膜、黏膜下层、肌层与外膜。其中哪一层组织学结构与胃的功能关系最密切呢？请描述此层的结构。

3. 胃底腺为胃黏膜中数量最多、功能最重要的腺体，它由几种细胞构成？光镜下哪种细胞易被观察到？请描述此细胞的形态结构。

4. 十二指肠的管壁与胃壁相似，均分为四层，两者管壁结构有何异同？掌握两者结构的异同点是显微镜下区分这两种器官的关键。

单项选择题

1. 胃_____。
   A. 在中等充盈时，位于右季肋区　　B. 分为胃弯、胃体和胃窦
   C. 角切迹将胃窦分为幽门窦和幽门管　　D. 幽门窦与幽门管之间有中间沟
   E. 胃入口称幽门，出口称贲门

2. 胃的分部不包括_____。
   A. 贲门部　　B. 胃底　　C. 胃体　　D. 幽门部
   E. 角切迹

3. 有关胃的错误说法是_____。
   A. 入口为贲门，出口为幽门　　B. 胃壁肌是平滑肌，外膜是浆膜
   C. 胃主要位于腹上区　　D. 幽门前方可见幽门前静脉
   E. 胃分四部分

4. 当行胃镜检查时，为避免胃镜进入呼吸道，常需嘱患者_____。
   A. 做咳嗽动作　　　　　　　　　B. 发"啊"音
   C. 转动头部位置　　　　　　　　D. 做吞咽动作
   E. 深呼吸

5. 吸收维生素B_{12}所需的内因子来自胃的_____。
   A. 主细胞　　　　　　　　　　　B. 颈黏液细胞
   C. 帕内特细胞　　　　　　　　　D. 胃内分泌细胞
   E. 壁细胞

6. 关于胃底腺主细胞的描述正确的是_____。
   A. 主要分布于腺的颈部、体部　　B. 体积较大，多呈圆锥形
   C. 核圆，深染居中，可有双核　　D. 胞质嗜酸性
   E. 顶部充满酶原颗粒

7. 胃上皮细胞更新的时间为_____。
   A. 2～6 天　　　　　　　　　　　B. 3～5 周
   C. 3～5 个月　　　　　　　　　　D. 1～2 个月
   E. 1～3 个月

8. 十二指肠腺属于_____。
   A. 黏液性腺　　　　　　　　　　B. 浆液性腺
   C. 混合性腺　　　　　　　　　　D. 小肠腺
   E. 内分泌腺

（劳梅丽、张彦慧）

参考答案
1—5　DECDE　　6—8　EAA

第四节　小肠

一、系膜小肠的形态结构

空肠（jejunum）始于十二指肠空肠曲，占空回肠全长近侧约 2/5，占据腹腔的左上部。回肠（ileum）占空回肠全长的远侧约 3/5，在右髂窝接续盲肠。回肠常位于腹腔右下部，部分位于盆腔内。二者均由肠系膜悬系于腹后壁，合称系膜小肠，有系膜附着的边缘称系膜缘，其相对的边缘称游离缘，有较大活动度。

空肠和回肠的形态结构不尽相同，其变化是逐渐发生的，二者之间无明显界限。从外观上看，空肠管径较粗，管壁较厚，颜色较红，呈粉红色；回肠管径较细，管壁较薄，颜色较浅。另外，肠系膜的厚度从上到下逐渐变厚，脂肪组织的含量越来越多。肠系膜内血管的分布也有区别，空肠动脉弓级数较少（1～2 级），直血管较长，而回肠的动脉弓级数比空肠多（4～5 级），直血管较短（图 2-19）。

从组织结构上观察，空肠、回肠的黏膜形成了许多环状襞，皱襞表面有密集的绒毛，极大地增加了小肠黏膜的吸收面积，有利于营养物质吸收。空肠的环状襞和绒毛较回肠高而密，向下逐渐减少、变小，至回肠下部几乎消失。黏膜固有层、黏膜下组织内含有孤立淋巴滤泡和集合淋巴滤泡，前者分散于空肠、回肠的黏膜内，后者多见于回肠下部，有20～30个，呈长椭圆形或梭形，其长轴与肠管长轴一致，常位于回肠下部游离缘。肠伤寒病多发生于集合淋巴滤泡，可并发肠穿孔、肠出血。

此外，在距回肠末端0.3～1.0 m范围的回肠游离缘上，约2%的成人有长2～5 cm的囊状突起，自对肠壁向外突出，口径略细于回肠，称Meckel憩室，此为胚胎时期卵黄囊管未完全消失所致。此憩室易发炎或合并溃疡穿孔，位置靠近阑尾，故症状与阑尾炎相似。

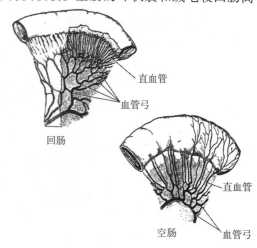

图2-19 空肠与回肠的比较

（罗刚）

二、小肠组织学结构

空肠与回肠管壁由4层构成，但每部分的管壁结构各具特点。

（一）黏膜

空肠、回肠腔面有许多由黏膜和黏膜下层向肠腔突出形成的皱襞。皱襞可为环形、半环形或螺旋状走行，空肠头段发达，向下逐渐减少、变矮。黏膜表面有由上皮和固有层向肠腔内突而形成的小肠绒毛。绒毛长0.5～1.5 mm，形状不一，在空肠为长指状（图2-20），在回肠为短的锥体形。皱襞和绒毛使小肠黏膜表面积扩大约30倍。相邻绒毛根部的上皮向固有层内凹陷形成小肠腺，单管状，直接开口于肠腔，也增加了黏膜的表面积。淋巴细胞可散在分布于小肠上皮细胞的间隙。

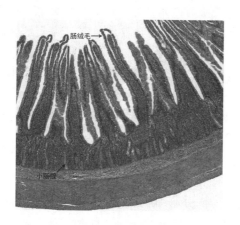

图2-20 空肠（HE，×100）（见彩图）

1. 上皮

上皮为单层柱状。绒毛的上皮由吸收细胞、杯状细胞和少量内分泌细胞组成（图2-21）。在小肠腺除上述三种细胞之外，还有帕内特细胞和干细胞。

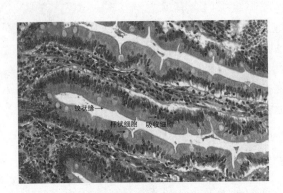

图2-21　小肠绒毛（HE，×400）（见彩图）

（1）吸收细胞（absorptive cell）。数量最多，呈高柱状，核长椭圆形，位于细胞基部。HE染色的标本上，细胞游离面有一粉红色的深染层，称纹状缘，它是由吸收细胞游离面的细胞膜和一部分细胞质向管腔内突形成的指状突起，称微绒毛。每个吸收细胞的游离面有2 000～3 000根微绒毛，密集排列，使细胞游离面的面积进一步扩大约20倍。此外，微绒毛表面存在一层厚$0.1～0.5~\mu m$的细胞衣，由细胞膜内镶嵌蛋白的胞外部分组成，其中有双糖酶、肽酶、胰蛋白酶和胰淀粉酶等，是消化吸收的重要部位。除此以外，吸收细胞的细胞膜上还有一些受体，有利于相应物质的吸收。

吸收细胞的胞质内有丰富的滑面内质网，其上含有多种酶类，可将细胞吸收的脂类物质在高尔基复合体形成乳糜微粒，经细胞的侧面释放出来，进入中央乳糜管后再输出。相邻细胞顶部有紧密连接，具有屏障作用，可阻止肠腔内物质进入组织。除消化吸收作用外，吸收细胞还参与分泌性免疫球蛋白A的释放过程；十二指肠和空肠上段的吸收细胞还向肠腔分泌肠激酶（肠致活酶），激活胰蛋白酶原，使之变为有活性的胰蛋白酶，消化食物中的蛋白质。成人小肠每天吸收的水、脂肪、蛋白质及碳水化合物均由吸收细胞完成。

（2）杯状细胞（goblet cell）为单细胞腺，散在于吸收细胞间，分泌黏液，具有润滑和保护作用。核矮柱状，偏向基部，核上方胞质内含大量有膜包被的、电子密度低的分泌颗粒，分泌物为PAS染色阳性。分泌后的杯状细胞表面的质膜保持完整，但顶部常见较深的凹陷。从十二指肠至回肠末端，杯状细胞逐渐增多。

（3）内分泌细胞种类较多，HE染色的切片上不易辨认，目前主要用免疫组织化学法显示。

（4）干细胞位于小肠腺的下半部，胞体较小，形态上缺乏特征性，但具有不断分裂增殖的能力，产生的子细胞逐渐向上迁移并分化成熟，补充凋亡脱落的吸收细胞和杯状细胞，还能分化为帕内特细胞和内分泌细胞。肠绒毛上皮细胞的更新周期为35天。

2. 固有层

固有层由疏松结缔组织构成，淋巴细胞、浆细胞、嗜酸性粒细胞较丰富。绒毛中轴的固有层结缔组织内，有1～2条纵行毛细淋巴管，称中央乳糜管，其管腔较大，管壁仅由内皮细胞围成，且间隙宽，无基膜，此结构在空肠较多见；绒毛中轴的固有层内还存在较丰富的有孔毛细血管，肠上皮吸收的单糖和氨基酸等水溶性物质经此毛细血管入血；此外，还可见少量平滑肌纤维，其收缩使肠绒毛变短，有利于血液和淋巴的流动。相邻肠绒毛根部之间的上皮向下凹陷，至固有层中，形成小肠腺（图2-22）。小肠腺由5种细胞构成，除吸收细胞和杯状细胞外，还有帕内特细胞、未分化细胞和内分泌细胞。帕内特细胞是小肠腺的特征性细胞，常三五成群位于腺底部。细胞呈锥体形，核卵圆形，偏向基底，顶部胞质内充满粗大的嗜酸性分泌颗粒。电镜下该细胞具有合成蛋白质分泌细胞的超微结构特点，此细胞能分泌溶菌酶和防御素等物质，对肠道微生物有杀灭作用。帕内特细胞寿命为3～4周。

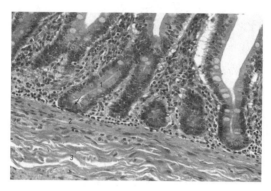

1. 小肠腺，2. 黏膜肌层，3. 黏膜下层（箭头所示为帕内特细胞）
图2-22 小肠腺（HE，×400）（见彩图）

肠壁的固有层中还有丰富的淋巴细胞、浆细胞、巨噬细胞、淋巴小结等。十二指肠和空肠多为孤立淋巴小结，在回肠（尤其下段）多为集合淋巴小结，部分淋巴小结可穿过黏膜肌层抵达黏膜下层（图2-23）。

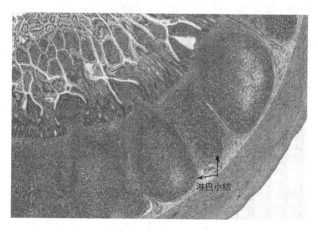

图2-23 回肠（HE，×100）（见彩图）

3. 黏膜肌层

黏膜肌层由内环行和外纵行两层较薄的平滑肌组成。

（二）黏膜下层

黏膜下层为较致密的结缔组织，其中有较多血管和淋巴管。

（三）肌层

肌层由内环行和外纵行两层平滑肌组成。

（四）外膜

空肠与回肠的外膜为浆膜。

（张彦慧）

讨论

为什么说小肠是消化吸收的主要部位，你能联系小肠的微细结构回答此问题吗？

小结

1. 空肠和回肠在解剖学上有何区别？

2. 空肠与回肠的组织学结构相似又有区别，请描述二者的区别有哪些。显微镜下观察空肠与回肠的主要鉴别点是什么。

3. 小肠壁由黏膜、黏膜下层、肌层与外膜构成，其中黏膜包括上皮、固有层与黏膜肌层，上皮与固有层形成绒毛，绒毛根部上皮在固有层形成小肠腺，绒毛上皮与小肠腺上皮的细胞构成是否相同？如果不同，有何区别？

4. 构成小肠腺的细胞有吸收细胞、杯状细胞、内分泌细胞、帕内特细胞与干细胞，其中起到防御作用的是哪种细胞？请描述其形态结构特点。

单项选择题

1. 对小肠的错误描述是_____。

   A. 上端接幽门 B. 下端续于盲肠
   C. 分空肠、回肠两部分 D. 最长的一段消化管
   E. 借小肠系膜将空肠、回肠连于腹后壁

2. 十二指肠_____。

   A. 为腹膜外位器官 B. 全部由腹腔动脉分支供血
   C. 只接受胃液和胆汁注入 D. 呈"C"形包绕胰头
   E. 以上全错

3. 十二指肠大乳头位于_____。

A. 上部 B. 降部
C. 水平部 D. 升部
E. 十二指肠空肠曲

4. 关于小肠的结构特征，下列错误的是_____。

A. 有环行皱襞 B. 表面有大量绒毛
C. 固有层内有小肠腺 D. 固有层内无平滑肌
E. 黏膜层及黏膜下层有集合淋巴小结

5. 小肠结构特点之一是_____。

A. 上皮为不含杯状细胞的单层柱状上皮
B. 上皮细胞游离面有纤毛
C. 黏膜和黏膜下层共同向肠腔突出形成皱襞
D. 上皮、固有层和黏膜肌层共同向肠腔突出形成绒毛
E. 绒毛根部的上皮向黏膜下层下陷形成管状的小肠腺

6. 回肠与空肠相比，不同之处在于_____。

A. 环行皱襞更发达 B. 绒毛更发达
C. 杯状细胞逐渐减少 D. 有孤立淋巴小结
E. 有集合淋巴小结

7. 关于空肠的结构，下列错误的是_____。

A. 环行皱襞 B. 绒毛
C. 小肠腺 D. 中央乳糜管
E. 集合淋巴小结

8. 关于小肠吸收细胞的特点，下列错误的是_____。

A. 游离面有纹状缘
B. 吸收细胞滑面内质网不发达
C. 微绒毛表面有由糖蛋白构成的含有消化酶的细胞衣
D. 吸收细胞参与分泌性免疫球蛋白 A 的释放过程
E. 每个吸收细胞的游离面有 2 000～3 000 根微绒毛

（劳梅丽、张彦慧）

参考答案
1—5　CDBDC　　6—8　EEB

第五节　结肠、直肠和肛管

大肠（large intestine）是消化管的下段，上接回肠，下经肛门通体外，围绕空肠、回肠，全长约1.5 m，据其位置和特点，分为盲肠、阑尾、结肠、直肠和肛管。大肠的主要功能是吸收水分、维生素和无机盐，同时将食物残渣排出体外。

除阑尾、直肠和肛管外，盲肠和结肠具有三种特征性的结构，即结肠带、结肠袋、肠

脂垂（图2-24）。结肠带（colic band）共3条，是肠壁的纵行肌增厚形成的，沿肠的纵轴平行排列，3条结肠带汇集于阑尾根部。结肠袋（haustra of colon）是因为结肠带较肠管短，使后者皱缩形成由横沟隔开向外膨出的囊袋状突起。结肠袋特征性的X线影像表现为，当被钡剂充盈时，结肠的阴影呈现边缘整齐的串珠状影像。肠脂垂（epiploic appendices）为沿结肠带两侧分布的众多小突起，由浆膜及其所包含的脂肪组织构成。这三种特征性结构可作为区别小肠与盲肠和结肠的标志。

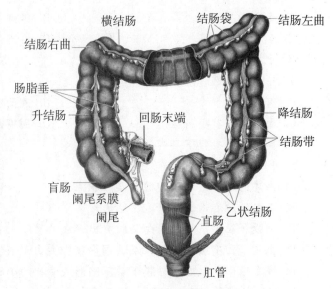

图2-24 结肠的特征性结构

一、盲肠

盲肠（cecum）是大肠的起始部位，长6~8 cm，其下端为膨大盲端，上接升结肠，左侧与回肠末端相连接，以回盲瓣和升结肠、回肠为界。盲肠常位于右髂窝，因无系膜其位置较固定。若胚胎发育过程中出现异常，极少数情况下高位盲肠可高至髂嵴以上，甚至达肝右叶下方，低位盲肠亦可低至小骨盆腔，甚至出现左位盲肠。

回肠末端突向盲肠的开口称回盲口，此口肠壁内环行肌增厚形成上、下两半月形的皱襞称回盲瓣（ileocecal valve）。此瓣具有阻止小肠内容物过快进入大肠、保证食物在小肠内充分消化吸收的作用，也有防止盲肠内容物逆流回小肠的重要作用。在回盲口下方约2 cm处，有阑尾的开口。

二、阑尾

阑尾（vermiform appendix）是形似蚯蚓，远端游离，自盲肠下端向外延伸的一条细管状器官，又名蚓突。其长度因人而异，一般长6~8 cm。其根部较固定，连于盲肠后内侧壁。阑尾的管腔较小，其外径为0.5~1.0 cm。阑尾系膜呈三角形，较阑尾短，致使阑尾缩曲成袢状或半圆弧形。

通常，阑尾与盲肠共同位于右髂窝内，其位置变化因人而异，可在回肠末端的前、后方，或在盲肠后方或下方，也可向内下越过骨盆缘至骨盆腔内等（图2-25）。调查资料显示，阑尾以回

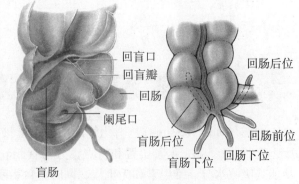

图2-25 盲肠和阑尾

肠后位（约占38%）、盲肠后位（约占24%）、盆位（约占20%）较多见。鉴于多变的阑尾位置及毗邻关系，临床上若手术中寻找阑尾有困难，可沿结肠带向下追踪，至3条结肠带集中处即为阑尾的根部。

阑尾根部的体表投影通常是以脐与右髂前上棘连线的中、外1/3交点，即麦氏点（McBurney点）为标志，偶有以左、右髂前上棘连线的右、中1/3交点，即Lanz点表示。因阑尾位置的多变，故临床阑尾炎的诊断并不能仅以以上两点的压痛为依据，而右下腹的局限性压痛点则更具有临床诊断价值。

三、结肠

结肠（colon）续于盲肠，第3骶椎平面接直肠，大部分固定于腹后壁，整体呈"M"形，可分为升结肠、横结肠、降结肠和乙状结肠。结肠的直径在起端为6 cm，逐渐可减为乙状结肠末端的2.5 cm，乙状结肠末端是结肠腔最窄的部位。

（一）升结肠

升结肠（ascending colon）长15～17 cm，在盲肠和结肠右曲之间。行于腰方肌和右肾前面，至肝右叶下方转折向左前下方，移行于横结肠，转折处的弯曲称结肠右曲（right colic flexure）（或肝曲）。升结肠无系膜，借结缔组织附于腹后壁，故活动度甚小。

（二）横结肠

横结肠（transverse colon）长约50 cm，起自结肠右曲，先向左前下方行，再稍转向左后上方，形成中间略向下垂的弓形弯曲，至左季肋区，在脾的脏面下份及胰尾部，转折向下续于降结肠，转折处的弯曲称结肠左曲（left colic flexure）或脾曲（splenic flexure）。横结肠由横结肠系膜连于腹后壁，因而活动度较大，中间可下垂至脐或低于脐平面。

（三）降结肠

降结肠（descending colon）长约20 cm，自结肠左曲起，沿左肾外侧缘和腰方肌前面降行，到左髂嵴水平续于乙状结肠。降结肠和升结肠一样无系膜，借结缔组织附于腹后壁，活动度甚小。

（四）乙状结肠

乙状结肠（sigmoid colon）长约45 cm，从左髂嵴水平起自降结肠，沿左髂窝转入盆腔，全长呈"乙"字形，至第3骶椎平面续于直肠。乙状结肠借系膜连于左髂窝和小骨盆侧壁，活动度较大。乙状结肠是肿瘤、憩室等病的多发部位。

（罗刚）

（五）结肠壁的组织结构

结肠肠壁的组织学结构与小肠肠壁不同，但从内向外仍然是黏膜、黏膜下层、肌层和外膜。

(1) 黏膜表面光滑，无绒毛，上皮仍为单层柱状，由吸收细胞和较多的杯状细胞组成。固有层内有大量的单管状大肠腺，较小肠腺长。大肠腺由吸收细胞和杯状细胞及少量的干细胞

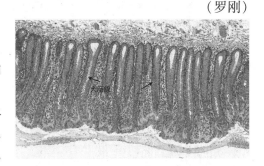

图2-26 结肠（HE，×100）（见彩图）

和内分泌细胞构成，但无帕内特细胞，此腺可分泌大量黏液，保护肠黏膜。固有层内可见孤立的淋巴小结，黏膜肌层由内环、外纵两薄层平滑肌组成（图 2-26）。

（2）黏膜下层含小动脉、小静脉、淋巴管、神经纤维等，并可见成群的脂肪细胞。

（3）肌层由内环行和外纵行两层平滑肌组成。内环行肌因呈节段性局部增厚，故形成结肠袋；外纵行肌局部增厚形成的是三条结肠带，带与带之间的纵行肌很薄，甚至缺如。

（4）外膜盲肠、横结肠、乙状结肠为浆膜。升、降结肠的前壁为浆膜，后壁为纤维膜；在外膜的结缔组织中还有脂肪细胞聚集形成的肠脂垂。

（张彦慧）

四、直肠

直肠（rectum）位于小骨盆腔后部，骶骨、尾骨前面，全长 10～14 cm。在第 3 骶椎平面续于乙状结肠，沿第 4 和第 5 骶椎、尾骨前面下行，穿过盆膈移行于肛管。直肠不直，在矢状面上有两个弯曲（图 2-27）：骶曲距肛门 7～9 cm，与骶骨的弯曲一致，凸向后；会阴曲绕过尾骨尖凸向前，距肛门 3～5 cm。在冠状面上也有轻度的弯曲，但不恒定。临床施行直肠镜、乙状结肠镜检时，应注意这些弯曲，以免伤及肠壁。

直肠上端与乙状结肠相交处的管径较细，向下则肠腔显著扩大，至直肠下部膨大为直肠。

壶腹（ampulla of rectum）。直肠内面有三个横襞，由黏膜及环行肌构成。最上方的直肠横襞接近与乙状结肠交界处的左侧壁上，距肛门约 11 cm。中间的直肠横襞最大且明显，位置恒定，位于直肠壶腹稍上方的右侧壁上，距肛门约 7 cm，常作直肠镜检时的定位标志。最下方的这条直肠横襞多位于直肠左侧壁上，距肛门约 5 cm，有时可能缺如。

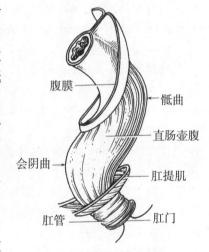

图 2-27 直肠和肛管

五、肛管

肛管（anal canal）是盆膈以下的肠管，长 3～4 cm，上端在盆膈平面续直肠，下止于肛门。肛管被肛门括约肌包绕，平时多处于收缩状态，起控制排便的作用（图 2-28）。

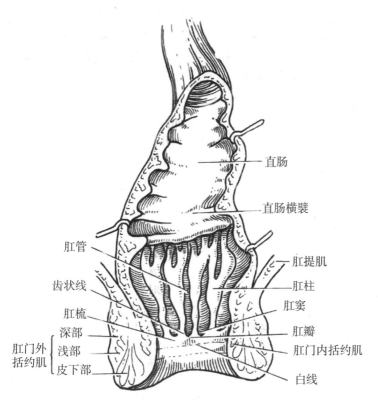

图 2-28 直肠和肛管管腔内形态

肛管内面有 6～10 条纵行的黏膜皱襞称肛柱（anal columns），柱内有纵行肌和血管。相邻肛柱下端彼此借半月形黏膜皱襞相连，此皱襞被称为肛瓣（anal valves）。每个肛瓣与相邻两侧的肛柱下端之间所围成开口向上的小隐窝称肛窦（anal sinuses），深 0.3～0.5 cm，其底部有肛腺的开口。肛窦内常常积存粪屑，易于感染而引发肛窦炎，严重者可致肛周脓肿或肛瘘。

肛柱上端的连线称肛直肠线，即肛管与直肠的分界线。肛柱下端与肛瓣边缘连接成的锯齿状环行线，称为齿状线（dentate line）。齿状线上、下方所覆盖的上皮组织、动脉来源、静脉回流、淋巴引流及神经支配等方面均不尽相同，在临床上有一定的实际意义。

肛管和直肠的黏膜下层和肛梳的皮下组织内含丰富的静脉丛，有时可因某种病理因素形成静脉曲张，向腔内突出，甚至破裂，称为痔，其发生在齿状线以上者称内痔，发生在齿状线以下者称外痔，跨越齿状线的称混合痔。由于分布的神经不同，有感染时外痔疼痛明显，内痔疼痛不明显，出血是内痔主要临床表现。

在齿状线下方，有宽约 1 cm 的光滑隆起的环状带，称肛梳（anal pecten）[或痔环（haemorrhoidal ring）]，表面光滑，其深面有丰富的静脉丛，故在活体上呈浅蓝色而有光泽。肛梳下缘，肛门上方 1.0～1.5 cm 处，有一不甚明显的环形线，称白线（white line 或 Hilton 线），肛门指诊时可触得一环形浅沟，此处为肛门内、外括约肌的分界处。

肛管周围有内括约肌、外括约肌和肛提肌环绕。肛门内括约肌（sphincter ani internus)为肛管处环形平滑肌增厚而成，有协助排便功能。肛门外括约肌（sphincter ani externus）由围绕在肛门内括约肌外下方的骨骼肌构成，可分为皮下部、浅部和深部。肛门外括约肌受意识支配，可随意括约肛门控制排便。肛门外括约肌的浅部和深部、肛门内括约肌、肛管下段的纵行肌，以及肛提肌等共同形成围绕肛管的强大肌环，称肛直肠环，对肛管有重要的括约作用，手术时应防止损伤，以免造成大便失禁。

 讨论

1. 阑尾为什么好发急性阑尾炎呢？
2. 为什么直肠和肛管处容易出现痔疮？

 小结

1. 大肠与小肠在解剖学上的区别有哪些？
2. 直肠并不直，指的是什么？
3. 结肠肠壁内从内向外分为黏膜、黏膜下层、肌层和外膜，无绒毛，吸收细胞与大肠腺发达，显微镜下如何与小肠相鉴别？请找出二者结构的异同点。

单项选择题

1. 结肠带存在于_____。
   A. 肛管   B. 直肠
   C. 阑尾   D. 盲肠
   E. 小肠
2. 结肠带、结肠袋、肠脂垂存在于_____。
   A. 直肠   B. 阑尾
   C. 空肠   D. 结肠
   E. 回肠
3. 大肠中最短的一段是_____。
   A. 盲肠   B. 直肠
   C. 升结肠   D. 横结肠
   E. 降结肠
4. 关于结肠的叙述不正确的是_____。
   A. 分升结肠、横结肠、降结肠和乙状结肠
   B. 结肠右曲位于肝右叶下方，又称肝曲

C. 升结肠无系膜
D. 自右髂窝处起于盲肠上端
E. 在第1骶椎水平续于直肠

5. 阑尾炎手术时寻找阑尾最可靠的方法是_____。
   A. 沿结肠旁沟寻找
   B. 打开网膜囊寻找
   C. 沿小肠系膜寻找
   D. 沿结肠带向盲肠端寻找
   E. 沿回肠动脉寻找

6. 关于盲肠的叙述，下列选项正确的是_____。
   A. 属于腹膜外位器官
   B. 有结肠带、结肠袋和肠脂垂
   C. 右侧与回肠末端相连
   D. 以回盲瓣与横结肠分界
   E. 前外侧有阑尾孔开口

7. 关于横结肠的说法，下列选项正确的是_____。
   A. 为腹膜间位器官
   B. 与小网膜相连
   C. 由中结肠动脉供血
   D. 其静脉汇入下腔静脉
   E. 肠管上无结肠带

8. 大肠不包括_____。
   A. 回肠
   B. 盲肠
   C. 阑尾
   D. 直肠
   E. 肛管

9. 关于回盲瓣，错误的描述是_____。
   A. 由回肠末端突入盲肠所形成
   B. 有上、下两个半月形的瓣
   C. 环形肌增厚形成括约肌
   D. 可阻止小肠内容物过快流入大肠
   E. 可防止盲肠内容物逆流到回肠

10. 关于阑尾的正确描述是_____。
    A. 腹膜间位器官
    B. 没有系膜
    C. 以回肠前位多见
    D. 结肠带是寻找阑尾的标志
    E. 由腹腔干供血

11. 阑尾_____。
    A. 经阑尾孔开口于盲肠下端
    B. 位于右髂窝，是腹膜间位器官
    C. 表面可见到3条结肠带
    D. 根部的体表投影在脐与髂前上棘连线中、内1/3交界处
    E. 沿结肠带追踪，可找到阑尾

12. 阑尾_____。
    A. 附于结肠起始部
    B. 根部是3条结肠带集中处
    C. 动脉来自肠系膜下动脉
    D. 属腹膜间位器官

E. McBurney 点是左、右髂前上棘连线的右、中 1/3 交点

13. 阑尾根部的体表投影是_____。
A. 脐与右髂前上棘连线的中、外 1/3 交点处
B. 脐与右髂前上棘连线中、内 1/3 交点处
C. 两侧髂前上棘连线的中点处
D. 两侧髂结节连线的中、右 1/3 交点处
E. 脐与右髂前下棘连线的中、外 1/3 交点处

14. 肛管腔面黏膜与皮肤的分界标志是_____。
A. 肛白线   B. 肛梳
C. 痔环   D. 齿状线
E. 直肠横襞

15. 关于直肠的正确描述是_____。
A. 分为盆部和会阴部   B. 有凸向前的骶曲
C. 有凹向前的会阴曲   D. 在第 1 骶椎平面与乙状结肠相续
E. 中间的直肠横襞最大且恒定

16. 关于直肠,错误的描述是_____。
A. 直肠和肛管的分界是盆膈   B. 具有结肠的 3 个特征
C. 骶曲凸向后   D. 直肠横襞由黏膜及环行肌构成
E. 齿状线是内、外胚层发生的分界

17. 关于肛管,错误的描述是_____。
A. 位于盆膈以下
B. 肛门内括约肌是肠壁环行肌增厚形成
C. 内面纵行的黏膜皱襞称肛梳
D. 肛柱下端与肛瓣基部连成齿状线
E. 白线位于痔环的下缘

18. 正常情况下肛门指检时,不能触到_____。
A. 前列腺   B. 精囊腺
C. 卵巢   D. 子宫颈
E. 直肠子宫凹陷

19. 关于结肠的描述错误的是_____。
A. 管壁分为黏膜、黏膜下层、肌层与外膜
B. 没有肠绒毛
C. 大肠腺含有帕内特细胞
D. 大肠腺含有较多的杯状细胞
E. 黏膜上皮为单层柱状上皮

(劳梅丽、张彦慧)

参考答案

1—5 DDAED   6—10 BCACD   11—15 EBADE   16—19 BCEC

第六节 肝

一、肝的解剖

肝（liver）是人体内最大的腺体，也是最大的消化腺。因它接受肝固有动脉和肝门静脉的双重血管注入，血液供应极其丰富，故活体肝呈棕红色。我国成年人肝的重量，女性为 1 100～1 300 g，男性为 1 230～1 450 g，占体重的 1/50～1/40。肝的长（左右径）×宽（上下径）×厚（前后径）为 25.8 cm × 15.2 cm × 5.8 cm。肝质软而脆，受外力打击易破裂，引起腹腔内大出血。

肝的功能复杂而重要，是机体新陈代谢最活跃的器官，不但参与脂类、蛋白质、糖类和维生素等物质的分解、合成、转化，而且参与激素、药物等物质的转化解毒及抗体的产生。肝还具有分泌胆汁、吞噬、防御及胚胎时期造血等重要功能。

（一）肝的形态

肝呈不规则的楔形，可分为上、下面和前、后、左、右缘。

肝的上面与膈相接触，隆凸，称膈面（diaphragmatic surface）。膈面有腹膜反折形成冠状位的冠状韧带和左、右三角韧带，以及矢状位的镰状韧带，借此将肝分为大而厚的肝右叶和小而薄的肝左叶（图 2 - 29）。膈面后部未被覆腹膜的部分称肝裸区（bare area of liver），裸区左侧有较宽的腔静脉沟，容下腔静脉通过。

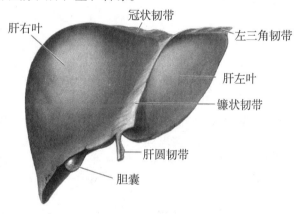

图 2 - 29 肝的膈面

肝的下面朝向下后方，凹凸不平，邻接多个腹腔脏器，又称脏面（visceral surface）（图 2 - 30）。脏面中部有呈"H"形的沟，其中间的横沟称肝门（porta hepatis），有肝左、右管，肝固有动脉左、右支，肝门静脉左、右支和肝的神经、淋巴管等出入此处。上述进出肝门的结构被结缔组织包绕，组成肝蒂。肝蒂的三种主要结构的位置关系是：肝左、右管在前，肝固有动脉左、右支居中间，肝门静脉左、右支在后。此外，肝左、右管的汇合点最高，紧贴肝门横沟，肝门静脉的分叉点稍低，距肝门横沟稍远，而肝固有动脉的分叉点最低，一般约相当于胆囊管与肝总管汇合部的水平。肝脏面的左侧纵沟比较窄且深，沟前部有肝圆韧带（ligament teres hepatis）通过，称肝圆韧带裂；沟后部容纳静脉韧带（ligamentum venosum），称静脉韧带裂。肝圆韧带是由胎儿时期的脐静脉闭锁而成，经镰状韧带的游离缘下行至脐。静脉韧带由胎儿时期的静脉导管闭锁形成。肝脏面右侧纵沟较宽且浅，沟的前部容纳胆囊，称胆囊窝（fossa for gallbladder）；沟的后部容纳下腔静脉，是腔静脉沟（sulcus for vena cava）。在腔静脉沟的上端，肝左、中、右静脉出肝后在此注入下腔静脉，故此处常被临床称第二肝门（secondary porta of liver）。

肝脏面的"H"形沟将肝分为四叶：左叶在左纵沟的左侧；右叶在右纵沟的右侧；方叶（quadrate lobe）位于肝门之前，肝圆韧带裂与胆囊窝之间；尾状叶（caudate lobe）位于肝门之后，静脉韧带裂与腔静脉沟之间。脏面的肝左叶与膈面的肝左叶一致，脏面的右叶、方叶与尾状叶一起，相当于膈面的肝右叶。

肝的前缘亦称下缘，是肝脏面与膈面的分界线，薄而较锐利。在胆囊窝处，肝前缘上可见一胆囊切迹，在此处常露出胆囊底；在肝圆韧带通过之处，肝前缘上有较明显的肝圆韧带切迹，也称脐切迹。肝的后缘钝圆，朝向脊柱。肝的左缘薄而锐利，即肝左叶的左缘。肝的右缘较钝圆，即肝右叶的右下缘。

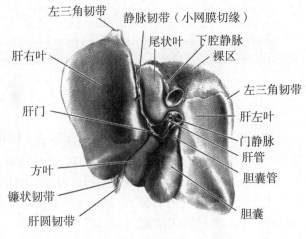

图 2-30 肝的脏面

（二）肝的位置和毗邻

肝大部分位于右季肋区和腹上区，小部分位于左季肋区。肝脏前面大部分被肋所掩盖，仅在腹上区的左、右肋弓之间，小部分肝脏显露于剑突之下而直接接触腹前壁。

肝的上界与膈穹窿一致，常用 3 点的连线表示：右锁骨中线与第五肋的交点；剑胸结合处与前正中线的交点；左锁骨中线与第五肋间隙的交点。肝下界与肝前缘相同，右侧与右肋弓一致；中部超出剑突下约 3 cm；左侧亦被肋弓掩盖。故在查体时，在右肋弓下不能触到肝。3 岁以下的幼儿，因腹腔容积较小，而肝体积相对较大，故肝下界常低于右肋弓以下 1.5~2.0 cm，一般到 7 岁以后，在右肋弓下不再能触及肝脏，若能触及则考虑病理性的肝肿大。

肝的上方为膈，隔着膈与右肺、右侧胸膜腔及心等相邻，故肝脓肿有时可与膈粘连，并经膈侵犯右肺，甚至其脓液还可经支气管排出。肝左叶下面与胃前壁相邻，后上方与食管腹部相邻。肝右叶下面，前部与结肠右曲相邻，中部在肝门处邻十二指肠上曲，后部邻右肾上腺、右肾。

（三）肝的分叶与分段

肝按外形分 4 叶：左叶、右叶、方叶和尾状叶。这种分叶法不能与肝

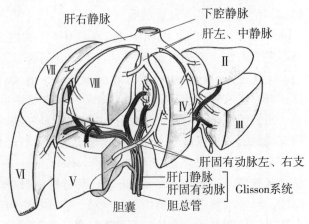

图 2-31 肝内管道与肝裂

内管道结构的配布规律一致,因此不能适应肝外科手术的需要。根据近代研究,肝内有4套管道,形成2个系统,即 Glisson 系统和肝静脉系统。Glisson 系统是指肝门静脉、肝固有动脉和肝管的各级分支在肝内的走行、分支与配布基本一致,并被结缔组织鞘(Glisson 囊)包裹。肝静脉的各级属支走行于 Glisson 系统的分支之间形成肝静脉系统,最后汇入下腔静脉。通过肝内管道的铸型显示,肝内存在缺少管道的自然裂隙,即肝裂(hepatic fissure)。肝裂不仅是肝内分叶、分段的自然界线,也是肝部分切除的适宜部位。肝裂主要有:肝正中裂,左、右叶间裂,左外叶段间裂,右前、后叶段间裂。按照 Glisson 系统在肝内的分布规律(图2-31),根据上述肝裂,可先将肝分为左、右两半肝,继而再分为右前叶、右后叶、左内叶、左外叶和尾状叶5个肝叶。进而再进行分段:左外叶、右前叶、右后叶,又各分为上、下两段,尾状叶和左内叶各自成一段,即两半肝、5叶、8段(图2-32)。临床上可根据肝叶、肝段的区分对肝病进行较精确的定位诊断及施行肝叶、肝段切除,故掌握肝的分叶和分段具有极为重要的临床意义。

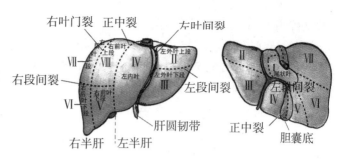

图2-32 肝裂与肝段

(罗刚)

二、肝的组织结构

肝表面大部分由浆膜覆盖,其下方为一层致密的结缔组织。肝门部的结缔组织进入肝内,将实质分隔成许多肝小叶。小叶之间各种管道的集合处为门管区(图2-33、图2-34)。

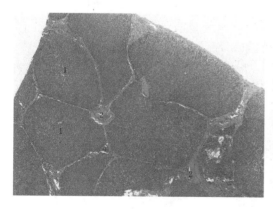

1. 肝小叶,2. 门管区

图2-33 猪肝(HE,×100)(见彩图)

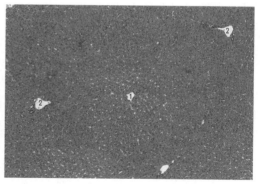

1. 中央静脉,2. 门管区

图2-34 人肝(HE,×100)(见彩图)

(一)肝小叶

肝小叶(hepatic lobule)为肝的基本结构和功能单位(图2-35)。成人肝有50万～

100万个肝小叶。肝小叶呈多角棱柱体，宽约1 mm，高约2 mm。某些动物的肝小叶周边有较多的结缔组织围绕，相邻肝小叶被彼此分隔。人肝的小叶间结缔组织较少，因此肝小叶的分界不清。在肝小叶的中央穿行着一条中央静脉。以中央静脉为中心，向周围呈放射状排列的是肝板和肝血窦。肝板是肝细胞单层排列而成的板状结构。相邻的肝板互相吻合成迷路样的结构，其断面呈索状，又称肝索。

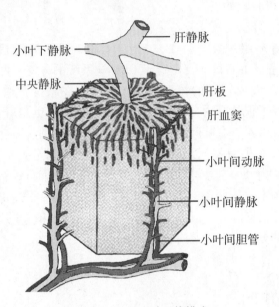

图2-35　肝小叶立体模式

1. 肝细胞

肝细胞（hepatocyte）是构成肝小叶的主要细胞，占肝内细胞总数的80%。细胞呈多面体，直径15～30 μm，体积较大。每个肝细胞都有3种不同的功能面，即血窦面、胆小管面和肝细胞连接面（图2-36）。其中，血窦面和胆小管面有发达的微绒毛，增大了细胞的表面积，有利于物质交换。肝细胞连接面有紧密连接、桥粒和缝隙连接等结构。

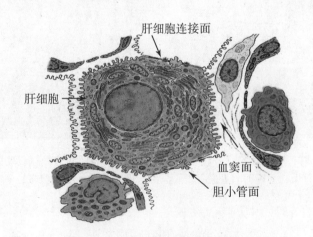

图2-36　肝细胞及相邻关系模式

肝细胞核大而圆、着色较浅，含双核的细胞较多，核仁1个至数个。多倍体肝细胞的数量很多，成人肝的四倍体细胞占60%以上，双核和多倍体的细胞的功能比较活跃，这可能与肝细胞强大的再生能力有关。肝细胞的胞质多呈嗜酸性，有少量散在的嗜碱性团块分布在胞质中，含较多的糖原颗粒。电镜下，胞质富含多种细胞器及包涵物。

（1）粗面内质网板层状排列，是肝细胞内蛋白质合成的基地，可合成多种血浆蛋白，如白蛋白、脂蛋白、凝血酶原、纤维蛋白原等。

（2）滑面内质网分布广泛，膜上有多种酶分布，如氧化还原酶、转移酶、水解酶与合成酶等，参与胆汁合成、脂类代谢、糖代谢、激素代谢和解毒等过程。

（3）高尔基复合体数量较多，参与蛋白质的加工、浓缩和储存，组装成运输小泡后释放入肝血窦，靠近胆小管处的高尔基复合体最为发达，参与胆汁的分泌。

（4）溶酶体参与肝细胞结构的更新与功能的维持等。

（5）微体（过氧化物酶体）主要含过氧化氢酶和过氧化物酶，参与解毒。

此外，肝细胞还含有丰富线粒体，以及糖原、脂滴、色素等内含物。

2. 肝血窦

肝血窦位于肝板之间，管腔大而不规则（图2-37）。窦壁由内皮细胞组成。内皮细胞上有许多窗孔，窗孔上无隔膜。细胞之间连接松散，间隙较大，内皮外无基膜，仅有散在的网状纤维。上述这些结构特点使得肝血窦的通透性较大，有利于肝细胞与血液之间的物质交换，肝血窦的血液汇入中央静脉。

肝血窦的窦腔内可见肝巨噬细胞和大颗粒淋巴细胞（图2-38）。肝巨噬细胞（库普弗细胞，Kupffer cell），是来自血液中的单核细胞，占肝细胞总数的15%。肝巨噬细胞呈星形或不规则形，常通过从胞体伸出的伪足附着于内皮细胞表面，其伪足还可穿过内皮细胞窗孔或细胞至窦周隙内；胞质内的溶酶体极其发达。肝巨噬细胞有强大的吞噬功能，在清除抗原异物、清除衰老的血细胞和监视肿瘤等方面发挥重要的作用。大颗粒淋巴细胞是肝特有的NK细胞，细胞呈圆形，核呈肾形、常偏于一侧，胞质中的溶酶体发达。该细胞可直接杀伤肿瘤细胞和病毒感染的肝细胞。

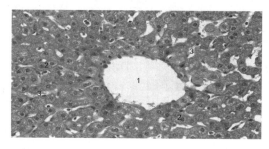

1. 中央静脉，2. 肝索，3. 肝血窦
图2-37 肝小叶（HE，×400）（见彩图）

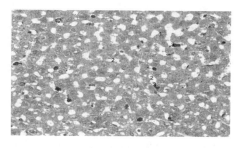

1. 肝索，2. 肝血窦，3. 肝巨噬细胞
图2-38 肝巨噬细胞（大鼠腹腔注射墨水，HE，×400）（见彩图）

3. 窦周隙

窦周隙是肝血窦内皮细胞与肝细胞之间的狭小间隙，宽约 0.4 μm，光镜下不易分辨。窦周隙中充满来自血窦的血浆，肝细胞血窦面的微绒毛浸在其中，故窦周隙是肝细胞与血液之间进行物质交换的场所。

窦周隙内有贮脂细胞（fat-storing cell）和散在的网状纤维。贮脂细胞又称星形细胞，形状不规则，有突起。HE 染色不易显示，氯化金或硝酸银浸染法，或免疫组织化学法可显示此细胞。贮脂细胞在肝中主要参与维生素 A 的代谢和脂肪的贮存。人体摄取的维生素 A 的 70%～85% 都贮存在此细胞内，机体需要时释放入血。在病理条件下，贮脂细胞异常增殖，产生大量细胞外基质，在肝纤维化病变中起着重要的作用。

4. 胆小管

胆小管是相邻肝细胞间局部细胞膜凹陷形成的微细管道，在肝板内互相连接成网。胆小管在 HE 染色的切片中不易见到，用镀银及 ATP 酶组织化学染色等方法可显示此结构（图 2-39）。邻近胆小管周围的肝细胞膜形成紧密连接、桥粒等组成的连接复合体，封闭胆小管周围的细胞间隙，防止胆汁外溢。当肝细胞发生病变或胆道阻塞引起胆小管内压力增高时，均可破坏肝细胞间的连接，胆小管的正常结构被破坏，胆汁溢出并经窦周隙继而进入肝血窦，以致机体出现黄疸。

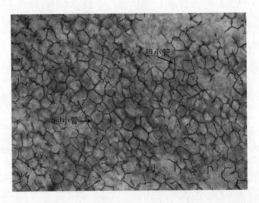

图 2-39　胆小管（镀银染色，HE，×400）（见彩图）

（二）门管区

相邻肝小叶之间的结缔组织内，常伴行三种管道，分别是小叶间动脉、小叶间静脉和小叶间胆管，该区域称为门管区（portal area）（图 2-40）。小叶间动脉是肝动脉的分支，腔小，壁相对较厚。小叶间静脉是肝门静脉的分支，腔大不规则，管壁薄。小叶间胆管由单层立方上皮围成，向肝门方向汇集后形成左、右肝管出肝。每个肝小叶周围有 3～4 个门管区。在非门管区的小叶间结缔组织中，有小叶下静脉单独走行其中，它是由中央静脉汇集而成的，在第二肝门部汇集成肝静脉。

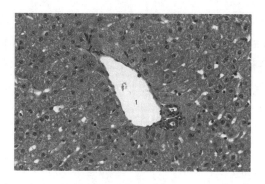

1. 小叶间静脉，2. 小叶间动脉，3. 小叶间胆管

图 2-40　门管区（HE，×400）（见彩图）

（张彦慧）

讨论

1. 肝的营养性血管和功能性血管分别是什么？

2. 如果肝被切除了一部分，剩余的肝细胞会迅速分裂增殖，使其体积恢复。既然肝具有再生能力，为何还会发生肝硬化呢？

小结

1. 肝该怎样分叶呢？从外形上肝的膈面和脏面怎么分叶？从肝内的管道系统进行分叶，又应该怎么分？

2. 肝的功能复杂多样，请联系肝细胞的超微结构解释其功能。

3. 肝小叶是肝脏的基本结构和功能单位，其微细结构包括中央静脉、肝索、肝血窦、窦周隙和胆小管五部分，联系每部分的结构特点，谈谈在光镜下观察 HE 染色的标本，可以分辨出肝小叶的哪些结构？

4. 相邻肝小叶之间为门管区，此区域常伴行三种管道，分别是小叶间动脉、小叶间静脉和小叶间胆管。请描述三种管道的结构特点。

单项选择题

1. 肝的形态_____。

A. 肝的膈面由冠状韧带分左、右两叶

B. 肝裸区与胰头相邻

C. 左侧纵沟前部有镰状韧带

D. 右侧纵沟后部有静脉韧带

E. 肝的下面横沟后方是尾状叶
2. 关于肝，错误的描述是_____。
A. 大部分位于右季肋区和腹上区　　　B. 上界于右锁骨中线达第 5 肋
C. 腔静脉沟位于右纵沟的后半部　　　D. 肝裸区无腹膜覆盖
E. 肝门的前方是尾状叶
3. 关于肝的体表投影，不正确的描述是_____。
A. 肝上界与膈穹隆一致　　　B. 右锁骨中线上达第 5 肋
C. 在左锁骨中线稍内侧达第 5 肋间　　　D. 在剑突下 3～5 cm 范围内
E. 幼儿的肝下缘露出于右肋弓下均属病理性肿大
4. 肝右叶、左叶的分界标志是_____。
A. 肝门　　　B. 镰状韧带
C. 冠状韧带　　　D. 三角韧带
E. 肝圆韧带
5. 关于肝体表投影，错误的说法是_____。
A. 肝上界与膈穹隆一致　　　B. 肝左界可达左锁骨中线内侧
C. 腹上区可触到肝　　　D. 肝下界超过右肋弓必是肝肿大
E. 7 岁以下小孩肝下界可低于右肋弓
6. 肝门_____。
A. 肝左、右管由此穿出　　　B. 胆总管由此穿出
C. 肝静脉的左、右支由此穿出　　　D. 肝动脉的左、右支由此穿出
E. 门静脉的左、右支由此穿出
7. 肝圆韧带_____。
A. 由脐动脉闭锁而成　　　B. 由脐静脉闭锁而成
C. 由动脉导管闭锁而成　　　D. 由静脉导管闭锁而成
E. 位于右侧纵沟的后方
8. 在肝细胞，能合成多种血浆蛋白的细胞器是_____。
A. 粗面内质网　　　B. 滑面内质网
C. 溶酶体　　　D. 微体
E. 线粒体
9. 与肝防御功能有关的细胞是_____。
A. 肝细胞　　　B. 贮脂细胞
C. 肝血窦内皮细胞　　　D. 肝巨噬细胞
E. 血管内皮细胞
10. 下列选项属于门管区的管道的是_____。
A. 小叶间淋巴管、小叶间静脉和小叶间胆管
B. 小叶间动脉、小叶间胆管和小叶间肝管
C. 小叶间淋巴管、小叶间静脉和小叶间动脉
D. 小叶间肝管、小叶间静脉和小叶间动脉

E. 小叶间胆管、小叶间静脉和小叶间动脉

11. 窦周隙存在于_____。

A. 肝板与肝血窦内皮细胞之间
B. 肝血窦内皮细胞之间
C. 相邻肝细胞通道之间
D. 肝血窦内皮细胞与肝巨噬细胞之间
E. 肝细胞和胆小管之间

（劳梅丽、张彦慧）

参考答案
1—5　EEEBD　　6—11　BBADEA

第七节　肝外胆道

一、肝外胆道解剖

肝外胆道系统为胆汁排出肝门之外的管道系统，包括肝左、右肝管、肝总管、胆囊管、胆囊和胆总管（图2-41）。

（一）肝管与肝总管

左、右半肝内的毛细胆管逐渐汇合成左、右肝管，出肝门后即汇合成肝总管（common hepatic duct），行于肝十二指肠韧带内，长2~4 cm，它下端以锐角与胆囊管汇合成胆总管。

（二）胆囊

胆囊（gallbladder）是储存和浓缩胆汁的囊状器官，长8~12 cm，宽3~5 cm，呈长梨形，容量40~60 mL。胆囊位于肝脏面的胆囊窝内，上面借结缔组织与肝相连，下面游离有腹膜覆盖，并与结肠右曲和十二指肠上曲相邻。

胆囊分为胆囊底、体、颈、管四部分（图2-41）。胆囊底（fundus of gallbladder）是略呈膨大的盲端，突向前下方，多在肝前缘的胆囊切迹处显露，与腹前壁内面接触。右锁骨中线与右肋弓相交处是胆囊底的体表投影处，胆囊炎时此处常有压痛。胆囊体（body of gallbladder）与胆囊底无明显分界，是胆囊的主体，向后下逐渐变细，约在肝门

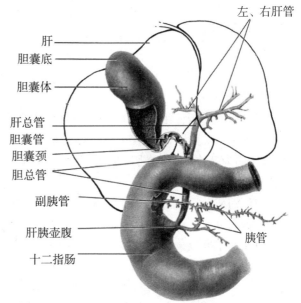

图2-41　胆囊与输胆管道

右端附近延续为胆囊颈。胆囊颈（neck of gallbladder）细而弯曲，呈"S"状扭转，常以直角急转向左下方，移行于胆囊管。胆囊管（cystic duct）比胆囊颈稍细，长为34 cm，直径

约 0.3 cm，在肝十二指肠韧带内与左侧的肝总管汇合成胆总管。胆囊内衬以黏膜，在胆囊颈、管部的黏膜常形成螺旋形，称螺旋襞（spiral fold），有控制胆汁流入和流出的作用，故而较大的胆结石易因螺旋襞阻碍嵌顿于此处。胆囊管、肝总管和肝的脏面所围成的三角形范围称胆囊三角（Calot 三角）。该三角内常有胆囊动脉经过，是临床胆囊手术中寻找胆囊动脉的标志。

（三）胆总管

胆总管（common bile duct）长 4～8 cm，管径 0.6～0.8 cm，由肝总管和胆囊管汇合而成。胆总管在肝十二指肠韧带内下行于肝门静脉的前方、肝固有动脉的右侧，后经十二指肠上部的后方，降至胰头的后方，然后斜穿十二指肠降部后内侧壁，在此处与胰管汇合，形成了略膨大的肝胰壶腹（hepatopancreatic ampulla），又称法特壶腹（Vater's ampulla），开口在十二指肠大乳头（图 2-41）。肝胰壶腹括约肌（sphincter of hepatopancreatic ampulla）包绕肝胰壶腹，与胆总管末端和胰管末端的平滑肌，统称为奥迪（Oddi）括约肌，平时多保持收缩状态。其收缩时，肝分泌的胆汁经肝左、右管和肝总管、胆囊管进入胆囊内储存。进食后，尤其是进食脂肪含量高的食物后，在神经与体液多种因素调节下，胆囊收缩，Oddi 括约肌舒张，储存在胆囊内的胆汁可经胆囊管、胆总管、肝胰壶腹排入十二指肠。

根据胆总管的行程，可将其分为 4 段：十二指肠上段、十二指肠后段、胰腺段和十二指肠壁段。

（罗刚）

二、胆汁的分泌与排泄、胆汁的成分与功能

（一）肝胆汁分泌作用

胆汁（bile）是由肝细胞不断生成的，生成后由肝管流出经总胆管流入十二指肠，或由总胆管经胆囊管而暂时贮存在胆囊，当进食时再由胆囊排入十二指肠。

1. 胆汁成分

正常成人每天分泌胆汁 0.8～1.0 L，高蛋白质食物生成的胆汁较多。胆汁是一种较浓的黄色有苦味的液体。由肝细胞分泌至肝管内的肝胆汁（hepatic bile）呈金黄色，弱碱性，pH 约为 7.4；贮存在胆囊内的胆汁因水分和 HCO_3^- 被吸收浓缩而色较深，呈深棕色或者墨绿色，pH 为 6.8。

胆汁的成分很复杂，除含大量水分外，有机成分有胆盐、胆色素、胆固醇、卵磷脂等；无机成分有 Na^+、K^+、Ca^{2+}、Cl^-、HCO_3^- 等；胆汁中无消化酶。胆盐是胆汁参与消化和吸收的主要成分。胆盐本身又是利胆剂，吸收后经门静脉循环到肝脏，能促进胆汁分泌。胆汁中的胆盐、胆固醇和卵磷脂的适当比例是维持胆固醇呈溶解状态的必要条件。当胆固醇过多或胆盐、卵磷脂减少时，胆固醇容易沉积形成胆结石。

2. 胆汁的作用

尽管胆汁不含消化酶，但其对促进脂肪的消化与吸收具有重要意义。（表 2-2）

（1）乳化脂肪。胆汁中的胆盐、胆固醇和卵磷脂等都可作为乳化剂，能降低脂肪的表面张力，使脂肪乳化为微小脂滴，分散于肠腔并溶于水，增加与胰脂酶的作用面积，促进

脂肪的消化和吸收。

（2）促进脂肪吸收。胆盐能与脂肪酸、甘油一酯等结合形成水溶性复合物，从而促进它们的吸收。

（3）促进脂溶性维生素的吸收。对脂溶性维生素如维生素A、维生素D、维生素E、维生素K的吸收有促进作用。

表2-2 胆汁的产生部位、主要成分及作用

产生部位	成分	作用
肝细胞	胆盐、胆色素、胆固醇、卵磷脂和无机盐等	胆汁中的胆盐、胆固醇和卵磷脂等可乳化脂肪，促进脂肪的消化； 胆盐能与脂肪酸、甘油一酯等结合形成水溶性复合物，从而促进它们的吸收； 促进脂溶性维生素如维生素A、维生素D、维生素E和维生素K的吸收

3. 胆汁分泌的调节

肝细胞不断分泌胆汁，在非消化期间，肝胆汁都流入胆囊内贮存，胆囊吸收胆汁中的水和胆盐，使胆汁浓缩4～10倍。在消化期间，Oddi括约肌舒张，胆汁直接由肝脏及胆囊大量排至十二指肠，因此，消化道内的食物是引起胆汁分泌和排泄的自然刺激物，其刺激作用由强到弱分别是高蛋白、高脂肪和混合食物、糖类。胆汁的分泌受神经和体液因素的调节，以体液调节为主。

（1）神经调节。进食动作、食物对胃肠的机械刺激和化学刺激均可刺激迷走神经兴奋，其神经末梢释放乙酰胆碱（acetylcholine，ACh），直接作用于肝细胞和胆囊，引起胆汁分泌少量增加和胆囊收缩轻度增强。迷走神经兴奋可加强促胃液素释放，间接刺激胆汁分泌。

（2）体液调节。胆汁的分泌和排放受多种胃肠激素的调节：①缩胆囊素（CCK）。在食物中的蛋白质、脂肪分解产物的刺激下，小肠黏膜Ⅰ细胞释放CCK，CCK经血液循环作用于胆囊平滑肌和Oddi括约肌，引起胆囊收缩和括约肌舒张，胆汁大量排出。②促胰液素。除了促使胰液分泌之外，促胰液素还可以作用于胆道系统，促进胆汁中水和HCO_3^-的分泌，对胆盐分泌影响较小。③促胃液素。促胃液素既可以刺激肝细胞引起肝胆汁分泌，也可以通过刺激胃酸分泌，引起小肠黏膜分泌促胰液素进而分泌胆汁。④胆盐。胆盐在小肠中发挥生理作用后，95%在回肠末端重新吸收入血，经门静脉重新回到肝脏，再次形成胆汁，称为胆盐的肠肝循环。胆盐经肠肝循环返回肝脏后，可以刺激肝细胞分泌胆汁，称为胆盐的利胆作用。

（董战玲）

讨论

1. 胆道的结石有哪几类，结石在不同的位置会引起什么样的症状？
2. 为什么经常不吃早餐可能会产生胆结石？

小结

1. 胆汁的排出途径是怎样的呢？请结合进食时和未进食时的两种情况进行描述。
2. 胆总管可以分几段？各段的重要毗邻是什么？请查资料，了解胆总管的切开取石术是如何进行的。

单项选择题

1. 肝外胆道不包括_____。
   A. 肝左管　　　　　　　　　　B. 肝右管
   C. 胆囊管　　　　　　　　　　D. 胰管
   E. 肝总管
2. 胆囊_____。
   A. 位于肝左纵沟前部的胆囊窝内
   B. 底的体表投影在左腹直肌外缘与肋弓交界处
   C. 分泌胆汁
   D. 分为胆囊底、体、颈、管四部
   E. 胆囊管与胰管汇合开口于十二指肠乳头
3. 胆总管_____。
   A. 由左、右肝管汇合而成　　　B. 位于肝十二指肠韧带内
   C. 行经于十二指肠上部的前方　D. 管径大于 1 cm
   E. 单独开口于十二指肠大乳头
4. 胆囊三角（Calot 三角）_____。
   A. 由肝总管、胆囊管和肝的脏面围成　B. 由肝左、右管和肝的脏面围成
   C. 由肝右管、胆囊管和尾状叶围成　　D. 由胆总管、肝固有动脉和肝的脏面围成
   E. 由肝总管、门静脉和方叶围成
5. 关于胆总管的正确描述是_____。
   A. 由肝左、右管汇合而成　　　B. 位于门静脉后方
   C. 位于肝胃韧带内　　　　　　D. 位于十二指肠降部的前面
   E. 与胰管汇合共同开口于十二指肠大乳头

6. 胆汁中参与消化作用的主要成分是_____。
A. 胆色素 B. 胆盐
C. 胆固醇 D. 脂肪酸
E. 卵磷脂

7. 胆汁的主要作用是_____。
A. 激活胰蛋白酶原 B. 促进淀粉水解
C. 促进脂肪的消化和吸收 D. 中和胃液
E. 杀灭细菌

8. 下列选项不属于胆汁的作用的是_____。
A. 分解脂肪 B. 乳化脂肪
C. 促进脂肪吸收 D. 刺激胆汁分泌
E. 中和进入十二指肠内的胃酸

（劳梅丽、董战玲）

参考答案
1—5 DDBAE 6—8 BCA

第八节 胰腺

一、胰的解剖

胰（pancreas）是人体第二大消化腺，由外分泌部和内分泌部组成。外分泌部分泌胰液，内含多种消化酶，具有分解消化蛋白质、脂肪和糖类等作用；内分泌部即胰岛，散在分布于胰实质内，胰尾部居多，主要分泌胰岛素和胰高血糖素，参与调节血糖浓度。

（一）胰的位置和毗邻

胰位于腹上区和左季肋区，横置于腹后壁，平第 12 腰椎，属腹膜外位器官。胰的前面隔网膜囊与胃相邻，后方有下腔静脉、胆总管、肝门静脉和腹主动脉等，其右端被十二指肠环绕，左端抵达脾门。

（二）胰的形态与分部

胰呈长的三棱锥形，头大尾细，质软，色灰红，长 17～20 cm，重 82～117 g，分头、颈、体和尾 4 个部分。

（1）胰头为胰右侧膨大的部分，被十二指肠从上、下和右侧包绕。其下方有突向左侧的钩突，将肠系膜上动脉、上静脉夹在胰头与钩突之间。

（2）胰颈为胰头和胰体之间的狭窄扁薄部分，长约 2 cm。胃幽门位于其前上方，肠系膜上静脉和脾静脉在胰颈的后方汇合成肝门静脉。

（3）胰体占胰的大部分，位于胰颈和胰尾之间，占胰的大部分。横位于第 1 腰椎的前方，故向前凸起。胰体前面隔网膜囊与胃后壁相邻，故胃后壁囊肿或溃疡穿孔，常与胰体粘连。

(4) 胰尾较细，位于脾肾韧带内，向左上至左季肋区，在脾门下方与脾的脏面相接触。因胰尾各面均包有腹膜，此点可作为与胰体分界的标志。

（三）胰管

胰管位于胰实质内，起自胰尾，纵贯胰的全长，收纳各级小叶导管，与胆总管汇合成肝胰壶腹，经十二指肠大乳头开口于十二指肠。胰头上部常有一小管，行于胰管上方，称副胰管，开口于十二指肠小乳头。

（劳梅丽）

二、胰的组织结构

胰腺表面覆以较薄的结缔组织被膜，结缔组织伸入胰腺内，将其分成许多大小不一的小叶。胰腺的实质由内分泌部和外分泌部组成（图 2-42）。

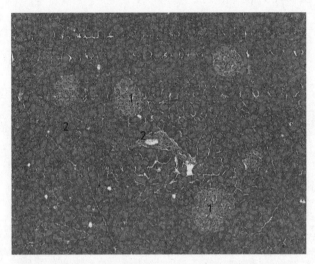

1. 内分泌部，2. 外分泌部

图 2-42 胰腺（HE，×100）（见彩图）

（一）胰腺外分泌部

外分泌部为纯浆液性复管泡状腺。

1. 腺泡

每个腺泡含 40~50 个腺泡细胞，腺泡细胞呈锥形，核圆、靠近细胞基部。电镜下，细胞基部有丰富的粗面内质网和核糖体，细胞顶部有酶原颗粒。腺泡腔内有闰管伸入的上皮细胞，呈扁平或立方形，称泡心细胞（图 2-43）。腺泡外有基膜，但基膜与腺泡细胞之间无肌上皮细胞。腺泡分泌胰蛋白酶、胰脂肪酶、胰淀粉酶等多种消化酶，分别消化食物中的各种营养成分。正常情况下，胰腺内的消化酶以酶原形式存在。

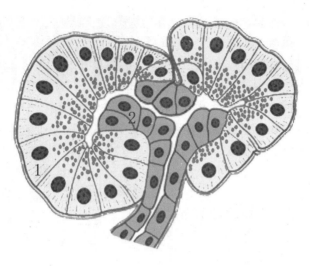

1. 浆液性腺泡，2. 泡心细胞

图 2-43　胰腺腺泡和泡心细胞模式

2. 导管

导管是由闰管、小叶内导管、小叶间导管和主导管组成。闰管较细而长，管壁为单层扁平或单层立方上皮，其伸入腺泡腔内的一段由泡心细胞组成。闰管逐级汇合成小叶内导管（图 2-44），小叶内导管再汇合成小叶间导管，其上皮由单层立方渐变为单层柱状（图 2-45），管腔逐渐变大。小叶间导管最终汇合成粗大的主导管，贯穿整个胰腺，并在胰头部与总胆管汇合开口于十二指肠大乳头。导管上皮可分泌水和碳酸氢盐等多种电解质。

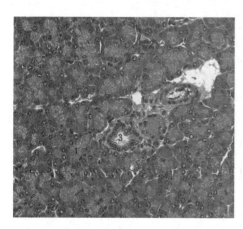

1. 浆液性腺泡，2. 闰管，3. 小叶内导管

图 2-44　胰腺外分泌部（HE，×400）（见彩图）

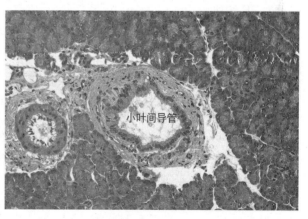

图 2-45　小叶间导管（HE，×400）（见彩图）

（二）胰腺内分泌部

胰腺内分泌部又称胰岛（pancreatic islet），由内分泌细胞组成的细胞团，形似小岛，

散在于胰腺腺泡之间（图2-46）。成人胰腺约有100万个胰岛，胰岛大小不一，小的仅有十几个细胞，大的可有数百个细胞。人类的胰岛主要由A细胞、B细胞、D细胞、PP细胞四种细胞构成。在HE染色标本中，不易区分这些细胞，可用特殊染色或免疫组织化学法显示不同类型的细胞。胰岛细胞间有丰富的有孔毛细血管。

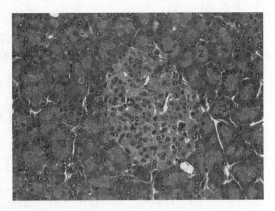

1. 胰岛，2. 浆液性腺泡，3. 泡心细胞

图2-46 胰岛（HE，×400）（见彩图）

1. A细胞

A细胞又称甲细胞、α细胞，多分布在胰岛周边，约占胰岛细胞总数的20%。细胞体积较大，电镜下可见分泌颗粒。A细胞分泌胰高血糖素，使血糖升高。

2. B细胞

B细胞又称乙细胞、β细胞，多位于胰岛的中央，约占胰岛细胞的70%。细胞体积较小，电镜下可见大小不一的分泌颗粒。B细胞分泌胰岛素，使血糖降低。胰岛素和胰高血糖素协调作用，维持血糖的相对稳定。胰岛素缺乏或细胞对胰岛素作用不敏感，可导致糖尿病。当B细胞发生肿瘤或细胞功能亢进时，胰岛素分泌过多，又可导致低血糖。

3. D细胞

D细胞又称丁细胞、δ细胞，散在分布于A、B细胞之间，约占胰岛细胞的5%。此细胞与A、B细胞相互靠近，细胞间有缝隙连接，电镜下可见分泌颗粒。D细胞分泌生长抑素，直接作用于相邻的A细胞、B细胞或PP细胞，抑制这些细胞的分泌活动。

4. PP细胞

PP细胞数量较少，主要分布于胰岛周边部。此外，也可存在于外分泌部的导管上皮及腺泡细胞之间。PP细胞分泌胰多肽，可抑制胃肠运动、胰液分泌及胆囊的收缩。

（张彦慧）

三、胰液的外分泌功能

胰腺（pancreas）是兼有内分泌与外分泌功能的腺体。胰岛主要分泌胰岛素和胰高血糖素，对糖代谢的调节很重要。胰腺的外分泌物为胰液，是胰腺的腺泡细胞和小导管细胞所分泌的，具有很强的消化能力。

（一）胰液的性质和成分

胰液为无色、无臭的碱性液体，pH为7.8～8.4，渗透压与血浆相等，分泌量为1～2 L/d。胰液的组成成分包括大量的水、无机离子（HCO_3^-、Na^+、K^+、Cl^-等）及各种消化酶（胰淀粉酶、胰脂肪酶、胰蛋白酶、糜蛋白酶等）。

（二）胰液的作用

1. HCO_3^-

HCO_3^-是由胰腺内的小导管细胞分泌的。导管细胞内含有较高浓度的碳酸酐酶，可催化二氧化碳和水产生碳酸，后者经过解离而产生 HCO_3^-。人胰液中 HCO_3^- 的最高浓度为 140 mmol/L，其浓度随分泌速度的增加而增加。HCO_3^- 的主要作用是与进入十二指肠的胃酸中和，保护肠黏膜免受强酸的侵蚀；同时为小肠内多种消化酶的活动提供最适宜的 pH 环境（pH 7～8）。

2. 消化酶

胰液中的有机物主要是各种消化酶（表2-3）。主要有以下几种：①胰淀粉酶不需激活就具有活性，能将淀粉水解为麦芽糖和葡萄糖，其最适 pH 为 6.7～7.0。②胰蛋白酶和糜蛋白酶这两种酶都是以不具活性的酶原形式存在胰液中。进入十二指肠后，胰蛋白酶原被小肠液中的肠致活酶（enterokinase）激活成具有活性的胰蛋白酶。此外，胃酸和胰蛋白酶本身，以及组织液也能使胰蛋白酶原活化。糜蛋白酶原在胰蛋白酶的激活作用下成为糜蛋白酶。这两种酶作用相似，可使蛋白质分解为胨和腖，当两者同时作用于蛋白质时，可将其分解成小分子多肽和氨基酸。③胰脂肪酶不需激活就有活性，可将脂肪分解为甘油和脂肪酸，其最适 pH 为 7.5～8.5。现已证明，胰腺还分泌胰辅脂酶，能协助和加强胰脂肪酶分解脂肪。如胰脂肪酶缺乏，将引起脂肪消化不良，导致脂肪泻。

由上可知，胰液含有消化主要营养物质的消化酶，因而是消化能力最强也是最重要的消化液。当胰液分泌障碍时，会严重影响蛋白质和脂肪的消化，从而也影响营养物质的吸收。

表2-3 胰液中三种酶的作用

名称	作用
胰淀粉酶	可将食物中淀粉水解为麦芽糖和葡萄糖
胰蛋白酶和糜蛋白酶	这两种酶刚分泌出来时没活性，胰蛋白酶原被肠致活酶及胰蛋白酶激活，糜蛋白酶原被胰蛋白酶激活； 胰蛋白酶和糜蛋白酶均可将蛋白质分解为胨和腖，两种酶共同作用时，可将食物中的蛋白质分解成多肽和氨基酸
胰脂肪酶	可将食物中的脂肪分解成甘油、甘油一酯和脂肪酸

此外，正常胰液中还含有羧基肽酶、核糖核酸酶、脱氧核糖核酸酶等，它们同样以酶原的形式存在，并被活化的胰蛋白酶激活。激活后的羧基肽酶分解多肽，形成氨基酸；核酸酶将核酸水解为单核苷酸。

（三）胰液分泌的调节

在非消化期间，胰液几乎不分泌或分泌很少。进食后胰液即开始分泌，所以食物是刺激胰液分泌的自然因素。进食时胰液分泌受神经和体液双重因素控制，但以体液调节为主。

1. 神经调节

食物的形象、气味，以及食物对口腔、咽、食道和胃的刺激，都可通过神经反射（包括条件反射和非条件反射）引起胰液分泌。胰液分泌的反射中枢在延脑，其传出神经主要为迷走神经。切断迷走神经或注射阿托品，可使胰液分泌明显减少。迷走神经的作用包括通过其末梢释放乙酰胆碱直接作用于胰腺,以及通过迷走神经引起胃泌素释放间接引起胰液分泌这两条途径。迷走神经主要作用于胰腺的腺泡细胞,对导管细胞的作用较弱,因此,迷走神经兴奋引起胰液分泌的特点是:水和碳酸氢盐含量很少,而酶的含量却很丰富,而内脏大神经对胰液分泌的影响不太明显。

2. 体液调节

调节胰液分泌的体液因素主要有促胰液素和缩胆囊素两种。

(1) 促胰液素。促胰液素是十二指肠黏膜 S 细胞释放的一种多肽激素。当酸性食糜(主要为 HCl)进入小肠,刺激 S 细胞释放促胰液素,可通过血液循环主要作用于胰腺小导管细胞,使其分泌大量的水分和碳酸氢盐,因而能使胰液大量分泌,但胰酶的含量却很低。

(2) 缩胆囊素(CCK)。CCK 是十二指肠黏膜 I 细胞释放的一种多肽激素。引起 CCK 释放的因素,由强到弱排列是:蛋白质分解产物、盐酸和脂肪。CCK 的主要作用有:①促进胆囊强烈收缩而排出胆汁;②促进胰液中各种胰酶的分泌,而对胰液的排出量(水和碳酸氢盐的排出)则仅有较弱的影响。

促胰液素和 CCK,对胰液的分泌有协同作用,即一种激素可加强另一种激素的作用。除上述的两个主要因素外,促胃液素(胃液素)和血管活性肠肽(vasoactive intestinal peptide,VIP)等也能促进胰液的分泌,而生长抑素等则有抑制作用。

胰液分泌调节概括如图 2-47 所示。

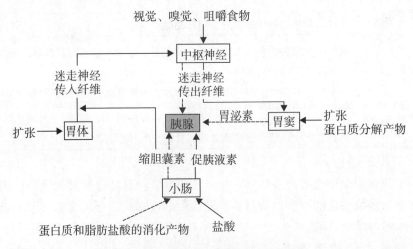

图 2-47 胰液分泌的神经和体液调节

(董战玲)

讨论

现代人因为饮食结构不合理，又缺乏运动导致身材越来越胖。身材肥胖不但会影响外形的美观，还会给身体健康带来隐患。你知道肥胖与糖尿病之间有什么关系吗？

小结

1. 胰的位置在哪里？胰头癌会压迫哪些器官，会出现什么症状？
2. 胰腺的实质包括外分泌部与内分泌部，外分泌部由腺泡和导管构成，腺泡为哪几种类型的腺泡，有何特点？何为泡心细胞？导管由闰管、小叶内导管、小叶间导管和主导管组成，其管壁结构有何变化规律？
3. 胰腺内分泌部又称胰岛，主要由 A 细胞、B 细胞、D 细胞、PP 细胞 4 种细胞构成。请描述每一种细胞在胰岛中的位置与其分泌的激素。
4. 胰液分泌以体液调节为主，包括促胰液素、缩胆囊素、胃泌素等，请描述它们的作用。
5. 为什么蛋白质最难消化，而糖类最易消化？
6. 胰液是最重要的消化液，主要因其含有消化三大营养物质的酶。

单项选择题

1. 胰腺_____。

A. 有内分泌功能

B. 颈的后方有门静脉

C. 胰管和肝总管汇合开口于十二指肠乳头

D. 空肠环绕胰头

E. 钩突和胰头之间夹有肠系膜下动脉和静脉

2. 关于胰，正确的叙述是_____。

A. 胰管开口于十二指肠　　　B. 胰尾和肝门邻接

C. 胰头后方有门静脉　　　　D. 其供血直接发自腹主动脉

E. 胰是内分泌腺

3. 胰腺外分泌部腺泡的特点是_____。

A. 黏液性腺泡　　　　　　　B. 浆液性腺泡

C. 混合性腺泡　　　　　　　D. 以浆液性腺泡为主，间有混合性腺泡

E. 浆液性腺泡，且腺泡中有泡心细胞

4. 关于胰岛的特征，以下选项错误的是_____。

A. 由内分泌细胞组成的细胞团
B. HE 切片中可见 A 细胞、B 细胞、D 细胞、PP 细胞四型细胞
C. 细胞间有丰富的毛细血管
D. 胰岛大小不等
E. 位于腺泡之间

5. 抑制胰岛素和高血糖分泌的细胞为_____。
A. A 细胞
B. B 细胞
C. D 细胞
D. PP 细胞
E. D1 细胞

6. 引起促胰液素释放的主要刺激物是_____。
A. 盐酸、脂肪酸钠、蛋白质分解产物
B. 盐酸、脂肪酸钠、葡萄糖
C. 盐酸、高渗盐水、葡萄糖
D. 氨基酸、高渗盐水、葡萄糖
E. 氨基酸、高渗盐水、脂肪酸

7. 激活糜蛋白酶原的物质是_____。
A. 盐酸
B. 胰蛋白酶
C. 组织液
D. 肠致活酶
E. 糜蛋白酶

8. 对胰液分泌的描述，以下选项错误的是_____。
A. 食物是兴奋胰腺的自然因素
B. 在非消化期，胰液基本上不分泌
C. 胰腺分泌受神经与体液调节的双重控制，以神经调节为主
D. 迷走神经兴奋，促进胰液分泌
E. 促胰液素与缩胆囊素是主要的体液因素

（劳梅丽、张彦慧、董战玲）

参考答案
1—5　AAEBC　　6—8　ABC

第九节　腹膜形态和功能

一、概述

腹膜（peritoneum）为覆盖于腹、盆腔壁和腹、盆脏器表面的浆膜，由间皮及少量结缔组织构成，薄而光滑，呈半透明状。衬于腹、盆腔壁内表面的腹膜称为壁腹膜（parietal peritoneum）或腹膜壁层；覆盖于腹、盆脏器表面的部分称为脏腹膜（visceral peritoneum）或腹膜脏层。脏腹膜与壁腹膜互相延续、移行，共同围成不规则的潜在性腔隙，称为腹膜腔（peritoneal cavity）。男性腹膜腔为一封闭的腔隙，女性腹膜腔则借输卵管腹腔口经输卵管、子宫、阴道与外界相通。壁腹膜较厚，与腹、盆壁之间还存有一层疏松结缔组织，称

为腹膜外组织。在腹后壁及腹前壁下部的腹膜外组织中含有较多脂肪。脏腹膜紧贴覆于脏器表面，从组织结构和功能方面都可视为器官的一部分，如胃、肠壁最外层的浆膜即为脏腹膜（图2-48）。

腹膜具有分泌、吸收、保护、支持、修复等多种功能。生理状态下，腹膜产生少量浆液（100～200 mL），起润滑和减少脏器间摩擦的作用。而且浆液中含有大量巨噬细胞，可吞噬病原微生物和有害物质，有防御功能。腹膜也有吸收能力，能吸收腹膜腔内的液体和空气等，腹上部腹膜的吸收力较下部强，所以腹腔炎症或手术后的患者多取半卧位，使有害液体流至下腹部，以减缓腹膜对有害物质的吸收。腹膜

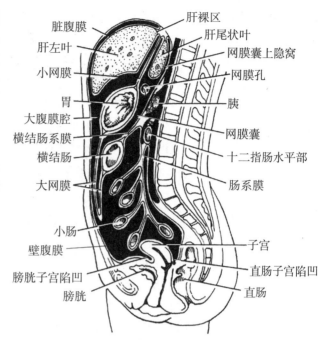

图2-48　女性腹盆部正中矢状切面示意

还具有很强的修复和再生能力，所分泌浆液中纤维素的粘连作用，可促进伤口的愈合和炎症的局限，但若手术操作粗暴或腹膜在空气中暴露过久，也可因此作用而造成肠襻纤维性粘连甚至肠梗阻等后遗症。腹膜所形成的韧带、系膜等结构还有固定和支持脏器的作用。

二、腹膜与脏器的关系

根据脏器被腹膜覆盖范围大小的不同，可将腹、盆脏器分为腹膜内位器官、腹膜间位器官和腹膜外位器官3类。

（一）腹膜内位器官

腹膜内位器官是指各面均被腹膜所覆盖的器官，并常形成系膜，故这类器官活动度较大，如胃、十二指肠上部、空肠、回肠、盲肠、阑尾、横结肠、乙状结肠、脾、卵巢、输卵管等。

（二）腹膜间位器官

腹膜间位器官是指大部分被腹膜覆盖，仅少部分未被腹膜覆盖的器官，如肝、胆囊、升结肠、降结肠、直肠上段、子宫、膀胱等。

（三）腹膜外位器官

腹膜外位器官是指仅一面被腹膜覆盖，其余面均不被腹膜覆盖的器官，如肾、肾上腺、输尿管、胰、十二指肠降部和下部、直肠中下部等（图2-49）。这些器官多位于腹膜后间隙，也可称腹膜后位器官。

了解脏器与腹膜的关系，有重要的临床意义，如腹膜内位器官，若行手术必须通过腹膜腔。而肾、输尿管等腹膜外位器官则不必打开腹膜腔便可进行手术，从而避免腹膜腔的

感染或术后粘连。

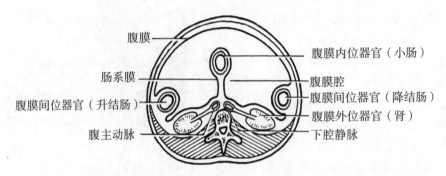

图2-49 腹膜与脏器的关系示意

三、腹膜形成的结构

壁腹膜与脏腹膜之间，或脏腹膜之间互相移行返折，形成网膜、系膜和韧带。这些结构不仅对器官起着连接和固定的作用，也是血管、神经出入脏器的途径。

（一）网膜

网膜（omentum）是连于胃小弯和胃大弯的双层腹膜皱襞，薄而透明，两层腹膜间夹有血管、神经、淋巴管及结缔组织等。

1. 小网膜

小网膜（lesser omentum）是指自肝门向下移行至胃小弯和十二指肠上部的双层腹膜结构。其左侧部从肝门至胃小弯，也称肝胃韧带（hepatogastric ligament），其内含有胃左和胃右血管、胃左和胃右淋巴结及至胃的神经等。小网膜的右侧部连接肝门与十二指肠上部，也称肝十二指肠韧带（hepatoduodenal ligament），构成小网膜的游离缘，其内有右前方的胆总管、左前方的肝固有动脉和两者后方的肝门静脉走行。上述结构周围伴有淋巴管、神经丛和淋巴结。外伤性肝破裂时，可压迫小网膜右侧部内的上述管道，暂时减少肝的出血量。小网膜游离缘后方为网膜孔（omental foramen），通过网膜孔可进入胃后方的网膜囊。

2. 大网膜

大网膜（greater omentum）是指连于胃大弯和横结肠之间的双层腹膜结构。其形似围裙覆盖于空肠、回肠和横结肠前方，其左缘与胃脾韧带相连续。大网膜由四层腹膜构成。胃前、后壁的脏腹膜自胃大弯和十二指肠上部向下延续构成了大网膜的前两层，下垂至横结肠时，不完全地贴附于横结肠的表面，这一段大网膜又另称为胃结肠韧带（gastrocolic ligament），大网膜前两层继续下垂至脐平面稍下方后，向后返折向上形成了大网膜的后两层，继而连于横结肠并叠合成为横结肠的系膜。大网膜前两层和后两层间的腔隙是网膜囊的下部，称网膜囊下隐窝。随着年龄的增长，大网膜的四层常粘连愈着，致使其网膜囊下隐窝消失。大网膜前两层和后两层的腹膜间含有许多血管分支，胃大弯下约1 cm处可见胃网膜左、右血管形成的胃网膜动脉弓，分别向胃及大网膜发出胃支和网膜支（图2-50）。大网膜静脉回流至脾静脉，属肝门静脉系统。门脉高压时，大网膜的静脉常有扩张、淤血。大网膜的血管常用作心冠状动脉搭桥术的供体血管。整形外科常使用带血管蒂的大网膜片铺盖胸、腹壁或颅骨创面，作为植皮的基础。大网膜含有丰富的脂肪、毛细血管和巨噬细胞，有重要的吸收和防御功能。活体状态下，大网膜的下垂部分常可移动，当腹膜腔内有炎症时，它可向病变部位移动并包裹从而限制了炎症的扩散。小儿的大网膜较短，一般在脐平面以上，当发生阑尾炎或腹腔其他炎症时，病灶不易被大网膜包裹，常导致炎症扩散而引起弥漫性腹膜炎。大网膜还具有较强的再生、修复及存活能力，易同其他组织愈着并建立侧支循环，临床常用大网膜覆盖肝、肾等脏器部分切除的创面，然而手术中的损伤或炎症等，亦可使大网膜与肠管粘连。

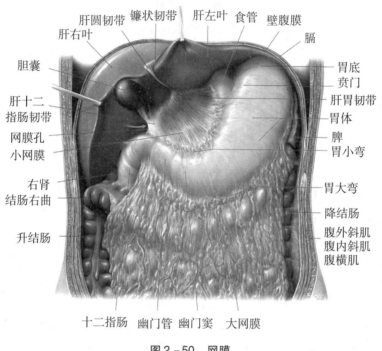

图 2-50　网膜

3. 网膜囊

网膜囊（omental bursa）位于小网膜和胃后方的扁窄间隙，又称小腹膜腔。网膜囊以外的腹膜腔则称大腹膜腔。网膜囊上壁为肝尾状叶及膈下方的腹膜；下壁为大网膜的前、后两层的返折部；前壁从上向下依次为小网膜、胃后壁腹膜和胃结肠韧带；后壁由下向上依次为大网膜后两层、横结肠及其系膜，以及覆盖在胰、左肾、左肾上腺等处的腹膜。网膜囊的左侧壁为脾、胃脾韧带和脾肾韧带；右侧借网膜孔与腹膜腔其余部分相通，此孔高度约在第 12 胸椎至第 2 腰椎体前方的范围内。网膜孔上界为肝的尾状叶，下界为十二指肠上部，前界为肝十二指肠韧带，后界为覆盖下腔静脉表面的腹膜。成人网膜孔可容 1～2 指。网膜囊位置较深，胃后壁穿孔时，胃内容物常局限于网膜囊内，给早期诊断带来一定困难（图 2-51）。

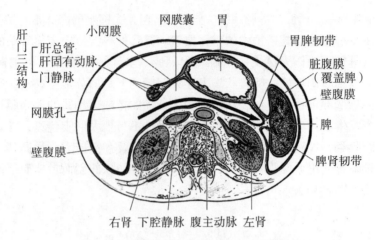

图 2-51 网膜囊与网膜孔（平第 1 腰椎）

（二）系膜

由脏、壁腹膜相互延续移行而形成的将器官系连固定于腹、盆壁的双层腹膜结构称为系膜，其内含有出入器官的血管、神经及淋巴管和淋巴结等。主要的系膜有肠系膜、阑尾系膜、横结肠系膜和乙状结肠系膜等。

（1）肠系膜（mesentery）又称小肠系膜，是将空肠、回肠固定于腹后壁的双层腹膜结构，面积较大，整体呈扇形，其附着于腹后壁的部分称为肠系膜根（radix of mesentery），长约 15 cm，自第 2 腰椎左侧起，斜向右下跨过脊柱及其前方结构，止于右骶髂关节前方。系膜的肠缘系连空肠、回肠，长达 5~7 m，由于肠系膜根与其肠缘长度相差悬殊，故肠系膜形成许多皱褶，整体呈扇形。肠系膜长而宽阔，使其系连的空肠、回肠具有较大的活动度，当肠蠕动失调时易造成系膜和肠的扭转。系膜的两层腹膜间含有肠系膜上血管的分支和属支、淋巴管、神经丛及脂肪，还有大量的肠系膜淋巴结。

（2）阑尾系膜（mesoappendix）呈三角形，将阑尾系连于肠系膜下方，阑尾的血管、淋巴管、神经走行于系膜的游离缘内，故阑尾切除时，应从系膜游离缘进行血管结扎。

（3）横结肠系膜（transverse mesocolon）是将横结肠系连于腹后壁的横位双层腹膜结构，其根部自结肠右曲起始，向左跨右肾中部、十二指肠降部、胰头等器官前方，沿胰前缘达左肾前方，直至结肠左曲止。通常以横结肠系膜为标志将腹膜腔划分为结肠上区、结肠下区两部分。横结肠系膜内含有中结肠血管、淋巴管、淋巴结和神经丛等。

（4）乙状结肠系膜（sigmoid mesocolon）是固定乙状结肠于左下腹部的双层腹膜结构，其根部附着于左髂窝和骨盆左后壁。系膜较长，故乙状结肠活动度较大，是系膜扭转产生肠梗阻的易发部位。系膜内含有乙状结肠和直肠上血管、淋巴管、淋巴结和神经丛。

由于胚胎发生方面的原因，升结肠、降结肠也可能出现系膜，此时的升结肠、降结肠则成为腹膜内位器官，有一定的活动性。

（三）韧带

1. 肝的韧带

肝下方有肝胃韧带和肝十二指肠韧带，肝上方有镰状韧带、冠状韧带，以及左、右三角韧带。

镰状韧带(falciform ligament of liver)是位于膈穹窿下方与肝上面之间矢状位的双层腹膜结构,侧面观呈镰刀状。其游离的下缘肥厚,沿腹前壁上份向下连于脐,内含肝圆韧带,后者由胚胎时的脐静脉闭锁后形成。由于该静脉发生后常未完全闭塞,临床上利用此管道做肝门静脉造影或对肝癌进行化学治疗。由于镰状韧带偏中线右侧,脐上腹壁正中切口需向脐方向延长时,应偏向中线左侧,避免伤及肝圆韧带及其中的血管。

冠状韧带(coronary ligament)呈冠状位,由膈下及肝上面的腹膜移行而成,分前、后两层。前层向前与镰状韧带相延续,前、后两层间未被腹膜覆盖的肝表面称为肝裸区。冠状韧带左、右两端处,前、后两层彼此黏合增厚形成了左、右三角韧带(left, right triangular ligament)。

2. 脾的韧带

脾的韧带主要包括胃脾韧带、脾肾韧带和膈脾韧带。胃脾韧带(gastrosplenic ligament)是连于胃底和脾门之间的双层腹膜结构,向下与大网膜左侧部连续,韧带内含胃短血管和胃网膜左血管起始段及脾和胰的淋巴管、淋巴结等。脾肾韧带(splenorenal ligament)是自脾门至左肾前面的双层腹膜结构,韧带内含胰尾及脾血管、淋巴管、神经丛等。膈脾韧带(phrenicosplenic ligament)是脾肾韧带向上连于膈下面的结构,由膈与脾之间的腹膜构成。此外,在脾下极与结肠左曲之间,偶尔有脾结肠韧带。

3. 胃的韧带

胃的韧带包括肝胃韧带、胃脾韧带、胃结肠韧带和胃膈韧带等。前三者如前述,胃膈韧带(gastrophrenic ligament)是胃贲门左侧、食管腹段连于膈下面的腹膜结构(图2-52)。

另外,还有膈结肠韧带(phrenicocolic ligament),为膈与结肠左曲之间的腹膜结构,可固定结肠左曲并从下方承托脾。

消化系统

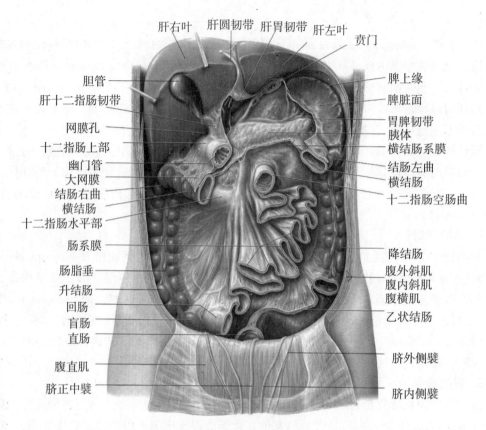

图 2-52 腹膜形成的结构

四、腹膜形成的皱襞、隐窝和陷凹

腹膜皱襞是脏器之间或脏器与腹壁、盆壁之间腹膜形成的隆起，其深部常有血管走行。在腹膜皱襞之间或皱襞与腹壁、盆壁之间的凹陷称隐窝，较大的隐窝则称陷凹。

（一）腹后壁的皱襞和隐窝

在胃后方、十二指肠、盲肠和乙状结肠系膜附近有较多的皱襞和隐窝，其大小和深浅可随年龄不同或腹膜外脂肪的多少而变化。腹膜皱襞和隐窝较发达处是内疝好发部位。

1. 十二指肠空肠隐窝

十二指肠空肠隐窝位于十二指肠升部左侧，相当第 2 腰椎平面，呈半月形，下缘游离。皱襞深面为口向下方的十二指肠上隐窝（国人 50% 有此窝），其左侧有肠系膜下静脉通行于壁腹膜深面。此隐窝下方有三角形的十二指肠下襞，其上缘游离。此皱襞深面为口向上的十二指肠下隐窝（国人 75% 有此窝）。

2. 盲肠后隐窝

盲肠后隐窝位于盲肠后方，盲肠后位的阑尾常位于其内。

3. 乙状结肠间隐窝

乙状结肠间隐窝位于乙状结肠左后方，在乙状结肠系膜与腹后壁之间，其后壁内有左输尿管经过。

4. 肝肾隐窝

肝肾隐窝 (hepatorenal recess) 位于肝右叶下方与右肾之间，仰卧时为腹膜腔最低处，是液体易于积聚的部位。

（二）盆腔的陷凹

1. 直肠膀胱陷凹

男性在膀胱与直肠之间有直肠膀胱陷凹 (rectovesical pouch)，凹底距肛门约 7.5 cm。

2. 直肠子宫陷凹和膀胱子宫陷凹

女性在膀胱与子宫之间有膀胱子宫陷凹 (vesicouterine pouch)；直肠与子宫之间为直肠子宫陷凹 (rectouterine pouch)，也称道格拉斯 (Douglas) 腔，较深，与阴道后穹间仅隔以薄的阴道后壁，凹底距肛门约 3.5 cm。

站立或半卧位时，男性直肠膀胱陷凹和女性直肠子宫陷凹是腹膜腔最低部位，故积液多存在于这些陷凹内。

（三）腹前壁的皱襞、隐窝

腹前壁内面有 5 条腹膜皱襞，均位于脐以下。

（1）脐正中襞，居中，位于脐与膀胱尖之间，内含脐尿管闭锁后形成的脐正中韧带。

（2）脐内侧襞，位于脐正中襞两侧，内含脐动脉闭锁后形成的脐内侧韧带。

（3）脐外侧襞，分别位于左、右脐内侧襞的外侧，内含腹壁下动脉，故又称腹壁动脉襞。

在腹股沟韧带上方，上述皱襞之间形成 3 对浅凹，由中线向外侧依次为膀胱上窝、腹股沟内侧窝和腹股沟外侧窝。后两窝分别与腹股沟管皮下环及腹股沟管腹环位置相对应。与腹股沟内侧窝相对应的腹股沟韧带之下方，有一浅凹称股凹 (femoral fossa)，是易发生股疝的部位。

（劳梅丽、罗刚）

讨论

胃前壁和胃后壁的穿孔，胃内容物会流向何处？两者出现的临床症状会一样吗？

小结

1. 腹膜与脏器的位置关系有什么实际临床意义？
2. 大网膜和小网膜的血管可以供应胃壁和其本身，除此以外，大网膜和小网膜还有什么作用？
3. 肝、胃、脾的韧带分别有哪些？

☞ **单项选择题**

1. 属于腹膜内位器官的是_____。
   A. 肝 B. 子宫
   C. 胃 D. 膀胱
   E. 升结肠

2. 属于腹膜外位器官的是_____。
   A. 盲肠 B. 横结肠
   C. 脾 D. 肾
   E. 阑尾

3. 关于小网膜的说法,以下选项错误的是_____。
   A. 由双层腹膜构成
   B. 小网膜又称肝胃韧带
   C. 小网膜右侧为游离缘,该缘后方为网膜孔
   D. 小网膜两层间有血管、神经、淋巴管
   E. 小网膜里有血管供应胃小弯侧

4. 关于大网膜的说法,以下选项错误的是_____。
   A. 是4层腹膜形成的 B. 连于胃小弯与横结肠之间
   C. 内有脂肪组织、血管和淋巴管等 D. 有重要的防御功能
   E. 大网膜含有丰富的血管

5. 关于腹膜腔正确的是_____。
   A. 男性与外界不通 B. 女性与外界不通
   C. 男女均与外界不通 D. 男女均与外界相通
   E. 正常腹膜腔里有腹膜内位器官

6. 站立位时女性腹膜腔的最低位是_____。
   A. 肝肾隐窝 B. 直肠子宫陷凹
   C. 直肠膀胱陷凹 D. 膀胱子宫陷凹
   E. 盲肠后隐窝

(劳梅丽)

参考答案

1—6 CDBBAB

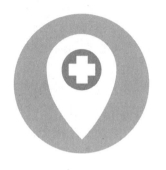

第三章 消化道的生理功能与吸收

食物中的无机盐、水和大多数的维生素分子量较小，可以直接被消化道吸收，而蛋白质、脂肪和糖类这些结构复杂的大分子有机物，则必须经过消化道内的一系列加工，分解成结构简单、能溶于水的小分子物质后，才能被吸收和利用。从外界摄取的各种营养物质在消化道内被分解成可吸收的小分子物质的过程，被称为消化（digestion）。机体对食物的消化方式主要有两种：机械性消化（mechanical digestion）和化学性消化（chemical digestion）。机械性消化是通过口腔咀嚼和消化道平滑肌的舒缩活动进行的。其作用主要包括：①将食物磨碎；②使食物与消化液充分混合，为化学性消化创造条件；③将食物不断地向着消化道远端推送，利于消化和吸收以及粪便排出。化学性消化则是指通过消化腺分泌的各种消化液（酶）的作用，将不能被直接吸收的大分子物质分解为可吸收的简单小分子物质的过程。

一般来说，机械性消化使食物由大变小，发生物理性状的改变，属于初步加工。而化学性消化则是彻底使食物发生本质的变化，例如将蛋白质分解为氨基酸，最后完成消化的全过程。在整个消化过程中，机械性消化和化学性消化同时进行，它们相互配合共同完成对食物的消化作用。值得注意的是，食物不仅是被消化的对象，对消化系统也是一种有效的刺激物，能对消化系统的功能起触发和调节作用。

第一节 口腔的消化功能

食物在口腔停留 15～20 s，经咀嚼被磨碎，与唾液混合形成食团，被吞咽由食管进入胃。唾液中的消化酶对食物进行初步的化学性消化。

一、唾液的分泌

（一）唾液的性质和成分

唾液（saliva）是由腮腺、下颌下腺、舌下腺和散在的小唾液腺分泌的混合液，正常人每日分泌量为 1.0～1.5 L。唾液为无色无味近中性（pH 6.6～7.1）的低渗液体，水分约占 99%，无机物有钠、钾、钙、氯和硫氰酸盐等，有机物主要为黏蛋白、唾液淀粉酶和溶菌酶等。

（二）唾液的作用

唾液的作用包括：①湿润口腔和食物，利于说话和吞咽，溶解食物引起味觉。②消化食物。唾液淀粉酶将淀粉分解为麦芽糖。③清洁和保护口腔。清除口腔内的食物残渣，稀释和冲洗进入口腔的有害物质。④唾液中的溶菌酶和免疫球蛋白具有杀菌作用。⑤铅、狂犬病毒、某些药物可随唾液的分泌而排出。

（三）唾液分泌的调节

安静情况下，唾液腺以 0.5 mL/min 的速度分泌量少而稀薄的唾液，用于湿润口腔，称为基础分泌（basic secretion）。进食时，唾液分泌量明显增大。与其他消化腺的调节不同，唾液分泌的调节完全属于神经反射，包括非条件反射和条件反射。

非条件反射性唾液分泌是指进食后，食物对口腔黏膜的机械的、化学的和温度的刺激所引起的唾液分泌。非条件反射性唾液分泌可分为口腔期和食管胃小肠期。食物刺激口腔内机械性、化学性、温热性感受器，冲动沿传入神经（第Ⅴ、Ⅶ、Ⅸ、Ⅹ对脑神经）到达延髓的上涎核和下涎核，经第Ⅶ、Ⅸ对脑神经的副交感神经和交感神经传出到唾液腺。刺激副交感神经释放乙酰胆碱（ACh），可引起唾液腺分泌量多而固体成分少的稀薄唾液，M受体阻断剂阿托品能抑制上述作用。刺激交感神经释放去甲肾上腺素，唾液腺可分泌量少而固体成分多的黏稠唾液。副交感神经和交感神经均能促进唾液分泌，以前者作用为主（图3-1）。

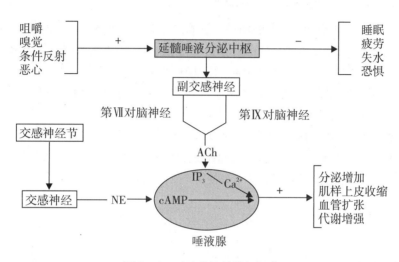

图3-1　唾液分泌的神经调节

条件反射性唾液分泌是指进食过程中，食物的形状、颜色、气味、进食的环境乃至与进食有关的第二信号（语言文字描述）等刺激所引起的唾液分泌。所谓"望梅止渴"，就是日常生活中条件反射性唾液分泌的一个例子。

二、咀嚼与吞咽

咀嚼和吞咽是食物在口腔内最主要的机械性消化。

（一）咀嚼

咀嚼（mastication）是咀嚼肌依次收缩和舒张所组成的复杂的反射性动作。它的作用是对食物进行机械加工，将大块食物咬切磨碎，并与唾液充分混合，形成食团（bolus），便于吞咽；使食物与唾液淀粉酶充分接触，进行化学性消化；刺激口腔内感受器，反射性地引起胃、胰、肝、胆囊等的活动，为后续的消化过程做好准备。

（二）吞咽

吞咽是食团从口腔进入胃的过程。根据食团在吞咽时所经过的部位，吞咽动作可分为口腔期、咽期和食管期。口腔期是食团从口腔到咽的时期，受大脑皮层冲动的影响，属于随意运动。舌的运动对于这一期的吞咽动作非常重要。咽期是通过一系列肌肉的反射性收缩，食团由咽进入食道上端。这一期进行得极快，通常约需0.1 s。食管期是食团通过食道的蠕动下行至胃。蠕动（peristalsis）是指空腔器官平滑肌顺序收缩，产生一种向前推进的波形运动。食管蠕动时，在食团的上方为收缩波，下方为舒张波，这样食团就很自然地向着食管下端被推送前进。

吞咽反射的传入神经包括来自软腭、咽后壁、会厌和食管的第Ⅴ、Ⅸ、Ⅹ对脑神经；基本中枢位于延髓；传出神经包括支配舌、咽、喉部肌肉的第Ⅴ、Ⅸ、Ⅻ对脑神经和支配食管的迷走神经。在昏迷、深度麻醉和患某些神经系统疾病时，吞咽反射障碍，食物或口腔、上呼吸道的分泌物容易误吸入气管。

三、食管的功能

食管为食物从口腔经咽进入胃的通道。在食管下端近贲门处有一段长 3～5 cm 的高压区，此处压力比胃内压高 5～10 mmHg，防止胃内容物逆流进入食管，起到类似括约肌的作用，称为食管下括约肌（lower esophageal sphincter, LES）。

LES 的张力受到神经和体液因素的调节。食物进入食管后，刺激食管壁感受器，食管产生从上至下的蠕动，将食物向下推送。与此同时，迷走神经释放抑制性神经递质，反射性引起 LES 张力下降，食团进入胃内；食团对胃的刺激又可以引起迷走神经释放兴奋性神经递质 ACh，使 LES 收缩，防止胃内容物倒流。体液因素如促胃液素、胃动素可引起 LES 收缩；促胰液素、缩胆囊素和前列腺素 A_2 等使 LES 舒张。

 讨论

消化是从口腔开始的，唾液是口腔中化学性消化的主要物质。如果唾液分泌减少对消化会有什么影响呢？

小结

1. 唾液是近中性的低渗液体，其中唾液淀粉酶可以将淀粉初步分解为麦芽糖。
2. 食物经过口腔的咀嚼和吞咽的物理性消化形成食团进入胃。
3. 口腔内既有化学性消化，也有机械性消化，但在口腔内为什么是以机械性消化为主？

单项选择题

1. 吞咽反射由口腔到咽的动作是一种_____。
   A. 不随意运动 B. 随意运动，麻醉后不消失
   C. 不随意运动，麻醉后不消失 D. 不随意运动，麻醉后消失
   E. 随意运动，麻醉后消失

2. 食团进入胃内，唾液淀粉酶对淀粉的消化作用_____。
   A. 立即中止
   B. 持续几分钟
   C. 持续1～2 h
   D. 继续发挥作用，直至胃酸浸入食团至pH为6.0才中止
   E. 继续发挥作用，直至胃酸浸入食团至pH为4.0～5.0才中止
3. 下列物质中，可引起唾液腺血管舒张的是_____。
   A. 阿托品
   B. 乙酰胆碱
   C. 肾上腺素
   D. 去甲肾上腺素
   E. 血管活性肠肽
4. 刺激支配唾液腺的副交感神经可引起唾液腺分泌唾液的特点是_____。
   A. 量少，固体成分少
   B. 量多，固体成分少
   C. 量少，固体成分多
   D. 量多，固体成分多
   E. 量不变
5. 当人在紧张的情况下，会出现口干舌燥的感觉，这可能是因为_____。
   A. 交感神经兴奋抑制唾液的分泌
   B. 交感神经兴奋促进黏稠唾液的分泌
   C. 副交感神经兴奋抑制唾液的分泌
   D. 前列腺素分泌增加
   E. 副交感神经兴奋促进稀薄唾液的分泌
6. 进食引起的唾液分泌属于_____。
   A. 神经调节
   B. 体液调节
   C. 神经和体液双重调节
   D. 正反馈调节
   E. 负反馈调节
7. 关于唾液的描述，下列选项正确的是_____。
   A. 进食时唾液分泌的调节不依赖体液调节
   B. 唾液不能排泄汞
   C. 只有食物刺激口腔感受器才能刺激唾液分泌
   D. 唾液中的消化酶可以消化脂类物质
   E. 迷走神经促进唾液的分泌，但是交感神经抑制唾液的分泌
8. 在日常生活当中，下列情况会促进唾液分泌的是_____。
   A. 睡眠
   B. 恶心
   C. 疲劳
   D. 失水
   E. 恐惧
9. 在手术过程中不慎损伤食管下2/3部的肌间神经丛，不会出现的是_____。
   A. 吞咽困难
   B. 胸骨下疼痛
   C. 食物反流
   D. 食管下括约肌松弛
   E. 食管下括约肌痉挛

参考答案
1—5　EEBBB　　6—9　AABD

第二节 胃、十二指肠的功能

成人胃的容量一般为 1～2 L，是消化道中最膨大的部分，其主要功能是暂时贮存食物，初步消化食物中的蛋白质。食团进入胃后，经过化学性消化和机械性消化的共同作用形成食糜。食糜进入十二指肠后，与注入十二指肠的胰液和胆汁混合，共同进入空肠。

一、胃液的分泌

胃黏膜中含有三种外分泌腺：①贲门腺，位于近贲门处，主要分泌黏液。②泌酸腺，又称胃底腺，分布于胃底和胃体部。泌酸腺中，壁细胞分泌盐酸（HCl）和内因子（intrinsic factor）；主细胞分泌胃蛋白酶原（pepsinogen）；颈黏液细胞（neck mucous cell）分泌碱性黏液。③幽门腺，分布在幽门部，分泌碱性黏液。

胃黏膜内还散在分布多种内分泌腺细胞，如分泌促胃液素的 G 细胞，分泌生长抑素的 δ 细胞，分泌组胺的肠嗜铬样细胞等。

（一）胃液的性质、成分和作用

纯净的胃液（gastric juice）是无色呈酸性的液体，pH 0.9～1.5。正常成人每日分泌量为 1.5～2.5 L。胃液中除占比例最大的水分外，其主要成分还包括盐酸、胃蛋白酶原、黏液、内因子及一些无机盐。

1. 盐酸

胃液中的盐酸也称胃酸，有解离的游离酸和与蛋白质结合的结合酸两种形式，以游离酸居多，二者的总浓度称为胃液的总酸度。胃液中盐酸的含量通常以单位时间内分泌的盐酸毫摩尔数（mmol/h）表示，盐酸排出量高低主要取决于壁细胞的数量，但也与壁细胞的功能状态有关。正常人空腹状态下也分泌少量的盐酸，为 0～5 mmol/h，称为基础胃酸分泌。基础胃酸分泌受昼夜节律的影响，早晨 5～11 时分泌率最低，下午 6 时至次日凌晨 1 时最高。在食物或药物刺激下，正常人盐酸排出量最高可达 20～25 mmol/h。男性的盐酸分泌率高于女性，50 岁以后分泌率逐渐下降。

（1）盐酸分泌的机制。胃液中的 H^+ 的浓度最高可达 150～170 mmol/L，比血浆中 H^+ 浓度高 300 万倍，因此，壁细胞分泌 H^+ 是逆浓度梯度进行的主动过程。壁细胞分泌盐酸的过程如图 3-2 所示：壁细胞与细胞间隙接触的质膜称基底侧膜，朝向胃腺腔的部分称顶端膜，顶端膜内陷形成分泌小管。分泌小管上存在 H^+-K^+-ATP 酶（质子泵）和 Cl^- 通道。壁细胞胞浆内的 H_2O 解离产生 H^+ 和 OH^-，在分泌小管膜上的质子泵的作用下，H^+ 逆浓度梯度被转运至小管腔内，同时将一个 K^+ 转运到胞内。与此同时，顶端膜上的 K^+ 通道和 Cl^- 通道开放，将进入细胞内的 K^+ 通过 K^+ 通道重新排入分泌小管腔，细胞内的 Cl^- 经 Cl^- 通道进入分泌小管腔内，与 H^+ 结合，形成 HCl。H^+ 分泌后，留在细胞内的 OH^- 在碳酸酐酶（carbonic anhydrase，CA）的作用下，与细胞代谢产生的 CO_2 和由血浆中摄取的 CO_2 迅速地水合而形成 H_2CO_3。H_2CO_3 不稳定，随即解离为 H^+ 和 HCO_3^-。HCO_3^- 通过基底侧膜的 Cl^--HCO_3^- 交换机制进入血液，Cl^- 则进入细胞内，补充被分泌至分泌小

管的 Cl^-。因此，餐后大量分泌胃酸的同时，HCO_3^- 大量进入血液，血和尿的 pH 往往暂时升高而出现"餐后碱潮"。

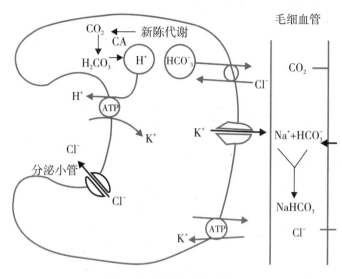

图 3-2　盐酸分泌机制示意

临床上广泛应用的消化性溃疡治疗药物奥美拉唑，就是通过抑制分泌小管膜上质子泵活性，从而有效地抑制胃酸分泌。

（2）盐酸的作用。①激活胃蛋白酶原，使之转变为有活性的胃蛋白酶，并为胃蛋白酶提供适宜的酸性环境；②强酸使蛋白质变性，利于其水解；③杀灭随食物入胃的细菌，帮助维持胃和小肠的无菌状态；④盐酸进入小肠后可促进胰液、肝胆汁和小肠液的分泌增多；⑤酸性环境可使铁和钙处于游离状态而易于吸收。但胃酸过多会侵蚀胃和十二指肠黏膜，因而是溃疡病发病的重要原因之一；胃酸过少可能引起腹胀、腹泻等消化不良症状。

2. 胃蛋白酶原

胃蛋白酶原主要由泌酸腺主细胞合成和分泌，泌酸腺颈黏液细胞、贲门腺和幽门腺的黏液细胞也能分泌胃蛋白酶原。胃蛋白酶原以无活性的形式储存在细胞内。进食、迷走神经兴奋以及促胃液素等刺激可促进胃蛋白酶原释放入胃腔。在 HCl 的作用下，无活性的胃蛋白酶原脱去一部分肽段，转变为有活性的胃蛋白酶（pepsin）。已激活的胃蛋白酶也可以通过正反馈作用激活胃蛋白酶原。胃蛋白酶将食物中的蛋白质水解为胨、䏡和少量的多肽及游离氨基酸。胃蛋白酶的最适 pH 为 1.8～3.5，即只在强酸环境中才能发挥作用。随着 pH 的升高，胃蛋白酶的活性逐渐降低，当 pH > 5.0 时，胃蛋白酶完全失活。

3. 内因子

内因子是由壁细胞分泌的一种糖蛋白，有两个活性部位。一个活性部位在胃内与维生素 B_{12} 结合形成复合物，从而保护维生素 B_{12} 不被肠内水解酶所破坏。当复合物到达回肠末端时，内因子的另一个活性部位与回肠黏膜细胞膜上的特异性受体结合，促进维生素 B_{12} 的吸收。如果缺乏内因子，将导致维生素 B_{12} 吸收障碍，红细胞生成受到影响，从而引起巨幼红细胞性贫血。

4. 黏液和碳酸氢盐

胃液成分中的黏液由胃黏膜上皮细胞、泌酸腺的颈黏液细胞、贲门腺和幽门腺共同分泌，主要成分为糖蛋白。糖蛋白具有较高的黏滞性和形成凝胶的特性。

生理情况下，胃酸和胃蛋白酶不会消化胃黏膜本身，主要是以下三方面的因素在起作用。

（1）黏液屏障（mucus barrier）。大量黏液覆盖于胃黏膜表面，形成约500 μm厚的凝胶保护层，起到润滑食物、保护胃黏膜不受食物中坚硬物质的机械损伤的作用。黏液为中性或偏碱性，可中和盐酸的pH，减弱胃蛋白酶的活性，从而防止盐酸和胃蛋白酶对胃黏膜的消化，因此有人称之为黏液屏障。

（2）黏液－碳酸氢盐屏障（mucus-bicarbonate barrier）：在胃腔内用pH测量电极测得，在胃黏液层存在一个pH梯度，近胃腔面的一侧呈酸性，pH约2.0，而靠近黏膜细胞表面则呈中性，pH约7.0。这是因为胃黏膜非泌酸细胞分泌的HCO_3^-与胃黏膜表面的黏液层共同形成"黏液－碳酸氢盐屏障"。由于黏液的黏稠度极大，当胃内H^+通过黏液层向黏膜细胞扩散时，其移动速度减慢，并且不断地与黏液层内的HCO_3^-中和，从而保护胃黏膜免受H^+的侵蚀；黏液深层的中性pH环境还使胃蛋白酶丧失了分解蛋白质的作用（图3-3）。

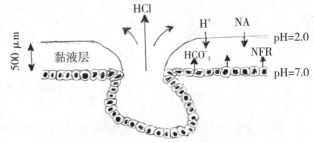

图3-3 胃黏液-碳酸氢盐屏障示意

（3）胃黏膜屏障（gastric mucosal barrier）。胃黏膜上皮细胞的顶端膜和相邻细胞的细胞膜形成紧密连接，可以阻止胃腔内的H^+进入黏膜层内，称为胃黏膜屏障。同时，胃黏膜上皮细胞的更新率很快，每2～3天更新一次，即使出现小的损伤，也可及时修复。

（二）胃和十二指肠黏膜保护作用

胃和十二指肠细胞黏膜通过合成和释放某些物质（如前列腺素、表皮生长因子、生长抑素等），抑制胃酸和胃蛋白酶原分泌，刺激黏液和HCO_3^-分泌，从而增加黏液层厚度，使胃黏膜微血管扩张，增加胃黏膜血流，因此有助于维持胃黏膜的完整和促进受损胃黏膜的修复，称为细胞的保护作用（cytoprotection）。胃黏膜经常受胃液中盐酸、胃蛋白酶、酒精及一些药物的攻击，但正常情况下却很少发生损伤，就是因为黏液-碳酸氢盐屏障、胃黏膜屏障及细胞保护作用的共同协作，形成了一套较为完善的自身防御机制。

当我们服用大量酒精、消炎痛、阿司匹林等药物，不但抑制黏液及HCO_3^-的分泌，破坏黏液-碳酸氢盐屏障，使H^+大量向黏膜深层扩散，还抑制前列腺素的合成，进一步降低和破坏细胞的保护作用，加重胃黏膜的损伤。

表 3-1　胃黏膜自身保护机制

项目	胃黏液屏障	胃黏液-碳酸氢盐屏障	胃黏膜屏障	细胞保护作用
物质	凝胶层	黏液-碳酸氢盐（糖蛋白）	脂蛋白	PGE2、PGI2
作用	润滑，抵御 H^+ 的侵蚀	润滑，中和盐酸和防止胃蛋白酶的消化	防止 H^+ 进入黏膜，防止 Na^+ 流出黏膜	直接细胞保护，适应性细胞保护
临床意义：可以防止胃黏膜受损，粗糙、坚硬食物易损伤黏膜上皮；饮用大量的酒精，或服用消炎痛、APC 等药物，既可抑制黏液及 HCO_3^- 的分泌，又会破坏黏膜屏障，使 H^+ 大量向黏膜内层扩散，还可以抑制胃黏膜内 PG 的合成，降低细胞保护作用，容易形成溃疡。				

现已公认，大部分消化性溃疡形成的最主要原因是幽门螺杆菌（helicobacter pylori，Hp）感染。幽门螺杆菌产生大量的尿素酶将尿素分解为氨和二氧化碳。氨中和胃酸，有利于幽门螺杆菌在强酸环境中生存。而高浓度的尿素酶和氨破坏黏液-碳酸氢盐屏障和胃黏膜屏障，黏膜受到强酸侵袭，导致消化性溃疡。

（三）胃液分泌的调节

食物是胃液分泌的主要生理刺激物。进食后胃液分泌的机制，一般按食物刺激的部位划分为三个时期：即头期、胃期和肠期。这种划分是人为的，只是为方便叙述，实际上这三期几乎同时开始进行又互相重叠。

1. 头期胃液分泌

头期胃液分泌是由进食动作引起的，因为传入冲动均来自头部感受器，故称为头期。巴甫洛夫设计了狗的假饲实验（图 3-4），他用预先进行食道瘘和胃瘘的狗进行假饲（sham feeding），食物由口进入食道时就从食道瘘口流出体外，并未进入体内，但却引起胃液分泌。

头期胃液分泌由条件反射和非条件反射引起。前者是由和食物有关的形象、气味、声音等刺激了视觉、嗅觉、听觉感受器等引起的，而后者则是咀嚼和吞咽食物时，刺激了口腔和咽部等处的机械感受器和化学感受器而引起的。二者的反射中枢相同，冲动传入延髓、下丘脑、边缘叶和大脑皮层反射中枢，再由迷走神经传至胃腺和胃窦部 G 细胞，可以直接引起胃液分泌或者通过促胃液素

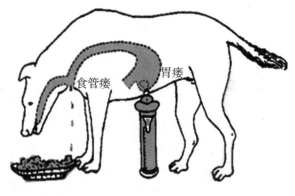

图 3-4　假饲实验示意

间接促进胃液分泌。切断支配胃的迷走神经后，食物就不再引起胃液分泌。

头期胃液分泌的特点是持续时间长；分泌量多，酸度高，胃蛋白酶多，消化力强；受食欲影响明显。

2. 胃期胃液分泌

食物进入胃后，对胃产生直接的机械性和化学性刺激，继续引起胃液分泌，称为胃期

胃液分泌。其主要途径为：①食物扩张胃，刺激胃底及胃体部感受器，通过迷走-迷走长反射和壁内部神经丛短反射引起胃液分泌；②胃被扩张刺激胃窦部感受器，通过壁内神经丛，作用于G细胞，引起促胃液素释放；③食物中的蛋白质降解产物（如氨基酸和肽类）直接刺激G细胞，引起促胃液素释放。

胃期分泌胃液的特点为分泌量大，约占消化期胃液分泌的60%；酸度很高；胃蛋白酶原少，消化力比头期弱。

3. 肠期胃液分泌

将食物由肠瘘直接放进十二指肠内，也可引起胃液分泌。切断胃的支配神经后，此作用仍存在，由此可见，肠期胃液分泌主要通过体液调节实现。食物的扩张和化学刺激，作用于十二指肠黏膜，使其分泌一种或多种胃肠激素（主要是促胃液素），通过血液循环作用于胃，引起胃液分泌。

肠期分泌的特点是：①胃液分泌量少，约占进食后胃液分泌总量的1/10；②酸度不高；③酶含量不多。

三个时期的胃液分泌特点与机制总结见表3-2。

表3-2 消化期胃液分泌的特点与机制

胃液分泌时期	分泌特点	机制	说明
头期	量大（30%），酸度高，胃蛋白酶原含量高，持续时间长	条件反射和非条件反射	神经+体液调节
胃期	量最大（60%），酸度高，胃蛋白酶原含量较少	迷走-迷走反射；局部神经丛反射	神经+体液调节
肠期	量少（10%），酸少，胃蛋白酶原少	体液因素（主要）	体液调节（主要）

（四）调节胃液分泌的神经和体液因素

1. 促进胃液分泌的主要因素

（1）迷走神经。迷走神经支配胃的副交感神经，其神经纤维支配胃黏膜内的多种细胞，通过不同的途径引起胃液分泌：①释放乙酰胆碱（ACh），直接与壁细胞膜上的M受体结合，引起胃液分泌；②释放ACh，与肠嗜铬样细胞（ECL）上的M受体结合，刺激ECL释放组胺，组胺与壁细胞H_2受体结合，刺激胃酸分泌；③释放促胃液素释放肽（gastrin-releasing peptide，GRP），刺激G细胞释放促胃液素，促胃液素与壁细胞上的缩胆囊素（CCK_B）受体结合，导致胃酸分泌增多；④释放ACh，与δ细胞上的M受体结合，抑制δ细胞释放生长抑素。上述ACh的作用可被胆碱能受体阻断剂阿托品所阻断。

（2）促胃液素。由胃窦部及十二指肠部黏膜的G细胞所分泌，迷走神经可释放GRP促进G细胞分泌促胃液素。促胃液素可通过血液循环作用于壁细胞的CCK_B受体，刺激壁细胞分泌胃酸。促胃液素也可作用于ECL细胞上的CCK_B受体，刺激ECL释放组胺。组胺作用于壁细胞，使壁细胞分泌盐酸。此间接作用比直接刺激壁细胞更重要。

生长抑素、促胰液素、胰高血糖素、抑胃肽、血管活性肠肽及胃酸过多等因素可以抑制 G 细胞分泌促胃液素。

（3）组胺（histamine）。胃泌酸区黏膜中的 ECL 细胞，分泌组胺，通过旁分泌的方式作用于邻近的壁细胞，刺激其分泌胃酸。壁细胞上的组胺受体为 H_2 受体，用 H_2 受体阻断剂西咪替丁及其类似物可阻断组胺与壁细胞的结合而减少胃酸的分泌，临床上用于治疗消化性溃疡。

以上三种因素，可直接刺激壁细胞分泌盐酸，也可互相影响协同起效。（图 3-5）

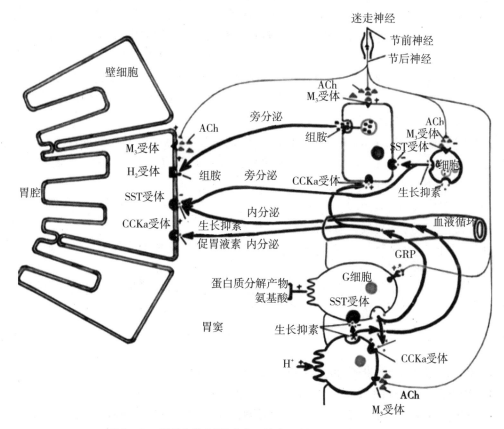

图 3-5 刺激和抑制胃酸分泌的内源性物质相互作用示意

2. 抑制胃液分泌的主要因素

在消化期内，抑制胃液分泌的主要因素有盐酸、脂肪和高渗溶液等。

（1）盐酸。盐酸是泌酸腺分泌的产物，当达到一定浓度时，可通过负反馈抑制作用，自动调节盐酸的分泌。其调节机制是：①当胃窦 pH 降至 1.2～1.5 时，盐酸直接抑制 G 细胞释放促胃液素从而使胃液分泌减少；或者刺激 δ 细胞释放生长抑素抑制促胃液素分泌，从而抑制胃酸分泌。②盐酸进入小肠后，当十二指肠 pH＜2.5 时，小肠黏膜 S 细胞产生促胰液素，抑或十二指肠球部黏膜释放球抑胃素，抑制胃液分泌。

（2）脂肪。脂肪及其消化产物通过幽门进入十二指肠后，刺激黏膜产生肠抑胃素

(此激素是我国生理学家林可胜首先发现和命名的,但迄今尚未提纯,可能为若干激素的总称),通过血液循环抑制胃液分泌和胃运动。

(3)高张溶液。小肠内的高张溶液刺激小肠壁内的渗透压感受器,通过肠-胃反射抑制胃液分泌,也可通过另一途径刺激肠黏膜释放抑制性激素(肠抑胃素)抑制胃液分泌。

3. 影响胃液分泌的其他因素

(1)生长抑素,由胃肠黏膜的δ细胞分泌,通过旁分泌的形式分别抑制壁细胞、G细胞和ECL细胞,直接或间接地抑制胃酸分泌。生长抑素通过活化生长抑素2型受体,经受体 $-G_i-$ AC通路抑制细胞内cAMP生成而起作用。

(2)血管活性肠肽(vasoactive intestinal polypeptide,VIP)。血管活性肠肽表现出对胃酸分泌的双重作用。一方面直接刺激壁细胞分泌胃酸,另一方面抑制食物、组胺、促胃液素等各种刺激引起的胃酸分泌。VIP还可以刺激胃黏膜δ细胞分泌生长抑素。

(3)缩胆囊素(CCK),由小肠黏膜I细胞分泌的一种胃肠激素。已被鉴定的CCK受体有CCK_A和CCK_B两种受体。从整体上来说,CCK与胃黏膜δ细胞上的CCK_A受体结合,促使生长抑素分泌,从而间接抑制胃酸分泌。

(4)铃蟾素(bombesin),也叫促胃液素释放肽(GRP),可以促进促胃液素的分泌,从而促进壁细胞分泌胃酸。CCK_B受体对胃泌素和对CCK具有同等的亲和力,而CCK_A受体对CCK的亲和力大约是胃泌素的3倍。

(5)表皮生长因子(epidermal growth factor,EGF)。表皮生长因子抑制胃酸分泌的作用只在胃黏膜受损时才出现,有利于胃黏膜修复。

(6)抑胃肽(gastric inhibitory peptide,GIP),由胃黏膜K细胞分泌,可抑制组胺和胰岛素性低血糖引起的胃酸分泌。

(7)缬酪肽(valosin)为新近从猪小肠分离出来的一种胃肠肽,对基础胃酸分泌有刺激作用。

二、胃的运动

胃除了贮存和初步消化食物之外,还能将胃内容物排入十二指肠,发挥泵的功能。根据胃壁肌层的结构和功能特点,可将胃分为头区和尾区。头区为胃底和胃体的上1/3,因胃壁比较薄,收缩力较弱,所以其主要功能是贮存食物;尾区为胃体的下2/3和胃窦,运动力较强,主要功能是充分混合食物与胃液,并将其逐步排入十二指肠。

(一)胃的运动形式

1. 紧张性收缩

胃壁平滑肌经常处于一定程度的收缩状态,称为紧张性收缩,在消化过程中,这种收缩逐渐增强。其生理意义在于:①使胃保持一定的位置和形状,避免胃下垂;②维持一定的胃内压,使胃液渗入食糜中,利于化学性消化;③进食后,头区紧张性收缩加强,协助胃内容物排空;④是其他运动形式有效进行的基础。

2. 容受性舒张

进食时,食物刺激口、咽、食管感受器后,可通过迷走神经反射性地引起胃底和胃体部平滑肌舒张,称为容受性舒张,该运动是胃特有的运动形式。其生理意义在于,进食后,使胃容纳和贮存更多的食物，即使胃容量从空腹时的 50 mL，增加到 1.5～2.0 L 时，胃内压力并不明显增高，避免食糜过早进入小肠，有利于食物的胃内消化。

3. 蠕动

蠕动大约在进食后约 5 min 开始出现，以尾区为主。蠕动从胃中部开始，逐渐加强、加快，约 1 min 后到达幽门，其频率一般每分钟 3 次，常一波未平另一波又起（图 3-6）。其生理作用有：①磨碎搅拌食糜；②促进食糜与胃液混合，利于化学性消化；③推进食糜从胃体向幽门方向移动，促使食糜排空，每次有 1～2 mL 排入十二指肠。

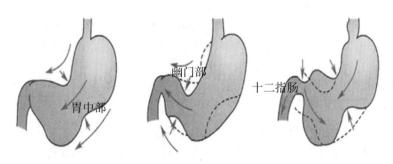

图 3-6　胃蠕动示意

（二）胃的排空及其控制

1. 胃排空的过程

食糜由胃排入十二指肠的过程称为胃排空（gastric emptying）。胃排空的速度与食糜的物理性状和化学组成有关：①流质食物比固体食物快；②颗粒细的比颗粒粗的快；③等渗液比非等渗液快；④糖类排空速度最快，蛋白质其次，脂肪最慢。混合性食物完全排空需 4～6 h。

2. 胃排空的控制

胃排空的原动力来源于胃平滑肌的收缩，直接动力为胃与十二指肠内的压力差。因此，胃排空受到胃和十二指肠两方面因素的控制。

（1）胃内因素促进胃排空。食物扩张胃壁，通过迷走-迷走反射和壁内神经丛局部反射引起胃运动加强，促进胃排空；某些胃内容物，如蛋白质消化产物可引起 G 细胞释放促胃液素，虽然能促进胃体和胃窦收缩，但是同时，促胃液素也增强幽门括约肌收缩，净作用时延缓胃排空。

（2）十二指肠内因素抑制胃排空。食糜中的盐酸、脂肪、高张溶液及食糜对十二指肠的机械扩张刺激肠壁上的感受器，通过肠-胃反射抑制胃的运动，减慢胃排空；另外，食糜中的盐酸、脂肪可以刺激小肠释放促胰液素、抑胃肽等，延缓胃排空。

总之，当胃内压大于十二指肠内压时，发生胃排空。食糜进入十二指肠后，十二指肠内因素抑制胃的运动，使胃排空暂停。随着消化产物逐渐被吸收，胃酸被中和，十二指肠对胃排空的抑制解除，胃排空再次开始。循环往复直至胃内容物完全进入十二指肠为止。因此，胃的排空是间断性的，受胃和十二指肠因素的相互制约。

(三) 消化期间的胃运动

在空腹状态下，胃出现一种以间歇性强力收缩伴有较长时间的静息期为特点的周期性运动，称为消化间期移行性复合运动（migrating motor complex，MMC）。这种运动开始于胃体上部，并向回肠末端传播。MMC 的每一周期为 90～120 min，分为 4 个时相（图 3-7）。Ⅰ相（静息期），只有慢波电位，不出现胃肠平滑肌收缩，持续 45～60 min；Ⅱ相，出现不规则的锋电位，并出现不规则的胃肠蠕动，持续 30～45 min；Ⅲ相：每个慢波电位上均出现数量不等的锋电位，胃肠出现有规律的高幅收缩，持续 5～10 min；Ⅳ相是向下一周期Ⅰ相的过渡期，大约持续 5 min。

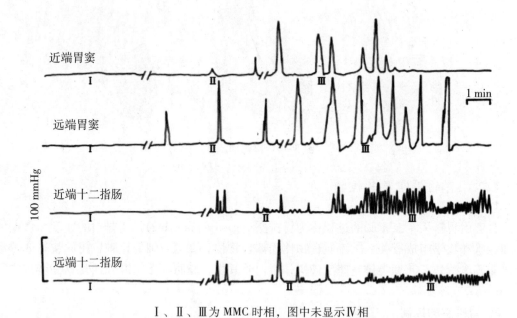

Ⅰ、Ⅱ、Ⅲ为 MMC 时相，图中未显示Ⅳ相
图 3-7　胃窦和十二指肠消化间期移行性复合运动示意

消化间期周期性发生的 MMC（特别是Ⅲ相的收缩）可将上次进食遗留的食物残渣、脱落细胞、细菌及空腹时吞下的唾液等清扫干净。若 MMC 减弱，可引起肠道细菌过度繁殖及消化不良等症状。

(四) 呕吐

呕吐（vomiting）是指将胃肠内容物从口腔驱出的反射性动作，是一系列复杂的反射活动。呕吐前常出现恶心、流涎、呼吸急促和心跳加快等症状。当舌根、咽、胃、肠道、胆总管、腹膜、泌尿生殖器官和前庭器官等处的感受器受刺激时，均可反射性地引起呕吐。呕吐中枢位于延髓，颅内压增高时，可直接刺激呕吐中枢，引起喷射性呕吐。通过呕吐能将胃内有害物质排出，因而是一种具有保护意义的防御反射。例如，抢救食物中毒患者时，通过刺激舌根和咽部进行催吐，或使用药物催吐，从而达到排出毒物的目的。但剧烈或频繁的呕吐，不仅影响正常进食，而且由于大量消化液丢失，会造成体内水、电解质和酸碱平衡紊乱。

讨论

一位 23 岁男性患者，因严重交通事故导致无法进食，故通过静脉给予营养物质，为什么有可能会导致胃肠黏膜发生萎缩？

小结

1. 胃液的主要成分是盐酸、胃蛋白酶原、黏液和内因子，但是为什么正常情况下盐酸和胃蛋白酶原不会对自身进行侵蚀和消化？

2. 食物在胃特有的容受性舒张和蠕动的作用下变成食糜，少量的水和酒精被胃吸收，蛋白质被初步分解。

3. 消化期胃液分泌是神经调节和体液调节共同作用的结果，分为头期、胃期、肠期胃液分泌，其中，头期胃液分泌的酸、酶的量都很高，因此该期胃液消化力最强。

4. 促进胃液分泌的内源性物质是 ACh、胃泌素和组胺等；抑制胃液分泌的内源性物质是生长抑素、前列腺素等。而抑制胃液分泌的外源性物质是什么？

单项选择题

1. 胃的容受性舒张是通过下列哪一途径实现的？_____。
   A. 交感神经　　　　　　　　B. 迷走神经
   C. 壁内神经丛　　　　　　　D. 抑胃肽
   E. 促胃液素

2. 肠胃反射可以_____。
   A. 促进胃的排空，抑制胃酸分泌　　B. 抑制胃的排空，促进胃酸分泌
   C. 促进胃的排空，促进胃酸分泌　　D. 抑制胃的排空，抑制胃酸分泌
   E. 只影响胃酸分泌，不影响胃排空

3. 下列哪个不是胃黏液的特性或作用？_____。
   A. 胃黏液的主要成分为糖蛋白，占黏液有机成分的 60%～70%
   B. 胃黏液覆盖在胃黏膜表面，具有润滑和保护作用
   C. 胃黏液为中性或偏碱性，可中和及稀释胃酸，降低胃蛋白酶的活性
   D. 胃黏液可单独构成胃黏膜－碳酸氢盐屏障
   E. 胆碱和前列腺素能刺激黏液和 HCO_3^- 的分泌

4. 胃蠕动受平滑肌的_____。
   A. 慢波控制，胃的慢波起源于胃大弯上部的间质细胞
   B. 慢波控制，胃的慢波起源于胃大弯上部的环肌层
   C. 快波控制，胃的快波起源于胃大弯上部的纵肌层

D. 快波控制，胃的快波起源于胃大弯上部的环肌层

E. 慢波控制，胃的慢波起源于胃小弯的纵肌层

5. 分泌内因子的是_____。

A. 主细胞 B. 壁细胞
C. 黏液细胞 D. 胃上皮细胞
E. G 细胞

6. 分泌胃泌素的是_____。

A. 主细胞 B. S 细胞
C. 壁细胞 D. G 细胞
E. I 细胞

7. 胃蛋白酶原转变为胃蛋白酶的激活物是_____。

A. Cl^- B. Na^+ C. K^+ D. HCl E. 内因子

8. 下列因素中不能刺激胃酸分泌的是_____。

A. 促胰液素 B. 乙醇
C. 咖啡 D. 糖皮质激素
E. 低血糖

9. 不能引起促胃液素分泌的是_____。

A. 刺激迷走神经 B. 扩张刺激幽门部黏膜
C. 肉汤灌注幽门部黏膜 D. 盐酸灌注幽门部黏膜
E. 食物刺激小肠上段黏膜

10. 与胃黏膜表面的黏液层共同构成屏障，以阻挡胃腔内 H^+ 与胃壁接触的是_____。

A. Na^+ B. HCO_3^- C. Cl^- D. K^+ E. Ca^{2+}

（董战玲、焦瀚仪）

参考答案

1—5 BDDAB 6—10 DDACD

第三节 小肠的功能

小肠是消化、吸收的主要场所。食糜在小肠内受到胰液、胆汁和小肠液的化学性消化和机械性消化作用逐渐分解为简单的可吸收的成分并在小肠内吸收。因此，食物通过小肠后，消化过程基本完成，只留未经消化和吸收的食物残渣，从小肠进入大肠，在大肠内吸收水分形成粪便，通过排便反射排出体外。

食物在小肠内停留的时间，依食物的性质而不同，一般为 3～8 h。

一、小肠液的分泌

小肠内有两种腺体：①十二指肠腺又称勃氏腺，分布在十二指肠黏膜下层中，分泌碱性液体，内含黏蛋白和黏液，保护十二指肠黏膜免被胃酸侵蚀。②小肠腺又称李氏腺，分布于全部小肠的黏膜层中，其分泌物为小肠液的主要成分。

（一）小肠液的成分和作用

小肠液由十二指肠腺和小肠腺共同分泌，呈弱碱性，pH 为 7.6。成年人分泌量每天为 1～3 L。小肠液除水和无机盐外，还有肠激酶和黏蛋白等。

小肠液的生理作用包括以下几方面：①保护作用。碱性黏液可保护小肠黏膜免遭胃酸的侵蚀。②消化作用。肠激酶可激活胰蛋白酶原，促进蛋白质的消化；小肠上皮细胞所含的肽酶、蔗糖酶等分别将寡肽和双糖进一步分解为氨基酸和单糖，但当这些酶随脱落的肠上皮细胞进入肠腔后，对小肠内消化不再起作用。③稀释作用。大量的小肠液可稀释肠内消化产物，使其渗透压降低，有利于营养物质的吸收。

（二）小肠液分泌调节

小肠液主要受肠壁内在神经丛和体液因素的调节，虽然呈常态性分泌，但是在不同情况下，分泌量变化较大。食糜对肠黏膜的机械、化学性刺激均引起小肠液分泌。肠黏膜对扩张性刺激尤为敏感，食糜量越多，小肠液分泌越多。这些刺激主要是通过壁内神经丛局部反射引起。此外，促胃液素、促胰液素、缩胆囊素和血管活性肠肽均能有效刺激小肠液分泌。

二、小肠的运动

小肠运动是靠肠壁的纵行肌和环行肌的协调收缩来完成的，不仅为小肠内的消化和吸收提供机械动力，还对化学性消化起协同作用。

（一）小肠的运动形式

1. 紧张性收缩

小肠平滑肌维持一定的紧张性是其他运动形式进行的基础，也使小肠得以保持一定的位置和形状。当小肠紧张性降低时，肠内食糜的混合和运送减慢，反之则增快。

2. 分节运动

分节运动（segmental motility）是以环行肌为主的节律性收缩和舒张的一种运动。在食糜所在的一段肠管，环行肌在许多点同时收缩，把食糜分割成许多节段，随后原收缩处舒张，而原舒张处收缩，使每个节段分成两半，而邻近的两半合在一起又形成了新的节段，如此反复进行。这样，食糜得以不断地分开，又不断地混合（图 3-8）。分节运动常在一段小肠内进行约 20 min，很少向前推进。过后由蠕动波把食糜向前推进

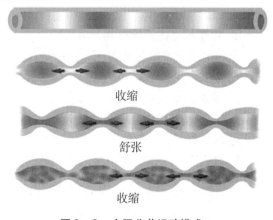

图 3-8 小肠分节运动模式

一步，换个新肠段又进行分节运动。这种运动的意义在于：①使食糜与消化液充分混合，便于化学性消化；②使食糜与肠壁紧密接触，为吸收创造良好条件；③挤压肠壁有助于血液和淋巴液的回流。

分节运动的频率有一定梯度，即小肠上段频率较高，下段较低。在人空肠上段每分钟11次，回肠下段每分钟8次。分节运动与小肠平滑肌基本电节律的频率存在梯度有关。

3. 蠕动

蠕动是一种纵行肌与环行肌共同参与的运动，可发生在小肠任何部位，其速度为0.5～2.0 cm/s。通常每个蠕动波将食糜向前推送一段距离后即消失。其意义在于将分节运动作用后的食糜向前推进，到达一个新肠段后再开始分节运动。除基本蠕动形式外，小肠还有一种进行速度快（2～25 cm/s）、传播远的蠕动，称为蠕动冲。蠕动冲可以一次把食糜从小肠始端推送到小肠末端，有时可一直推送到大肠。这种运动是由于吞咽动作或食糜进入十二指肠引起，有时也可在强烈的刺激（如泻药等）作用下产生。肠蠕动时，由于肠腔内容物（包括水和气体）被推动，可产生一种声音，称为肠鸣音，在临床上常用作判断肠运动功能的指标。肠蠕动亢进时，肠鸣音增强；肠麻痹时，肠鸣音减弱或消失。

4. 移动性复合运动

小肠在消化间期发生周期性变化的电活动和肌肉收缩，这种运动形式称为移动性复合运动（MMC）。其生理意义在于：①防止消化间期结肠内的细菌逆行进入回肠；②清除小肠内残留的食物残渣、脱落细胞等；③在消化间期保持小肠平滑肌良好的功能状态。

（二）回盲括约肌的功能

回肠末端与盲肠交界处的环行肌显著加厚，称为回盲括约肌。它在平时保持轻度收缩状态，当蠕动波到达回肠末端时，括约肌舒张。回盲括约肌的主要功能为防止回肠内容物过快地进入大肠，延长食糜在小肠内停留的时间，因此有利于食物在小肠内完全地消化吸收。据估计，每天有450～500 mL食糜进入大肠。此外，由于回盲括约肌有活瓣作用，它可以阻止大肠内容物向回肠倒流。

（三）小肠运动的调节

1. 肠壁神经的调节作用

食糜对小肠壁的机械性和化学性刺激，可通过肠壁的神经丛的局部反射使小肠运动加强。

2. 外来神经的调节作用

小肠运动受外来神经支配。一般情况下，副交感神经促进小肠运动，交感神经抑制小肠的运动。

3. 体液因素的调节作用

5-羟色胺、P物质、脑啡肽及促胃液素等体液因素都能刺激小肠平滑肌使其收缩加强，促胰液素、胰高血糖素、生长抑素、肾上腺素等则起抑制作用。

（焦瀚仪、董战玲）

讨论

1. 一位 18 岁的女大学生一喝牛奶就感觉腹胀，并伴有腹泻，可能是缺乏什么所致？
2. 比较小肠分节运动与蠕动有哪些不同？

小结

1. 小肠的运动形式有紧张性收缩、蠕动和分节运动，而分节运动是小肠特有的运动形式。
2. 分节运动可以将食糜和消化液充分混合利于消化，该运动还可以挤压肠壁促进血液和淋巴液回流利于吸收。
3. 小肠腺可分泌肠致活酶，能激活胰蛋白酶原。肠上皮细胞可合成肽酶和蔗糖酶等。
4. 小肠液主要受肠壁内在神经丛和体液因素的调节，虽然呈常态性分泌，但是在不同情况下，分泌量变化较大。
5. 一般上段消化道促进下段消化道的运动和分泌，下段消化道抑制上段消化道运动和分泌。

单项选择题

1. 在小肠液中存在而在胰液中不存在的酶是_____。
   A. 淀粉酶　　　　　　　　B. 蔗糖酶
   C. 羧基肽酶　　　　　　　D. 脱氧核糖核酸酶
   E. 肠致活酶
2. 食物进入消化道后，在下列哪一部分停留时间最长？_____。
   A. 胃　　B. 空肠　　C. 回肠　　D. 结肠　　E. 直肠
3. 十二指肠－结肠反射可_____。
   A. 抑制胃液分泌　　　　　B. 抑制十二指肠运动
   C. 增强十二指肠运动　　　D. 抑制结肠运动
   E. 增强结肠运动
4. 不能在人类消化道内消化的糖类有_____。
   A. 寡糖　　B. 果胶　　C. 糊精　　D. 纤维素　　E. 糖原
5. 刺激小肠黏膜释放促胰液素的作用最强的物质是_____。
   A. 盐酸　　　　　　　　　B. 蛋白质分解产物
   C. 脂肪酸钠　　　　　　　D. 脂肪
   E. 糖类

6. 刺激小肠黏膜释放缩胆囊素的作用最强的物质是_____。
A. 盐酸 B. 蛋白质分解产物
C. 脂肪酸钠 D. 脂肪
E. 糖类

（董战玲）

参考答案
1—6　EBEDAB

第四节　肝、胆的功能

一、肝脏的生理功能

（一）参与营养物质代谢
肝脏在分泌胆汁的同时，也参与多种营养物质的代谢。

1. 糖代谢

血糖浓度升高时（如进食后），肝细胞摄取葡萄糖，并转变为肝糖原暂时贮存。当机体在劳动、饥饿等血糖大量消耗的情况下，肝糖原被重新分解为葡萄糖释放入血。因此，肝糖原在调节血糖浓度、维持机体血糖稳定的方面起到重要作用。肝功能不良患者进食糖类食物后，血糖波动较正常人大。

2. 蛋白质代谢

肝脏是氨基酸进行蛋白质合成、脱氨、转氨等作用的场所，合成的蛋白质进入血液循环供组织器官利用。肝脏合成和分泌的血浆蛋白，对维持机体蛋白质代谢有重要意义。氨基酸脱氨基过程中产生的大量氨，可以被肝脏转化为尿素，经肾脏排出体外。肝病患者血浆蛋白减少，血氨升高。

3. 脂肪代谢

肝脏在脂肪运输中起枢纽作用。肝脏将一部分消化吸收后的脂肪转变为体脂储存起来；当饥饿时，储存的体脂被运送到肝脏氧化分解。中性脂肪在肝脏被水解为脂肪酸和甘油，前者可以完全氧化成 CO_2 和水，后者经糖代谢途径被利用。肝脏是合成胆固醇、脂肪酸、磷脂的主要器官之一，可将多余的胆固醇转化为胆汁酸，随胆汁排出。当脂肪代谢紊乱时，脂肪堆积在肝脏中，形成脂肪肝。

4. 热量的产生

安静时，机体主要由内脏器官产热，其中，肝脏代谢旺盛，产热量最高。

5. 维生素、激素代谢

95%的维生素A都储存在肝脏，肝脏是维生素C、维生素D、维生素E、维生素K、维生素B_1、维生素B_6、维生素B_{12}，以及烟酸、叶酸等多种维生素储存和代谢的场所。

人体内多余的激素经肝脏灭活。当肝脏功能受损时，雌激素灭活障碍，引起男性出现乳房发育、蜘蛛痣等临床表现。

（二）肝脏的解毒作用

肝脏是人体的主要解毒器官，保护机体免受伤害。血液中的代谢产物、毒害物质、药物等经肝脏处理后转变为无毒或者溶解度大的物质，随胆汁或尿液排出体外。肝脏解毒主要有4种方式。

（1）化学方式。氧化、还原、分解、结合和脱氧作用。氨作为一种高度神经毒性的代谢产物，可以在肝脏被合成为尿素排出。

（2）分泌方式。某些重金属和肠道细菌可随胆汁分泌排出。

（3）蓄积方式。为减轻中毒过程，某些生物碱（如吗啡）可先蓄积在肝脏，然后逐渐少量排出。

（4）吞噬方式。肝血窦的库普弗细胞（Kupffer cell）具有很强的吞噬能力，能吞噬从肠道吸收并通过门静脉进入肝脏的细菌，起到保护肝脏的作用。

（三）其他作用

（1）防御功能。经门静脉流入肝脏的血液中，99%的细菌被库普弗细胞吞噬。

（2）调节血液循环量。机体失血时，肝静脉窦可以排出较多血液，补充循环血量。

（3）制造凝血因子。凝血因子Ⅱ、Ⅶ、Ⅸ、Ⅹ都由肝细胞合成。

（4）肝脏的再生功能。肝脏具有强大的再生能力。在动物实验中，切除70%的肝脏组织后，大鼠仅需要3周时间即可将残余肝脏恢复至原本大小。

二、胆囊的生理功能

（一）胆汁的储存和排出功能

1. 胆汁储存

非消化期，肝脏分泌的大部分胆汁经胆囊管流入胆囊内储存。在储存期，胆囊黏膜将胆汁中大部分水和电解质重吸收进入血液，使胆汁浓缩4～10倍，剩余的胆汁变为棕黄色或墨绿色的弱碱性胆囊胆汁。

2. 胆汁排出

胆汁排出受神经、体液因素调节。进食刺激CCK分泌增加，CCK使胆囊收缩从而使Oddi括约肌松弛，促使胆汁排出。迷走神经兴奋也可以引起胆囊收缩，促进胆汁排出。当胆囊炎或者Oddi括约肌功能失调，可以导致胆汁排出障碍，胆汁淤滞，引发息肉或结石。

另外，胆囊可以调节胆管内的压力平衡。肝细胞持续分泌胆汁进入胆囊和肝外胆管，然而在非消化期，Oddi括约肌收缩，胆汁无法流出，胆管内压力增高。此时，胆囊舒张容纳胆汁，从而缓冲胆管内压力。

（二）免疫功能

胆囊黏膜固有层每天可以分泌20 mL含有免疫球蛋白A（immunoglo bulin A，IgA）的液体，而且胆囊内的IgA浓度远超血液，因此，胆囊被称为肠道免疫球蛋白的主要供给来源。如果缺少免疫球蛋白，引起小肠防御功能缺陷，可能出现感染性腹泻、感染性腹水及源自消化道的败血症。

（焦瀚仪、董战玲）

讨论

肝被喻为"化学工厂"，糖、脂类、蛋白质、维生素、激素、水及无机盐等物质是如何在肝脏代谢的？

小结

1. 肝脏是人体物质代谢的中心器官，肝脏在分泌胆汁的同时，也参与多种营养物质的代谢。

2. 胆囊除具有在非消化期间储存胆汁、消化期间排放胆汁的功能，还具有免疫功能（肠道免疫球蛋白的主要供给来源）。

单项选择题

1. 引起胆囊收缩的一个重要体液因素是_____。
 A. 胃泌素　　　　　　　　　B. 盐酸
 C. 促胰液素　　　　　　　　D. 胆囊收缩素
 E. 胆盐

2. 在做胆囊造影时，为检查胆囊的收缩功能，让受试者进食油煎荷包蛋是为了促进_____。
 A. 胆固醇合成　　　　　　　B. 胆盐合成
 C. 迷走神经兴奋　　　　　　D. 缩胆囊素的分泌
 E. 胃泌素的分泌

3. 有关肝脏血液供应的叙述，下列正确的是_____。
 A. 肝动脉含有来自小肠吸收的营养物质
 B. 门静脉是肝细胞供 O_2 的主要来源
 C. 进入肝脏进行解毒的有害物质来源于肝动脉
 D. 成年人肝每分钟血流量为 1 000～1 500 mL
 E. 肝静脉窦具有储存血液的作用

（董战玲）

参考答案
1—3　DDE

第五节 大肠的功能

小肠内的食糜，经充分的消化和吸收后，排入大肠的内容物几乎是稀的食物残渣。因此，大肠没有重要的消化活动，它的主要功能有：①吸收水分、无机盐和由大肠内细菌合成的维生素 B、维生素 K 等物质；②暂时贮存食物残渣，形成粪便排出体外。

一、大肠液的分泌

由肠黏膜表面柱状上皮细胞和杯状细胞分泌的大肠液富含黏液和碳酸氢盐，是一种碱性液体，pH 为 8.3～8.4。其主要成分是胃黏液蛋白，它能保护肠黏膜和润滑粪便。此外，大肠液中有少量二肽酶和淀粉酶，但对消化作用不大。大肠液的分泌，主要是由于食物残渣对肠壁的机械性刺激所引起。副交感神经兴奋使其分泌量增加，交感神经兴奋则作用相反。

二、大肠内细菌的活动及其意义

大肠内的细菌主要来自食物和空气。大肠内的环境适宜细菌的生长与大量繁殖，据估计，粪便中的细菌约占粪便固体总量的20%～30%。细菌中含有能分解食物残渣的酶，细菌对糖和脂肪的分解称为发酵，对蛋白质的分解称为腐败。严格来说，糖的发酵产物有乳酸、醋酸、CO_2 和沼气等；脂肪的发酵产物有脂肪酸、甘油和胆碱等；蛋白质的腐败产物有氨、硫化氢、组胺和吲哚等，其中吲哚等被吸收后对人体有害。当消化不良和便秘时，其中某些有毒物质的产生和吸收增多，对机体有害。

大肠内的某些细菌能利用肠内较为简单的物质合成维生素 B 族和维生素 K，被人体吸收利用。若长期服用肠道抗菌药物，可抑制或杀死这些有益菌群，将会引起上述维生素的缺乏。

三、大肠的运动和排便

大肠的运动相对少而慢，对刺激的反应也较迟缓，这些特点对于大肠作为粪便暂时的贮存场所是很适合的。

（一）大肠的运动形式

1. 袋状往返运动

这是在空腹时最多见的一种大肠运动形式，由环行肌无规律地收缩所引起。它使结肠袋中的内容物向两个方向作短距离的位移，但并不向前推进。

2. 分节或多袋推进运动

这是一个结肠袋或一段结肠收缩，其内容物被推移到下一段的运动，进食后或结肠受到拟副交感药物刺激时，这种运动增多。

3. 蠕动

大肠的蠕动是由一些稳定向前的收缩波所组成。收缩波前方的肌肉舒张，往往充有气体；收缩波的后面则保持收缩状态，使这段肠管闭合并排空。

此外，大肠还有一种运动很快且前进很远的蠕动，称为集团蠕动（mass peristalsis），通常开始于横结肠，可推动一部分大肠内容物至降结肠或乙状结肠，甚至直肠。集团蠕动每天发生三四次，常由进食（尤其早餐后）所引起，可能是食物进入胃或胃内食糜进入十二指肠，刺激肠黏膜，通过壁内神经丛反射引起的，称为十二指肠-结肠反射。

（二）排便反射

人的直肠内通常是没有粪便的。在粪便被集团蠕动推进直肠时，可对直肠壁的感受器产生一定的扩张刺激，冲动沿着盆神经和腹下神经传至脊髓腰骶部的初级排便中枢，同时上传至大脑皮层，产生便意，如条件允许，即可发生排便反射。此时，冲动沿着盆神经传出，分别使降结肠、乙状结肠和直肠收缩，肛门内括约肌舒张；同时，阴部神经传出冲动减少，肛门外括约肌舒张；此外，通过膈神经和肋间神经，使膈肌和腹部收缩，增加腹内压，使粪便排出体外。如果条件不允许，大脑皮层发出冲动，下行抑制脊髓腰骶部初级排便中枢的排便活动，使括约肌的紧张性加强，结肠、直肠的紧张性降低，便意消失，抑制排便。如果大脑皮层经常有意抑制排便，会降低直肠壁感受器对粪便压力刺激的敏感性，使粪便在大肠内停留时间延长，水分吸收过多而变得干硬，容易产生便秘。如横断脊髓，使大脑皮层与脊髓初级排便中枢联系中断，排便的意识控制作用将丧失，出现大便、小便失禁现象。排便反射示意见图3-9。

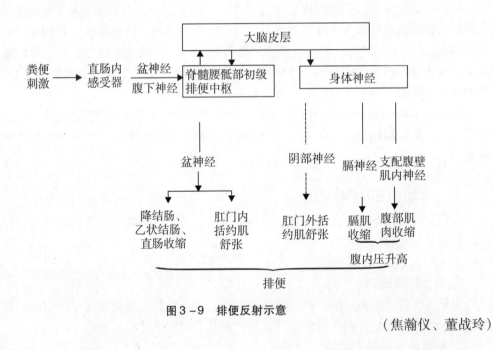

图3-9 排便反射示意

（焦瀚仪、董战玲）

讨论

1. 一位患者长期使用抗生素治疗后出现皮下出血症状，可能是肠道菌群紊乱导致的，具体原因可能是什么？

2. 脊髓损伤时，是导致大便潴留还是失禁，为什么？

小结

1. 大肠没有重要消化功能，其主要作用就是吸收水和无机盐，贮存粪便和排便。
2. 蠕动可以发生在食管、胃、小肠与大肠；容受性舒张只能发生在胃，分节运动主要在小肠，袋状往返运动则在大肠产生。

单项选择题

1. 大肠内的细菌可利用肠内物质合成下列哪种维生素？_____。
   A. 维生素 A
   B. 维生素 D
   C. 维生素 E
   D. 维生素 K
   E. 叶酸

2. 下列关于大肠功能的叙述，错误的是_____。
   A. 储存食物残渣，形成粪便
   B. 大肠液有保护黏膜、润滑粪便的作用
   C. 大肠内的细菌可合成 B 族维生素和维生素 K
   D. 进食后往往可发生集团蠕动
   E. 大肠液中的消化酶对消化起重要作用

3. 排便感（便意）是下列哪种原因引起的？_____。
   A. 横结肠积聚粪便
   B. 降结肠积聚粪便
   C. 乙状结肠积聚粪便
   D. 粪便进入直肠
   E. 粪便刺激肛门

4. 机体排便反射的初级中枢位于_____。
   A. 脊髓腰骶段
   B. 脊髓胸段
   C. 延髓
   D. 脑桥
   E. 大脑皮质

5. 患者因便秘、排便时疼痛及大便带血就诊，经检查确诊为痔疮，该患者便秘的可能原因是_____。
   A. 肛门括约肌痉挛
   B. 直肠平滑肌张力不足
   C. 摄入食物过少
   D. 肠梗阻
   E. 腹肌收缩力减弱

（董战玲）

参考答案
1—5　DEDAB

第六节 食物的吸收

人体维持活动和新陈代谢消耗的能量，需要通过吸收外界食物来进行补充。食物的成分或其消化后的产物，经消化道上皮细胞进入血液或淋巴的过程称为吸收（absorption）。

由于消化道各部分的组织结构差异，以及食物在各部位停留的时间和被消化的程度不同，消化道的各部位有不同的吸收能力和吸收速度。口腔和食管内一般不吸收营养物质。然而，口腔黏膜薄，血运丰富，舌下含服某些药物（如硝酸甘油）能迅速吸收起效。胃黏膜无绒毛且上皮细胞之间都是紧密连接，只能吸收少量水分和一些脂溶性很高的物质（如乙醇、某些药物）。因为吸收面积大、血运丰富、食物停留时间长且肠内容物均已消化为可吸收的小分子物质，小肠被称为营养物质吸收的主要场所。糖、蛋白质、脂肪的消化产物大部分在十二指肠和空肠被吸收，胆盐和维生素 B_{12} 则被回肠吸收。大肠主要吸收水和无机盐，从小肠排出的食物残渣中，80%的水、90%的 Na^+ 和 Cl^- 被结肠吸收（图3-10）。

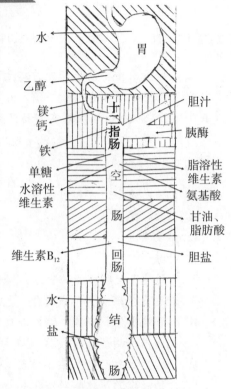

图3-10　各种物质在小肠吸收部位示意

一、小肠吸收的形态学基础

（一）黏膜皱襞、绒毛和微绒毛增加吸收面积

正常成人的小肠长度为4～5 m，肠黏膜具有许多环状皱襞，皱襞上有许多绒毛。每一条绒毛的外表面为单层柱状上皮细胞，每一个柱状上皮细胞的顶端膜上存在多达1 700条微绒毛。黏膜环状皱襞、绒毛和微绒毛的存在，使小肠黏膜的吸收面积达到200～250 m²（图3-11）。

小肠绒毛内有毛细血管、毛细淋巴管、平滑肌和神经纤维网等结构。消化期，绒毛进行节律性地伸缩与摆动，加速绒毛内血液和淋巴流动，有利于吸收。刺激内脏神经和小肠黏膜释放缩肠绒毛素（villikinin）均可加强绒毛运动。

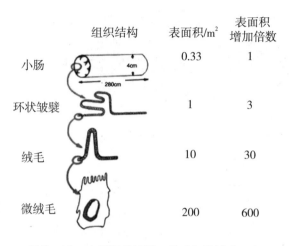

图 3-11　小肠环状皱襞、绒毛和微绒毛示意

（二）绒毛上皮高度分化

除微绒毛外，小肠绒毛柱状上皮细胞的顶端膜还具有很多与吸收有关的转运蛋白，参与 Na^+、葡萄糖或氨基酸转运。上皮细胞内许多细胞器参与被吸收物质的贮存、代谢和转运。

二、吸收的途径和方式

消化道内被吸收的物质主要通过两条途径进入血液或淋巴液。

（1）跨细胞途径。通过绒毛柱状上皮细胞的顶端膜进入细胞内，再通过细胞基底侧膜进入细胞间隙，之后进入血液或淋巴。

（2）细胞旁途径。通过细胞之间的紧密连接进入细胞间隙，再进入血液或淋巴。

营养物质通过细胞膜的方式包括：主动转运、被动转运、入胞和出胞。

三、吸收的主要营养物质

小肠每天吸收的物质有：食物和饮料中的水分 1.5～2.0 L，各种消化液 6～7 L，减去大便中丢失的水分 150 mL，故每天吸收回体内的液体可达 8 L。当出现急性呕吐或腹泻时，短时间内损失大量液体，造成体内严重脱水，内环境稳态遭到破坏。正常情况下，小肠每天还吸收糖类 400～600 g、脂肪约 100 g、蛋白质 50～100 g、无机盐 50～100 g。

（一）水的吸收

胃肠道对水的吸收都是被动的。各种溶质，特别是 NaCl 主动重吸收所产生的渗透压梯度是水分吸收的动力（图 3-12）。吸收部位在十二指肠和空肠上段，水分由肠腔进入血液的量和水分与由血液进入肠腔的量相差不大，因此，肠腔内液体减少并不明显。但在回肠，离开肠腔的液体比进入的多，从而使肠内容量大为减少。

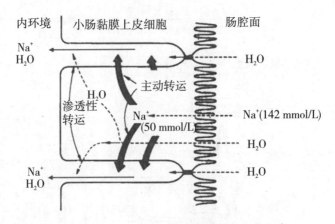

图 3-12 小肠黏膜对水重吸收示意

(二) 无机盐的吸收

1. 钠的吸收

成人消化液中所含的 Na^+，5～8 g 经口摄入，20～30 g 由消化腺分泌而来，而小肠每天可以吸收其中的 25～30 g，说明肠内容物中 95%～99% 的 Na^+ 被重吸收了。

小肠对 Na^+ 的吸收是一个主动的过程。黏膜上皮细胞的基底侧膜上，存在很多钠泵。钠泵活动使细胞内 Na^+ 减少，且细胞内电位比肠腔内电位负大约 40 mV，Na^+ 顺电-化学梯度扩散进入胞内。进入细胞内的 Na^+ 被基底侧膜钠泵转运至组织间液中，最后进入血液。

2. 铁的吸收

人每天吸收的铁约 1 mg，仅为摄入量的 1/10。食物中的铁绝大多数为三价铁（Fe^{3+}）。Fe^{3+} 较易与小肠分泌物中的负离子及植物中的植酸、草酸、鞣酸等结合，形成不溶性盐或不溶性复合物，因此不易被吸收。亚铁（Fe^{2+}）不易形成不溶性复合物，易于吸收。所以在铁的吸收过程中，需要先将 Fe^{3+} 还原为 Fe^{2+}。不溶性铁在酸性环境中易溶解，所以胃酸可以促进铁的吸收；当胃酸缺乏时，容易导致缺铁性贫血。维生素 C 能将 Fe^{3+} 还原为 Fe^{2+} 而促进吸收。

铁主要在十二指肠和空肠被吸收，吸收过程包括上皮细胞从肠腔摄取铁、将铁向血浆转运两个过程。黏膜细胞顶端膜上的二价金属转运体 1（divalent metal transporter 1，DMT1）可以将 Fe^{2+} 转运进入细胞内。Fe^{2+} 进入细胞后，大部分被氧化为 Fe^{3+}，并与细胞内脱铁铁蛋白（apoferritin）结合形成铁蛋白（ferritin），暂时贮存在细胞内。因此，当肠上皮细胞内的脱铁铁蛋白与铁结合达到饱和时，铁的吸收量大大降低。小部分进入细胞的 Fe^{2+} 经基底侧膜的铁转运蛋白 1（ferroportin 1，FP1）进入血液（图 3-13）。

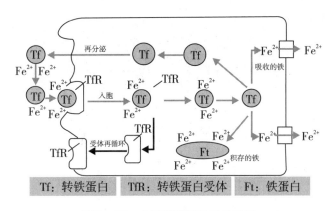

图 3-13 小肠黏膜吸收铁的过程

3. 钙的吸收

食物中的钙仅有一小部分被吸收,大部分随粪便排出。影响钙吸收的因素有:①维生素 D 和机体对钙的需要量。高活性的维生素 D 能促进小肠对 Ca^{2+} 的吸收。②钙盐只有在水溶液状态(如氯化钙,葡萄糖酸钙溶液),而且不被肠腔中其他物质沉淀的情况下才被吸收。③肠腔中的酸度在 pH 为 3 时,钙呈离子状态,最好吸收。④脂肪能促进钙吸收。脂肪分解释放的脂肪酸可与 Ca^{2+} 结合形成钙皂,后者与胆汁酸结合,形成水溶性复合物而被吸收。

小肠通过跨上皮细胞途径和细胞旁途径吸收 Ca^{2+}。小肠各段都可通过细胞旁途径吸收 Ca^{2+},为被动吸收。十二指肠则是跨上皮细胞途径吸收 Ca^{2+} 的主要部位,为主动吸收。其吸收机制包括:肠腔内 Ca^{2+} 顺电-化学梯度经上皮细胞顶端膜上的钙通道进入细胞,与胞浆内的钙结合蛋白结合形成复合物;复合物被运送到基底侧膜时,Ca^{2+} 与钙结合蛋白分离,并通过基底侧膜钙泵以及 $Na^+ - Ca^{2+}$ 交换体转运进入血液。

4. 负离子的吸收

依靠肠腔内正离子主动转运产生的电位差,肠腔内的 Cl^- 和 HCO_3^- 向细胞内移动。

5. 糖的吸收

糖类只有分解为单糖时才能被小肠上皮所吸收。各种单糖吸收的速度差异较大,己糖吸收比戊糖快。己糖中半乳糖、葡萄糖吸收最快,果糖次之,甘露糖最慢。单糖的吸收是通过继发性主动机制吸收的:小肠上皮基底侧膜上的钠泵活动,将胞内的 Na^+ 主动转运出细胞,使胞内的 Na^+ 降低;由于细胞膜两侧出现 Na^+ 浓度梯度差,肠黏膜上皮细胞刷状缘膜上的 $Na^+ -$ 葡萄糖同向转运体被激活,将 2 个 Na^+ 顺浓度梯度转运进入胞内的同时,也将 1 个葡萄糖分子逆浓度差转运入胞内。进入细胞的葡萄糖经载体易化扩散离开细胞,进入组织间液,最终入血(图 3-14)。用抑制钠泵的哇巴因或用 K^+ 与 Na^+ 竞争载体蛋白,均能抑制葡萄糖的继发性主动转运。临床上给霍乱患者口服 NaCl 溶液治疗时,必须同时口服葡萄糖溶液才能使之吸收。

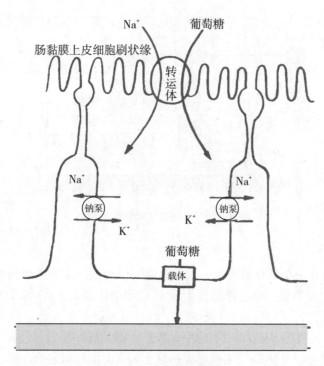

图3-14 葡萄糖吸收模式

6. 蛋白质的吸收

蛋白质消化分解为氨基酸后，几乎全部被小肠吸收。氨基酸的吸收也属于继发性主动转运，具体机制和单糖吸收相似，也与 Na^+ 耦联吸收，再进入血液循环。小肠刷状缘上有酸性、中性和碱性三种氨基酸转运载体，吸收的速度是中性氨基酸转运载体比酸性快，碱性最慢。

研究表明，蛋白质水解后形成的寡肽也能被吸收。小肠刷状缘上存在二肽和三肽转运系统，二肽和三肽被吸收进入细胞后，可被细胞内的二肽酶和三肽酶分解为氨基酸，最终吸收入血。

另外，少量的食物中的蛋白质可被完整地吸收入血液。例如，人初乳中还有一些蛋白质抗体，可被婴儿完整地吸收而进入血液，可提高婴儿对病原体的抵抗力，但是随着年龄的增加，完整蛋白质的吸收越来越少。因此，食物中有微量的完整蛋白质吸收入血，可作为抗原而引起过敏反应或中毒反应，对人体不利。例如，有人食虾和螃蟹引起过敏反应。

7. 脂肪的吸收

来自动植物的大多数食用脂肪属于甘油三酯（中性脂肪），成人每天消化的脂肪为120～150 g，至少有95%被吸收，吸收部位主要在空肠，尤以空肠上段吸收最多，占60%～80%，约5%由粪便排出体外。

脂肪的消化产物—酰甘油、脂肪酸和胆固醇等与胆盐结合形成水溶性的混合微胶粒，透过小肠黏膜上皮细胞表面的静水层到达细胞膜表面。甘油、脂肪酸和胆固醇从混合微胶粒中释放，溶于脂质双层而进入细胞内。长链的脂肪酸与一酰甘油在内质网中重新合成为甘油三酯，再与细胞内的载体蛋白形成乳糜微粒，然后以出胞形式进入淋巴。中、短链脂肪酸因溶于水而直接入血液。由于人体摄入的动植物油中含大量长链脂肪酸，故脂肪分解产物的吸收途径以淋巴途径为主（图3-15）。

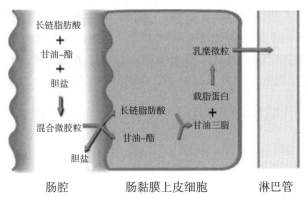

图3-15 脂肪吸收示意

8. 胆固醇的吸收

肠腔内的胆固醇主要包括来自食物的酯化胆固醇和来自胆汁的游离胆固醇。酯化胆固醇需经过胆固醇酯酶的水解，形成游离胆固醇后才可以被吸收。游离胆固醇的吸收机制与长链脂肪酸的吸收类似，通过与胆盐结合形成混合微胶粒后进入黏膜细胞，重新酯化成胆固醇，再形成乳糜微粒，经淋巴途径吸收。

体内高胆固醇与心血管疾病的发病风险有关，其吸收受以下因素影响。

（1）食物中的胆固醇含量。摄入的胆固醇越多，吸收的胆固醇也越多，但其吸收有一定的限度。

（2）食物中的脂肪。若缺乏脂肪，胆固醇在纯胆盐微胶粒中很难溶解，几乎无法吸收，所以胆固醇吸收需要脂肪的协助。

（3）胆盐和肠黏膜载脂蛋白含量减少，可妨碍胆固醇吸收。

（4）植物固醇。植物固醇本身无法被吸收，但是其存在可以竞争性抑制胆固醇掺入微胶粒，所以可以妨碍胆固醇吸收。血液中高胆固醇与心血管疾病的发病风险有关，为预防此类疾病，应减少高脂肪高胆固醇食物摄入，替代以含植物固醇丰富的食物。

9. 维生素的吸收

水溶性维生素如维生素B、维生素C以浓度差扩散方式被吸收入血液。维生素B_{12}与内因子结合为复合物，在回肠以主动转运方式被吸收入血液，脂溶性维生素A、维生素D、维生素E、维生素K溶于脂类，与脂肪相似以扩散方式被动转运吸收，主要入淋巴循环而后入血液循环。

（焦瀚仪、董战玲）

讨论

1. 为什么说小肠既是最重要的消化场所，又是最重要的吸收场所？
2. 动物实验显示，口服葡萄糖溶液比静脉注射相同剂量葡萄糖所引起的胰岛素分泌更多，这是由于口服可引起哪种刺激胰岛素分泌的胃肠激素释放？

 小结

1. 小肠是营养物质吸收的主要部位，其具有哪些使其成为重要吸收部位的有利条件？
2. 水和无机盐通过跨细胞和旁细胞途径主动和被动吸收，葡萄糖、氨基酸、寡肽、短链脂肪酸吸收入血。
3. 长链脂肪酸、甘油三酯和胆固醇吸收入淋巴管，维生素 B_{12} 与内因子结合成复合物在回肠被吸收。

☞ 单项选择题

1. 下列关于糖在小肠被吸收的叙述，正确的是_____。
   A. 单糖是小肠吸收的唯一形式　　B. 单糖的吸收都与钠离子同向转运
   C. 果糖的吸收速度比葡萄糖快　　D. 果糖的吸收速度比半乳糖慢
   E. 哇巴因可抑制果糖的吸收
2. 氨基酸和葡萄糖在小肠的吸收机制是_____。
   A. 渗透和滤过　　　　　B. 原发性主动转运
   C. 入胞作用　　　　　　D. 继发性主动转运
   E. 易化扩散
3. 氨基酸主要的吸收部位是_____。
   A. 口腔　　B. 胃　　C. 小肠上段　　D. 回肠　　E. 结肠
4. 促进钙、铁吸收的是_____。
   A. 氨基酸　　B. 胆盐　　C. 盐酸　　D. 植酸
   E. 植物固醇
5. 主动吸收胆盐和维生素 B 的部位是_____。
   A. 结肠上段　　B. 十二指肠　　C. 空肠　　D. 结肠下段
   E. 回肠

（董战玲）

参考答案
1—5　DBCCE

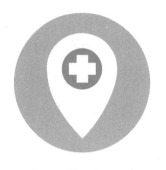

第四章 消化系统常见疾病病理

第一节　口腔和咽常见疾病

扁桃体炎为腭扁桃体的非特异性炎症，是一种很常见的咽部疾病，儿童和青少年多见。按病程可分为急性扁桃体炎和慢性扁桃体炎两类。

一、病因和发病机制

扁桃体炎常源于上呼吸道感染，在季节更替、气温变化时易发病，以病毒及细菌感染为主，少数可为螺旋体感染。

（一）病毒感染

病毒感染是扁桃体炎最常见的病因，多见于腺病毒、流感病毒、冠状病毒、呼吸道合胞病毒感染，也可由 EB 病毒、单纯性疱疹病毒、巨细胞病毒感染引起。

（二）细菌感染

细菌感染是扁桃体炎另一常见病因，最常见的致病菌是 β-溶血性链球菌，此外，还有金黄色葡萄球菌、肺炎球菌、流感嗜血杆菌，常常通过飞沫和直接接触传播。

上述致病病原体可存在于正常人的咽部及扁桃体隐窝，当机体防御功能健全时不易致病，当机体免疫力降低时，如受寒、劳累、烟酒过度、有害气体刺激或上呼吸道存在慢性病灶时，大量病原体繁殖，继而破坏隐窝上皮侵入扁桃体，将会导致扁桃体炎的发生。

二、病理分型

（一）急性扁桃体炎

急性扁桃体炎按病理一般分为以下类型。

1. 急性卡他性扁桃体炎

急性卡他性扁桃体炎（acute catarrhal tonsillitis）病变较轻，无明显炎症改变，几乎都由病毒引起，病变仅局限于黏膜表面、隐窝内及扁桃体实质。

2. 急性滤泡性扁桃体炎

急性滤泡性扁桃体炎（acute follicular tonsillitis）炎症侵及扁桃体实质内的淋巴滤泡，引起充血、肿胀，甚至化脓，隐窝口之间的黏膜上可见黄白色斑点。

3. 急性隐窝性扁桃体炎

急性隐窝性扁桃体炎（acute lacunar tonsillitis）主要表现为扁桃体充血肿胀，隐窝内填充着脱落上皮、纤维蛋白、脓细胞和细菌等组成的渗出物。有时形似假膜，易于擦拭。

急性滤泡性扁桃体炎和急性隐窝性扁桃体炎在临床上常被统称为急性化脓性扁桃体炎。

（二）慢性扁桃体炎

一般来说，慢性扁桃体炎由急性扁桃体炎反复发作或扁桃体隐窝引流不畅，隐窝内细菌、病毒滋生且反复感染导致，此外，慢性扁桃体炎也可继发于猩红热、麻疹、白喉、流感等急性传染病，或继发于鼻窦等邻近器官组织的感染。由于炎症反复刺激，扁桃体增生肥大或纤维化伴瘢痕组织形成，慢性扁桃体炎常分为以下三种类型。

1. 增生型

炎症反复刺激，淋巴组织与结缔组织增生，腺体肥大、质软，突出于腭弓之外。

2. 纤维型

淋巴组织和滤泡变性萎缩，为广泛纤维组织所取代，因瘢痕收缩常与颚弓及扁桃体周围组织粘连。

3. 隐窝型

隐窝内有大量脱落上皮细胞、淋巴细胞、白细胞及细菌聚集形成脓栓，因内容物不能排出，形成脓肿或囊肿。

三、扁桃体炎的并发症

（一）局部并发症

1. 颈深部感染及扁桃体周围脓肿

颈深部感染及扁桃体周围脓肿较常见，且慢性扁桃体炎反复急性发作者更易发生。炎症因扁桃体隐窝阻塞而向扁桃体深部发展，直至穿透扁桃体被膜，进入扁桃体周围间隙，继而形成脓肿。小儿因为扁桃体隐窝较表浅，被膜较厚且致密，不易发生扁桃体周围脓肿。该并发症多发生于单侧，两侧同时发生者极少。可表现为患急性扁桃体炎3～4天后，发热持续或继续加重，一侧咽痛加剧，吞咽时尤甚，疼痛常向患侧耳部或牙齿放射。更甚者由于疼痛加剧，不敢吞咽，张口明显受限，不能进食。同侧颌下淋巴结常肿大疼痛。

2. 咽后脓肿及咽旁脓肿

咽后脓肿及咽旁脓肿是炎症波及咽喉间隙或咽旁间隙的脓肿。相应区域形成脓肿，二者均可引起喉水肿等严重的并发症，故一旦发生，应高度重视。

3. 上下呼吸道炎症

急性扁桃体炎向上蔓延可引起急性中耳炎、鼻炎、鼻窦炎，向下可引起急性喉气管炎、急性支气管炎，甚至可引起肺炎。

（二）全身并发症

1. 急性关节炎

急性关节炎常侵犯肩、肘及膝关节，小关节受累较少。受累关节运动时感觉疼痛，仅当并发风湿性关节炎时方出现关节肿胀。

2. 肾脏疾病

肾脏疾病是如急性链球菌感染后肾小球肾炎及IgA肾病。前者多发生于急性扁桃体炎发作后2～3周，后者则常发生于发作后3～5天。另外，肾脏疾病还可并发急性尿道炎、急性睾丸炎及附睾炎等。

3. 风湿热

风湿热症状常发生于急性扁桃体炎发作1～3周后，也可发生于急性炎症期。

4. 循环系统疾病

循环系统疾病可引起急性心包炎、急性心内膜炎、急性心肌炎或急性全心炎。在急性扁桃体炎后出现风湿热者，心脏并发症尤为多见。

5. 其他

脓毒血症、亚急性甲状腺炎、急性腹膜炎、急性阑尾炎或急性胆囊炎等。

（三）临床诊疗及预后

临床诊疗主要根据临床症状、咽部检查、血常规等诊断。抗生素治疗为主要治疗方法，对病情轻者可给予青霉素，如病情较重或用青霉素后不缓解，可给予头孢类抗生素治疗，根据轻重程度选择口服或静脉给药；对发热患者可给予物理降温治疗；对高热及吞咽困难者，应适当补充液体及电解质；对已形成扁桃体周围脓肿等局部并发症的患者，可行脓肿切开引流术；另外，对反复发作急性扁桃体炎或扁桃体周围脓肿切开引流术后2周的患者，可根据实际情况选择在炎症控制后手术切除扁桃体。患者应充分休息、清淡饮食、多饮水、加强营养及疏通大便。经过积极治疗，多数患者预后良好。

讨论

慢性扁桃体炎对患者的生活造成很大的困扰，特别是在吃东西的时候，患者会经常感觉下咽困难及不适，而且炎症也会导致声带受损。一旦患者身体抵抗力下降时，又再次复发急性症状，反复如此。因此，针对本文所介绍的慢性扁桃体炎的病因和发病机制，我们该如何预防和治疗？

小结

1. 扁桃体炎通常由细菌和病毒感染引起，最常见的致病菌是β-溶血性链球菌，除此之外，葡萄球菌、肺炎球菌、腺病毒、流感病毒等亦为常见的致病菌。随着人口老年化和慢性患者的增加及抗生素等治疗的普遍应用，机会性感染日益增多，除了本章中所述的常见病原体外，还有哪些条件致病菌会导致扁桃体的机会性感染？

2. 急性扁桃体炎分为卡他型、滤泡型、隐窝型三种，根据炎性渗出物的不同，它们分别属于急性炎症的哪一种类型？

3. 慢性扁桃体炎通常由急性扁桃体炎反复发作所致，常分为增生型、纤维型、隐窝型三种，病理组织学形态主要以淋巴组织增生、纤维化及脓栓形成为主，这些组织学的改变体现了慢性炎症的哪些特点？

4. 扁桃体炎的并发症包括全身和局部两个部分，其中局部并发症以扁桃体周围脓肿、咽部脓肿和上下呼吸道炎症为主，而全身并发症可累及全身多个器官，包括心血管、肾脏、关节等部位。我们可以思考一下，病原体是通过什么途径扩散到这些部位的呢？它在不同部位引起的病变又有何不同？

☞ 单项选择题

1. 咽的生理功能不包括以下哪项？_____。
   A. 呼吸功能　　　　　　　　B. 吞咽功能
   C. 发声功能　　　　　　　　D. 共鸣功能
   E. 免疫功能

2. 扁桃体窝位于_____。
   A. 咽腭弓之后　　　　　　　B. 咽腭弓与舌腭弓之间
   C. 鼻咽部　　　　　　　　　D. 喉咽部
   E. 舌腭弓后

3. 引起急性扁桃体炎的主要致病菌为_____。
   A. 乙型溶血性链球菌　　　　B. 绿脓杆菌
   C. 葡萄球菌　　　　　　　　D. 肺炎球菌
   E. 流感病毒

4. 急性扁桃体炎按病理改变可分为_____。
   A. 卡他型、滤泡型、化脓型　　B. 隐窝型、滤泡型、浆液型
   C. 滤泡型、隐窝型、卡他型　　D. 浆液型、卡他型、隐窝型
   E. 化脓型、浆液型、隐窝型

5. 急性扁桃体炎常见的并发症有_____。
   A. 食管周围脓肿　　　　　　B. 扁桃体周围脓肿
   C. 咽旁脓肿　　　　　　　　D. 急性中耳炎
   E. 咽后脓肿

6. 下列对慢性扁桃体炎的病因描述不正确的是_____。
   A. 多由急性扁桃体炎反复发作所致
   B. 因扁桃体隐窝引流不畅，窝内细菌、病毒滋生感染所致
   C. 因扁桃体肥大所致
   D. 葡萄球菌及链球菌感染所致
   E. 可继发于白喉等其他感染

7. 下列不属于慢性扁桃体炎的病理改变是_____。
   A. 隐窝黏膜受损，上皮增厚或形成小溃疡
   B. 上皮细胞、白细胞、渗出物、细菌等混合成脓栓
   C. 脓液向隐窝口排出
   D. 溃疡愈合，形成瘢痕
   E. 淋巴组织异常增生

8. 临床上通常所说的病灶性扁桃体炎是指_____。
   A. 慢性增生性扁桃体炎　　　B. 慢性纤维性扁桃体炎
   C. 慢性扁桃体炎　　　　　　D. 反复急性发作的慢性扁桃体炎
   E. 慢性扁桃体炎是产生全身各种并发症的病灶

（周晓明）

参考答案
1—5 CBACB   6—8 CEB

第二节 食管常见疾病

一、食管的炎症

食管炎（esophagitis）有很多起因，食管的炎症可以是急性的、慢性的或混合性的。严重的食管炎可出现溃疡、糜烂和中性粒细胞浸润。慢性炎症可导致黏膜下纤维化或缩窄。

（一）急性食管炎

急性食管炎（acute esophagitis）不多见。可由细菌（白喉杆菌、伤寒杆菌等）、病毒（单纯疱疹病毒、巨细胞病毒等）、真菌（念珠菌等）引起，多伴发于全身感染、肿瘤、糖尿病及免疫功能异常。也可由机械损伤（如插管）或化学性损伤（腐蚀性试剂或药物）或高温食物引起。病变主要为黏膜充血、水肿、糜烂及溃疡形成，伴不同程度的嗜中性粒细胞浸润。根据不同的致病原因与损伤程度，其类型可分为单纯性卡他性食管炎、化脓性食管炎、坏死性食管炎。

（二）慢性食管炎

慢性食管炎（chronic esophagitis）多因急性炎症未治愈迁延所致，亦可由于长期摄入刺激性食物、吸烟、食管狭窄致食物潴留等引起。病变主要为黏膜上皮的增生，伴或无非典型增生，并伴不同程度的淋巴细胞、浆细胞浸润。严重者食管全层受累，纤维组织明显增生可致食管狭窄。

1. 反流性食管炎

反流性食管炎（reflux esophagitis）是慢性食管炎中的一种类型，较多见，属于胃食管反流性疾病，多伴慢性胃炎。此病指的是由于胃和（或）十二指肠内容物反流入食管引起的症状或组织病理学改变。食管下括约肌功能与结构异常是抗反流屏障障碍及胃食管反流的重要基础；另外，能够造成食管蠕动或唾液分泌异常的疾病如干燥综合征等可降低食管的清除功能，使胃反流物无法全部顺利再排入胃内；食管黏膜屏障损伤也是此病变的重要原因。其易感因素包括吸烟、腹内或胃内压力增加（包括妊娠、腹水和肥胖），以及胃排空延迟。糖尿病、酒精性神经病变、贲门失弛缓症、硬皮病等引起的食管运动失调也是胃食管反流性疾病的易感因素。食管裂孔疝和食管狭窄患者特别容易发生胃食管反流性疾病。

肉眼观，食管下段黏膜出现长短不等、条状发红的糜烂面。镜下见黏膜糜烂脱落，充血水肿，嗜中性粒细胞和嗜酸性粒细胞浸润。上皮脚下延和固有膜乳头上伸。

2. Barrett食管

Barrett食管（Barrett's esophagus）是指食管与胃交界的齿状线数厘米以上的黏膜鳞状上皮被柱状上皮取代。Barrett食管是大部分食管腺癌的癌前病变。胃食管反流是Barrett食管形成的主要原因。

肉眼观，Barrett 食管黏膜区可见橘红天鹅绒样不规则病变，在淡粉色正常食管黏膜中呈现补丁或岛状图像。镜下，Barrett 食管黏膜由类似胃黏膜或小肠黏膜的上皮细胞和腺体所构成。

（三）临床诊疗及预后

患者可有多种症状，包括胃灼热、反流、吞咽困难、恶心、呕吐、嗝逆、胸部心绞痛样表现和声嘶。反流与胃灼热是胃食管反流病最常见的典型症状，多在餐后 1 h 出现，腹压增高时可诱发或加重症状，胸痛与吞咽困难也是常见症状，严重时可为剧烈刺痛并伴放射痛，食管痉挛或功能紊乱，可致吞咽困难或胸部后异物感，症状可进行性加重。胃食管反流病还可伴有上消化道出血、食管狭窄、Barrett 食管等并发症。内镜是诊断胃食管反流的金标准。当出现典型症状，内镜下发现食管黏膜破损及过度反酸的客观证据，并排除其他器质性疾病后，可予诊断。食管黏膜常表现为充血、水肿、糜烂、溃疡、化生和纤维化等病变。胃食管反流的治疗原则在于控制症状、治愈食管炎、减少复发和防治并发症。药物治疗，可用抑酸药、促胃肠动力药、抗酸药；手术治疗有风险，容易导致出血、穿孔等并发症，适用于严格内科治疗无效的患者；内镜治疗适用于停药后反复发作，药物治疗不理想者。Barrett 食管有癌变倾向，需要定期随访观察。

二、食管闭锁、狭窄、扩张与贲门弛缓不能

（一）食管闭锁

食管闭锁属于先天性食管发育异常，约 1/3 的食管闭锁婴儿伴有累及心血管、胃肠道、神经系统、泌尿生殖系统或骨骼肌的其他先天性畸形。伴随的先天性食管神经异常可导致食管运动障碍。

（二）食管狭窄

食管狭窄（stenosis of esophagus）可分为先天性狭窄和后天性狭窄。后天性狭窄的原因常见为食管黏膜上皮因炎症破坏或化学药品腐蚀，修复后形成瘢痕性狭窄；食管肿瘤不同程度阻塞食管管腔；食管周围组织病变从外部压迫食管，如肺及纵隔肿瘤、动脉瘤、甲状腺肿等。

（三）食管扩张

食管扩张（dilatation of esophagus）可分为原发性和继发性两种。原发性扩张根据扩张的范围又分为广泛性扩张和局限性扩张。

广泛性扩张又称巨大食管症（megaesophagus）。此类型为先天性扩张，食管神经肌肉功能障碍引起全段食管扩张，但发病原因不明。

局限性扩张又称憩室。常分为真性膨出性憩室和假性牵引性憩室。憩室多突出于后壁，增大的憩室在脊柱前方下垂，故其内食物常压迫食管形成狭窄。真性膨出性憩室，多因食管壁平滑肌层先天发育不良所致，表现为表面的黏膜部分由该处脱出。多发生在咽食管交界处，少数发生在食管下段。假性牵引性憩室，常因食管周围组织的慢性炎症造成瘢痕性收缩而形成。病变呈漏斗状扩张，多发生在食管前壁。

(四) 贲门弛缓不能

贲门弛缓不能 (achalasia) 发生在食管中下段及贲门。当食物通过时，食管壁肌肉失去弛缓性调节而发生吞咽困难。食管中下段的管壁平滑肌运动功能受 Auerbach 神经丛调节，如该处神经节细胞发生器质性或功能性异常，甚至完全缺损，则可发生食管壁肌肉痉挛从而引起本病。

三、食管癌

食管癌 (carcinoma of esophagus) 由食管黏膜上皮或腺体发生，占食管肿瘤的绝大多数。中医学称本病为噎膈。本病在我国华北及河南地区多发，尤以河南省林县及周围地区为著。发病年龄以 40 岁以上男性发病较多，60~64 岁年龄组最高。早期常缺乏明显症状，中、晚期以进行性吞咽困难为主要临床表现。

(一) 病因和发病机制

确切病因未明。饮食、环境因素、某些致癌物和病毒感染，以及遗传易感性等被认为是引起食管癌的重要因素。

1. 亚硝胺类化合物

流行病学调查显示，食管癌高发区的食物及饮水中的亚硝胺含量普遍高于低发区。动物实验研究也证实，亚硝胺为强致癌物，能够诱发食管上皮及胃黏膜上皮癌变。

2. 真菌

食管癌高发区的粮食、食管癌标本上能分离出多种真菌。这些真菌可将硝酸盐还原为亚硝酸盐，并进一步促进亚硝胺的形成。

3. 慢性理化刺激

长期饮酒、吸烟，经常食入过硬、粗糙、过热食物，口腔不洁、龋齿或者咀嚼槟榔的习惯均能对食管黏膜产生慢性刺激，继发食管上皮的局部或弥漫性增生，从而形成食管癌的癌前病变。

4. 营养因素

摄入食物中缺少动物蛋白、维生素 A、维生素 B_2 和维生素 C，是罹患食管癌的危险因素。饮食或土壤环境中元素钼、硼、锌、镁和铁含量较低，也可间接促进食管癌的发生。

5. 遗传因素

食管癌的发生常具有家族聚集性，我国高发区患者家族史阳性率可达 25%~50%。

(二) 病理变化

食管癌以食管中段最多见，下段次之，上段最少，可分为早期癌和中晚期癌两类。

1. 早期癌

早期癌病变较局限，仅累及黏膜层或黏膜下层，未侵及肌层，无淋巴结转移。钡餐检查显示食管基本正常或管壁呈轻度局限性僵硬。如及时手术，5 年存活率在 90% 以上，预后较好。本型临床症状不明显，易被忽视。有可疑症状出现时，可通过食管拉网脱落细胞学检查，检出癌细胞以确诊。

2. 中晚期癌

此期患者常出现进行性吞咽困难等临床症状。肉眼形态可分为四型。

(1) 髓质型，最多见，累及食管周径全部或大部分，在管壁内浸润生长，使食管壁均匀增厚，管腔变窄。癌组织质地较软，似脑髓组织，切面为灰白色，表面可形成浅表溃疡（图4-1）。

(2) 蕈伞型，肿瘤为卵圆形扁平肿块，如蘑菇状向腔内突起。此型浸透肌层者较其他类型少见。

(3) 溃疡型，肿瘤表面形成溃疡，大小不等，外形不整，边缘隆起，底部凹凸不平，深达肌层，出血、坏死及转移多见，梗阻较晚。

(4) 缩窄型，癌组织内有明显的结缔组织增生并在食管壁内浸润生长，累及食管全周，形成明显的环形狭窄，近端食管腔明显扩张，出现梗阻较早，出血和转移较晚。

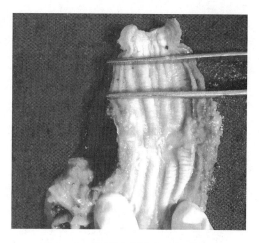

图4-1 髓质型食管癌（见彩图）

镜下，组织学类型分为：①鳞状细胞癌，最常见（图4-2），达90%，依分化程度分高、中、低三级。②腺癌，不多见，与巴雷特（Barrett）食管相关，亦依分化程度不同分三级。③未分化癌，较少见，恶性程度高。

（三）扩散

(1) 直接蔓延，癌组织穿透食管壁连续不断地向周围组织及邻近器官浸润。依所发生的

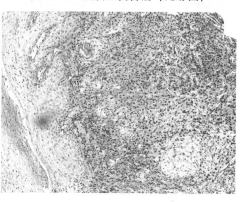

图4-2 食管鳞癌（见彩图）

部位不同，其累及的范围及器官不同。食管上段癌可侵入喉部、气管和颈部软组织；中段癌多侵入支气管、肺；下段癌常侵入贲门、膈、心包等处。受浸润的器官可发生相应的并发症，如大出血、化脓性炎及脓肿、食管-支气管瘘等。

(2) 淋巴道转移，转移部位与食管淋巴引流途径一致。上段癌常转移到颈部及上纵隔淋巴结；中段癌多转移到食管旁及肺门淋巴结；下段癌常转移到食管旁、贲门旁及腹腔淋巴结。形成局部淋巴结转移后，可继续沿淋巴管向远处淋巴结转移。

(3) 血道转移，主要见于晚期患者，以转移至肝及肺为最常见，亦可转移至肾、骨和肾上腺等处。

（四）临床诊疗及预后

早期癌组织无明显浸润，无肿块形成，故症状不明显，部分患者出现轻微的胸骨后疼痛、烧灼感、哽噎感，这些可能是由于食管痉挛或肿瘤浸润黏膜所引起；中晚期癌由于肿瘤不断浸润生长，使管壁狭窄，患者出现吞咽困难，甚至不能进食，最终导致恶病质使全身衰竭而死亡。晚期食管癌容易侵犯其他组织：淋巴结转移时可触及肿大坚硬的浅表淋巴结，肝脏转移可出现黄疸、腹水、昏迷；肿瘤侵及气管、支气管时可形成食管-气管瘘，肿瘤侵犯喉返神经时导致声嘶，肿瘤压迫颈交感神经节出现霍纳综合征（Horner Syndrome)。中晚期食管癌体格检查时应特别注意有无锁骨上淋巴结肿大。

内镜是诊断食管癌的首选方法，可以直接观察病变形态、大小和位置，并取活组织进行病理检查。早期食管癌采用 X 线钡餐，可见食管黏膜皱襞增粗、紊乱或破坏、小的充盈缺损与小龛影，中晚期食管癌可见较大的充盈缺损、管壁僵硬、蠕动消失和食管不规则狭窄等。超声内镜检查可用来判断食管癌浸润的层次、扩展深度及淋巴结或邻近脏器转移情况；胸部 CT 检查可显示食管与邻近纵隔器官的关系，有利于确定手术方式。早期无咽下困难症状时，食管癌应与食管的炎症、憩室及食管静脉曲张等相鉴别，出现咽下困难症状时，应与食管良性狭窄、胃食管反流病、贲门失弛缓症、食管良性肿瘤等相鉴别。

食管癌根据病变的分期部位，病程采用不同的治疗方法，如手术治疗、放疗、化疗、内镜下治疗、激光治疗及中医药相结合的综合治疗等。

早期食管癌手术治疗预后良好，5 年生存率达 90% 以上，食管鳞癌患者生存率稍低于腺癌患者，上、中段食管癌生存率低于下段与食管胃交界癌。食管癌患者生存率随着临床病理分期加重而降低，所以强调早期发现及早期治疗。

讨论

胃癌患者行大部分胃切除术后常会感觉胸腹部疼痛，吞咽困难，尤其以餐后 1 h 为甚，如果患者来就诊，你认为最可能的情况是什么？如何与胃癌复发相鉴别？

小结

1. 急性食管炎有哪些类型？其共同特点是什么？要清楚所有急性炎症中最常见的炎细胞是中性粒细胞。其类型是根据食管黏膜受损程度引起的病理变化分类的。
2. 慢性食管炎分为反流性食管炎和 Barrett 食管，这两者有何特点？记住胃食管反流是 Barrett 食管形成的主要原因，而 Barrett 食管是大部分食管腺癌的癌前病变。
3. 食管癌分为早期癌和中晚期癌，其分期的依据是什么？
4. 食管癌的肉眼类型和组织学类型主要有哪些？掌握其病理变化可以很好地解释其临床表现。
5. 食管癌患者常有哪些临床表现？首选的诊断方式是什么？目前采用的治疗方法有哪些？了解这些知识可为今后的临床知识学习奠定基础。

单项选择题

1. 下述有关食管癌的描述中，哪项是错误的？_____。
   A. 食管上段最常见　　　　　　　　B. 鳞状细胞癌多见

C. 可见原位癌 D. 亚硝胺与食管癌发生有关
E. 可以多中心发生
2. 下列哪一项不属于早期食管癌的必要条件？_____。
A. 癌变面积要小于 1.0 cm² B. 浸润深度未超出黏膜下层
C. 钡餐检查可有轻度局限性僵硬 D. 无明显临床症状
E. 无淋巴结转移
3. 与食管癌发生无关的因素是_____。
A. 食用过热饮食 B. 食物中含亚硝胺
C. 反流性食管炎 D. 食管痉挛
E. 霉变食物
4. 食管的黏膜内癌_____。
A. 是早期癌的同义词 B. 是原位癌的同义词
C. 全部为鳞状细胞癌 D. 5 年存活率为 85%
E. 多发生于食管上段
5. 中晚期食管癌的髓质型主要形态特征是_____。
A. 形成明显的环形狭窄 B. 形成较深的溃疡缺损
C. 如蘑菇状突入管腔 D. 灰白色、质地较软
E. 灰白色、质地硬韧
6. 按发病率递减的顺序，食管癌最常见的部位依次是_____。
A. 食管中段、下段、上段 B. 食管中段、上段、下段
C. 食管下段、中段、上段 D. 食管上段、下段、中段
E. 分布相等
7. 下列哪项不是食管癌直接浸润引起的？_____。
A. 食管气管瘘 B. 肺脓肿
C. 脓胸 D. 大咯血
E. 淋巴结转移癌
8. 除下列哪项外均为中晚期食管癌的肉眼类型？_____。
A. 溃疡型 B. 平坦型
C. 缩窄型 D. 髓质型
E. 蕈伞型
9. 关于 Barrett 食管，以下叙述正确的是_____。
A. Barrett 食管是远端食管腺癌的癌前病变
B. 内镜下病变处黏膜呈橘红色天鹅绒样
C. 其发生主要是由于长期胃食管反流造成的黏膜损伤
D. 镜下必须有肠上皮化生才能诊断
E. 组织学上可存在不完全肠上皮化生或完全肠上皮化生
10. Barrett 食管的病理改变是_____。
A. 复层食管鳞状上皮细胞层增生 B. 黏膜固有层乳头向上皮腔面生长

C. 上皮层内中性粒细胞浸润　　　　D. 糜烂或溃疡形成
E. 齿状线 2 cm 以上食管黏膜鳞状上皮被柱状上皮代替

参考答案
1—5　AEDAD　　6—10　AEBAE

第三节　胃和十二指肠常见疾病

一、胃炎

胃炎（gastritis）是胃黏膜常见的炎症性疾病，可分为急性胃炎和慢性胃炎。

（一）急性胃炎

1. 病因和发病机制

急性胃炎由多种疾病引起，伴有多种病因，比如，暴饮暴食或食用刺激性食物，也可与服用某些非固醇类抗炎药物如水杨酸制剂、过量饮酒、烧伤和手术等引起机体的应激状态有关，或因吞服强酸、强碱或其他腐蚀性化学物质引起，也可由金黄色葡萄球菌、链球菌或大肠杆菌等化脓菌经血道（败血症或脓毒血症）或胃外伤直接感染导致。

2. 病理类型和病理变化

不同的病因导致不同的组织学形态，常见有以下四种类型。

（1）急性单纯性胃炎（acute simple gastritis）。胃黏膜充血、水肿，有时糜烂。常有胃黏液分泌亢进，故有急性卡他性胃炎（acute catarrhal gastritis）之称。

（2）急性出血性胃炎（acute hemorrhagic gastritis）。严重的刺激性胃炎可合并胃黏膜出血和轻度的坏死，或呈多发浅表的应激性溃疡。

（3）急性腐蚀性胃炎（acute corrosive gastritis）。此型病变较严重，胃黏膜坏死、溶解，可累及深层组织甚至穿孔。

（4）急性感染性胃炎（acute infective gastritis）。此型少见，可引起胃的弥漫性化脓性炎，又称为急性蜂窝织炎性胃炎。

3. 临床诊疗及预防

多数急性单纯性胃炎患者症状轻微或无症状。临床最常见的急性出血性胃炎患者多以突然发生的呕血和（或）黑便等上消化道出血症状就诊，近期服用非甾体抗炎药，严重疾病状态或大量饮酒者，如发生呕血和黑便，应考虑急性出血性胃炎，确诊有赖于急诊内镜检查，内镜可见弥漫分布的多发性糜烂出血灶和以表浅溃疡为特征的急性胃黏膜病损。因胃黏膜修复较快，病变可在短期内消失，强调内镜宜在出血发生后 24～48 h 内进行。急性胃炎常有明确的病因，预防急性胃炎需避免辛辣食物、烟酒、药物的刺激，规律作息等。

（二）慢性胃炎

慢性胃炎是临床上的常见病、多发病，可由急性胃炎转变而来，也可开始发病即是轻症状态的慢性炎症。

1. 病因和发病机制

目前，其发病机制尚未完全明了，病因可能与以下因素有关。①幽门螺杆菌感染，此菌引起的胃炎在胃黏膜表层腺体有较多中性粒细胞浸润，常在黏膜上皮的表面可找到螺旋状弯曲杆菌，它不侵入黏膜内腺体，在肠上皮化生区也无此细菌。②长期慢性刺激，如急性胃炎的多次发作、喜烫食或浓碱食、长期饮酒吸烟或滥用水杨酸类药物等。③十二指肠液反流对胃黏膜屏障的破坏。④自身免疫损伤（autoimmune injury），如慢性A型萎缩性胃炎，因其发生与自身免疫有关，又称自身免疫性胃炎。

2. 类型及病理变化

根据病变的不同，常见有浅表性、萎缩性、肥厚性和疣状四类慢性胃炎。

（1）慢性浅表性胃炎（chronic superficial gastritis），又称慢性单纯性胃炎，为胃黏膜最常见、最轻的病变，以胃窦部最为常见。病变呈多灶性或弥漫性，胃镜可见黏膜充血、水肿、深红色，表面有灰白色或灰黄色分泌物，有时伴有点状出血或糜烂。镜下见病变位于黏膜浅层，黏膜浅层可有水肿、点状出血和上皮坏死脱落，炎性细胞主要为淋巴细胞和浆细胞，有时可见少量嗜酸性粒细胞和嗜中性粒细胞浸润。本型胃炎患者病变较轻，常无明显症状，有时可出现消化不良，上腹不适或隐痛。多数可治愈，少数可转变为慢性萎缩性胃炎。

（2）慢性萎缩性胃炎（chronic atrophic gastritis）。本病以黏膜固有腺体萎缩和肠上皮化生为特征，分为A、B两型。A型与自身免疫有关，患者血清中可查到抗胃壁细胞抗体和抗内因子抗体，常有维生素B_{12}吸收障碍，所以多伴有恶性贫血，病变主要在胃体和胃底，胃窦部G细胞因代偿性增生使血清促胃液素增高；B型与自身免疫无关，Hp的检出率高，血清中壁细胞抗体阴性，不伴有恶性贫血，病变多在胃窦部，血清促胃液素正常或降低，我国患者大多数属于B型。

两型胃黏膜病变基本相同。胃黏膜薄而平滑，皱襞变平或消失，表面呈细颗粒状，因此，胃镜检查见黏膜由正常的橘红色变为灰白色或灰黄色，黏膜下小血管清晰可见，呈红白相间的花斑状改变，与周围黏膜界限明显。镜下，在黏膜固有层内有不同程度的淋巴细胞和浆细胞浸润。腺上皮萎缩，腺体变小并有囊性扩张，腺体数量减少或消失（图4-3）。常出现上皮化生，在胃体和胃底部腺体的壁细胞和主细胞消失，为类似幽门腺的黏液分泌细胞所取代，称为假幽门腺化生。在幽门窦病变区，胃黏膜表层上皮细胞中出现分泌酸性黏液的杯状细胞、有刷状缘的吸收上皮细胞和潘氏（Paneth）细胞等，与小肠黏膜相似，称为肠上皮化生（intestinal metaplasia）（图4-4）。在肠上皮化生中，可出现细胞异型性增生。肠化生上皮有杯状细胞和吸收上皮细胞者称为完全化生，只有杯状细胞者称为不完全化生。不完全化生中又可根据其黏液组化反应，氧乙酰化唾液酸阳性者为大肠型不完全化生，阴性者则为小肠型不完全化生。目前，多数研究者发现不完全性大肠型化生与肠型胃癌的发生关系较密切。

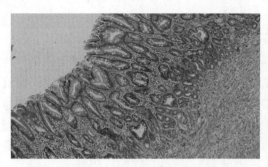 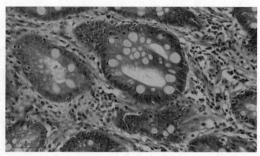

图4-3　慢性萎缩性胃炎光镜（见彩图）　　图4-4　慢性萎缩性胃炎肠上皮化生（见彩图）

临床上，因为胃固有腺体萎缩，壁细胞和主细胞减少或消失，可有胃内游离盐酸减少或缺乏、消化不良、上腹不适或钝痛、贫血等症状。

(3) 肥厚性胃炎（hypertrophic gastritis），又称巨大肥厚性胃炎（giant hypertrophic gastritis）、Menetrier 病。病变常发生于胃底及胃体，显著的组织学特征是小凹增生和腺体萎缩。镜下，皱襞肥大加深变宽，形似脑回，逐渐出现黏膜萎缩，浅表黏膜有炎症，但无明显水肿，延伸的小凹逐步取代腺体成分。此疾病常有严重的低蛋白血症、胃酸过少甚至缺乏。患者常有明显的上腹疼痛、腹胀、食欲减退、呕吐、体重减轻、贫血及外周性水肿等症状。

(4) 疣状胃炎（verrucosa gastritis），较少见，原因不明，是指胃黏膜表面有多个中央凹陷的结节状突起的一种慢性胃炎。病变多见于胃窦部，突起的病灶可为圆形、卵圆形或不规则形，直径 0.5～1.0 cm，高约 0.2 cm，中心有凹陷，形如痘疹。病变活动期，镜下可见突起的中央发生糜烂、凹陷，常因上皮变性、坏死脱落而形成，其表面覆盖着急性炎性渗出物。当病变修复时，可见上皮再生修复，常伴有非典型增生。

3. 临床诊疗及预后

大多数慢性胃炎并无明显症状，也可表现为中上腹不适、饱胀、钝痛、烧灼痛等，或可有食欲不振、反酸、嗳气、恶心等消化不良症状。体征多不明显，有时上腹轻压痛，恶性贫血者常伴全身乏力，出现明显的厌食、体重减轻、贫血等症状。内镜结合活组织病理学检查是诊断慢性炎症最可靠的方法，病因诊断除通过了解病史外，可进行 Hp 检测和血清抗壁细胞抗体、内因子抗体及血清促胃液素、维生素 B_{12} 水平测定，有助于诊断自身免疫性胃炎。

大多数成年人胃黏膜可见非活动性、轻度慢性浅表性胃炎，为生理性黏膜免疫反应，无须药物治疗。如慢性胃炎累及黏膜全层或成活动性，出现癌前状态，可视具体情况予以短期或长期间歇治疗，治疗的目的是缓解患者的症状和改善其胃黏膜炎症反应，治疗应遵循病因治疗、个体化治疗原则。Hp 相关胃炎，伴有胃黏膜萎缩、糜烂或消化不良症状者，推荐根除 Hp 治疗。对于胃黏膜糜烂、反酸和上腹痛等症状为主者，可适当选用质子泵抑制剂，对消化不良症状者可选用促胃肠动力药和消化酶制剂改善症状；另外，需选用胃黏膜保护剂增强胃黏膜屏障，减轻黏膜损害。

慢性非萎缩性胃炎患者病情稳定，预后良好；慢性萎缩性胃炎常合并肠化生，少数病例可发展为胃癌，因此，慢性萎缩性胃炎尤其是伴有中重度上皮内瘤变者，需定期行内镜和病理组织学随访。

二、消化性溃疡病

消化性溃疡病（peptic ulcer disease），又称慢性消化性溃疡（chronic peptic ulcer）或消化性溃疡（peptic ulcer），是以胃或十二指肠形成深在溃疡为特征的一种炎症性损伤。消化性溃疡多见于成人，男性多于女性，其部位主要发生于十二指肠球部和胃，但前者更多见，两者之比约为3∶1。约有5%的病例，胃和十二指肠同时发生溃疡，称为复合性溃疡。患者有周期性上腹部疼痛、返酸、嗳气等症状，易反复发作，呈慢性经过。

（一）病因及发病机制

消化性溃疡病的病因很复杂，发病机制尚未完全阐明，目前认为与以下因素相关。

1. 幽门螺杆菌的感染

研究表明，Hp感染可通过以下机制破坏胃黏膜的防御屏障：①Hp可分泌能催化游离氨生成的尿素酶和裂解胃黏膜糖蛋白的蛋白酶，还可产生能破坏黏膜表面上皮细胞脂质膜的磷酸酯酶，以及有生物活性的白细胞三烯和二十烷等；②Hp能趋化多量嗜中性粒细胞，后者释放出髓过氧化物酶（myeloperoxidase）而产生次氯酸，在氨的存在下合成一氯化氨，次氯酸和一氯化氨均能破坏黏膜上皮细胞；③Hp释放的一种细菌性血小板激活因子可以促进表面毛细血管血栓形成而导致血管阻塞，黏膜缺血；④细菌还可以产生一些趋化炎细胞的因子如脂多糖（lipopolysaccharide），使慢性炎症黏膜更易受到胃酸的损伤，上皮损伤后有利于胃酸直接接触上皮并进入黏膜内。以上研究表明，幽门螺杆菌损伤的主要靶点是黏膜的上皮细胞和固有膜的血管内皮细胞。

2. 黏膜防御屏障功能的破坏

正常胃黏膜的防御屏障功能包括如下因素：①黏膜上皮分泌黏液和碳酸氢盐覆盖于黏膜表层，可以减少或避免胃酸和蛋白酶直接接触黏膜，并形成一种有缓冲作用的表面微环境；②胃酸和胃蛋白酶是从腺体通过陷窝（腺体开口）以喷射的方式分泌到表面黏液层进入消化腔，没有直接与表面上皮接触；③黏膜表面上皮具有快速再生能力，从而能保证表面上皮的完整性和屏障功能；④健全的黏膜血液循环可清除从胃腔回流的氢离子，维持旺盛的细胞代谢和再生功能；⑤黏膜合成前列腺素有利于维持良好的黏膜血液循环。如果有某些因素造成上述黏膜防御屏障的破坏，即使是正常的胃酸水平，甚至低于正常者也可导致消化性溃疡的发生，胃酸中的氢离子则可逆向弥散进入胃黏膜，导致黏膜损伤。由于氢离子的逆向弥散能力在胃窦和十二指肠球部最强，因此，溃疡病好发于这两个部位。

其他因素如长期服用非固醇类抗炎药物如阿司匹林等，除了直接刺激胃黏膜外还可抑制黏膜前列腺素的合成，影响黏膜血液循环；吸烟也可损害黏膜血液循环；长期精神紧张使胃酸分泌增多等均有利于溃疡形成。高钙血症能刺激胃泌素产生，因而使胃酸分泌增高，这可能是慢性肾功能衰竭和甲状旁腺功能亢进患者易发生十二指肠溃疡的原因。Zollinger-Ellison综合征患者，由于其胰岛细胞瘤分泌大量胃泌素而使胃酸分泌高达正常的10～20倍，并常引起胃、十二指肠甚至空肠多发性溃疡等。以上症状表明，过度的胃酸分泌在胃、肠黏膜防御屏障不能抵抗时也可形成消化性溃疡。

3. 胃液的消化作用增强

消化性溃疡病的发生与胃酸、胃蛋白酶增多有关。胃酸分泌过多，相应的胃蛋白酶原分泌也增多，使胃液的消化能力增强，易损伤胃和十二指肠黏膜。

4. 神经、内分泌功能失调

迷走神经功能亢进可促进胃酸分泌增加，酸性胃液对十二指肠黏膜刺激增加，易形成十二指肠溃疡；而迷走神经兴奋性降低时，胃蠕动减弱，胃窦G细胞长期受刺激使促胃液素分泌增多，继而胃酸分泌增多，则易形成胃溃疡。而溃疡病患者常有精神过度紧张或焦虑抑郁，易导致胃液分泌障碍及迷走神经功能紊乱等现象。

5. 遗传等其他因素

体外实验证明，Hp易于攻击表面限定有O型血抗原的细胞，因此，O型血的人群胃溃疡的发病率高于其他血型1.5～2倍。溃疡病在一些家庭中有高发趋势，揭示本病发生也可能与遗传因素有关。

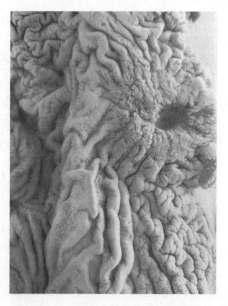

图4-5　胃窦消化性溃疡（见彩图）

（二）病理变化

肉眼观察，胃溃疡多发生于胃小弯侧近幽门处，尤以胃窦部为多见，其余依次见于胃大弯、胃底。溃疡通常为单个，圆形或椭圆形，直径多在2 cm以内，溃疡边缘整齐，状如刀切（图4-5），贲门侧边缘呈耸直状或潜掘状，幽门侧边缘呈阶梯状或斜坡状，周围黏膜可有轻度水肿，黏膜皱襞以溃疡为中心向周围呈放射状。溃疡底部通常穿越黏膜下层，深达肌层甚至浆膜层，溃疡处的黏膜至肌层可完全被破坏，由肉芽组织或瘢痕取代。十二指肠溃疡的形态与胃溃疡相似，多发生在十二指肠球部，溃疡一般较胃溃疡为小而浅，直径多在1 cm以内。

镜下，溃疡底由内向外大致由四层组织构成（图4-6）：最表层为渗出层，由一薄层纤维素渗出物和大量中性粒细胞构成；第二层为坏死层，主要为坏死的组织及细胞碎片；第三层为肉芽组织层，由新生的毛细血管、炎细胞和成纤维细胞构成；第四层是瘢痕组织层，由肉芽组织逐渐老化移行而来，主要是胶原纤维和少量的纤维细胞。瘢痕组织中的小动脉管壁常发生增殖性内膜炎而增厚、管腔狭窄或形成血栓，这些血管的改变有利有弊，一方面可防止溃疡周

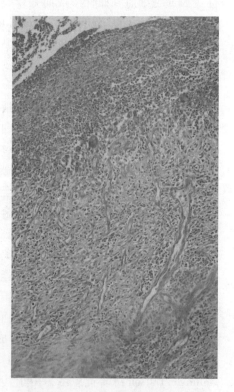

图4-6　消化性溃疡的镜下结构（见彩图）

血管破裂出血，但另一方面因为血管堵塞可引起血液供应减少，不利于组织再生和溃疡的修复。在溃疡边缘常见黏膜肌层与固有肌层粘连或愈着。溃疡底部的神经节细胞和神经纤

维常变性和断裂,有时神经纤维断端呈小球状增生,这可能与疼痛症状有关。

(三) 结局及并发症

1. 愈合

溃疡由肉芽组织增生填满,然后由周围的黏膜上皮再生、覆盖溃疡面而愈合(healing),渗出物和坏死组织逐渐被吸收、排出。消化性溃疡经正规药物治疗后愈合率可达95%。

2. 出血

出血(hemorrhage)是最常见的主要并发症,见于10%~35%患者。轻者可因溃疡底部的毛细血管破裂,引起患者大便潜血阳性。如溃疡底大血管被腐蚀破裂发生大出血,则出现柏油样黑便,有时伴呕血,严重者威胁患者的生命。

3. 穿孔

约有5%的患者发生穿孔(perforation),穿孔后胃内容物漏入腹腔而引起腹膜炎。十二指肠溃疡因肠壁较薄更易发生穿孔。

4. 幽门梗阻

约有3%的患者发生幽门梗阻(pyloric stenosis),主要由于瘢痕收缩引起幽门狭窄,使胃内容物无法顺利通过导致食物潴留,继发胃扩张,严重者呕吐宿食,常引起水电解质失衡、营养不良。

5. 恶变

胃溃疡恶变(malignant transformation)概率很小,一般不大于1%,而十二指肠溃疡一般不恶变。

(四) 临床诊疗与预后

消化性溃疡病患者主要表现为周期性上腹部疼痛、反酸、嗳气。上腹疼痛的性质为钝痛、刺痛或烧灼痛。疼痛位置常固定于剑突下,十二指肠溃疡偏右,胃溃疡偏左。十二指肠溃疡患者多在空腹、饥饿或午夜时感觉上腹疼痛。这是由于迷走神经兴奋性增强,胃酸分泌增多,溃疡面受大量胃酸刺激引起的,因此下次进餐、进食或饮水后可减轻或完全缓解。胃溃疡患者疼痛多出现在餐后 0.5~2 h,直到胃排空为止。这是由于迷走神经兴奋性降低,胃蠕动减弱,进食后食物对胃窦部的 G 细胞刺激延长,促使胃泌素分泌亢进,继而胃酸分泌增多,这时溃疡面受大量胃酸刺激及平滑肌收缩或痉挛引起的。此外,患者还常出现反酸、嗳气,胃内容物反流或排空困难也与胃酸分泌过多刺激幽门括约肌痉挛和胃逆蠕动有关。

内镜检查是确诊消化性溃疡的首选检查方法,X 线钡餐检查适用于不愿意接受内镜检查或有禁忌者。溃疡的 X 线征象有直接和间接两种。龛影是直接征象,对溃疡有确诊价值;而局部压痛、十二指肠球部激惹和球部畸形、胃大弯侧痉挛性切迹均为间接征象,提示可能有溃疡。

消化性溃疡治疗目的是消除病因,缓解症状,愈合溃疡,防止复发和并发症。H_2 受体拮抗剂是治疗消化性溃疡的主要药物之一,质子泵抑制剂作用于 H^+-K^+-ATP 酶,使其失去活性,抑酸作用强。胃黏膜保护剂包括胶体铋剂及弱碱性抗酸剂,对出现并发症和反复复发的消化性溃疡者,应追踪抗 Hp 的疗效。大多数消化性溃疡不需要外科手术治疗,但在下列情况时可考虑手术治疗：大量出血经过药物和内镜治疗无效时，急性穿孔、慢性穿透性溃疡，瘢痕性幽门梗阻，疑胃溃疡癌变。治疗消化性溃疡最常用的手术方式是胃大部切除术和迷走神经切断术。

三、胃癌

胃癌（carcinoma of stomach）是消化道最常见的恶性肿瘤之一，是原发于胃黏膜上皮和腺上皮的恶性肿瘤。胃癌好发年龄为40～60岁，男女之比约为3∶1或2∶1，好发部位为胃窦部，特别是小弯侧（约占75%），胃体部则少见。

（一）病因及发病机制

病因及发病机制至今未明，可能与以下因素有关。

1. 饮食因素

长期食用熏烤、盐腌食品的人群中胃远端癌发病率高，这与食品中亚硝酸盐、真菌毒素、多环芳烃化合物等致癌物或前致癌物含量高有关；吸烟者的胃癌发病风险较不吸烟者高50%。鱼、肉类熏制食品内含有的亚硝胺类化合物，已被动物实验证实可诱发胃癌。另外，如果食用黄曲霉毒素污染的食物也可诱发胃癌。

2. 地理分布

胃癌发病有一定地域性高发特点。如日本、智利、芬兰、匈牙利等国家和中国的某些地区胃癌发病率远高于美国和西欧一些国家。这可能与各国家、民族的饮食习惯及各地区的土壤地质因素有关。

3. 癌前病变

慢性萎缩性胃炎、胃息肉、胃溃疡病伴有异型增生，胃黏膜大肠型上皮化生都可成为胃癌发生的病理基础。癌前病变指从良性上皮组织转变成癌的过程中的交界性病理变化。胃黏膜上皮的异型增生属于癌前病变，根据细胞的异型程度，可分为轻度、中度、重度三种，重度异型增生与分化较好的早期胃癌有时很难区分。

4. 幽门螺杆菌感染

与慢性胃炎有关的幽门螺杆菌感染也被认为是胃癌发生的主要危险因素。据报道，胃癌患者Hp阳性率可达66.7%，明显高于胃炎患者，尤其是肠型胃癌患者。Hp感染可增加细胞的增殖活性、癌基因激活（c-myc、p21）及抑癌基因（p53）的失活，从而诱发胃黏膜上皮细胞的癌变。

5. 遗传和基因

遗传与分子生物学研究表明，与胃癌患者有血缘关系的亲属其胃癌发病率较对照组高4倍。胃癌的癌变是一个多因素、多阶段的发展过程，涉及癌基因、抑癌基因、凋亡相关基因与转移相关基因等的改变，而基因改变的形式也是多种多样的。

（二）组织发生

1. 胃癌的细胞来源

从早期微小胃癌的形态学研究推测，胃癌主要发生自胃腺颈部和胃小凹底部的干细胞。此处腺上皮的再生修复特别活跃，可向胃上皮及肠上皮分化，癌变常由此部位开始。

2. 肠上皮化生与癌变

在早期胃癌标本可观察到肠上皮化生（大肠型）过渡到肠型胃癌的现象。大肠型化生在胃癌癌旁黏膜上皮的检出率常可达 88.2%，并可见肠化生病变向胃癌移行。有人推测，癌变机制可能是由于这种肠上皮化生的细胞对致癌物质的吸收增强，并且发现肠上皮化生细胞及癌细胞的胞浆中均有高活性的氨基酞酶（amino-peptidase）、乳酸脱氢酶及其同工酶，而正常胃黏膜中，该酶不显活性。这种变异很可能构成癌变的基础。

3. 非典型增生与癌变

胃癌时重度非典型增生（severe atypical hyperplasia）多出现在癌旁，有的与癌变呈过渡移行关系。目前认为重度非典型增生为具有癌变潜能的一种癌前病变。

（三）病理变化

根据胃癌的病理变化进展程度分为早期胃癌与进展期胃癌两大类。

1. 早期胃癌

早期胃癌（early gastric carcinoma）是指癌组织浸润仅限于黏膜层及黏膜下层，未侵及肌层。所以判断早期胃癌的标准不是其面积大小和是否有局部淋巴结转移，而是其深度。故早期胃癌也称为黏膜内癌或表浅扩散性癌。早期胃癌经手术切除治疗，预后颇为良好，术后 5 年存活率达 54.8%～72.8%。近年由于纤维胃镜活检和脱落细胞学检查方法的推广应用，早期胃癌的发现率有了明显提高。

早期胃癌的肉眼形态可分为三种类型。

（1）隆起型（protruded type，Ⅰ型）。肿瘤从胃黏膜表面显著隆起，有时呈息肉状，此型较少。

（2）表浅型（superficial type，Ⅱ型）。肿瘤表面较平坦，隆起不显著。此型又可细分为表浅隆起型（superficial elevated type，Ⅱa 型）、表浅平坦型（superficial flat type，Ⅱb 型）、表浅凹陷型（superficial depressed type，Ⅱc 型）。表浅凹陷型又名癌性糜烂，此型未突破黏膜肌层。

（3）凹陷型（excavated type，Ⅲ型）。有溃疡形成，但仍限于黏膜下层，此型最为多见。

组织学分型为早期胃癌以原位癌及高分化管状腺癌最多见，其次为乳头状腺癌，未分化型癌最少见。

2. 进展期胃癌（中晚期胃癌）

癌组织浸润到黏膜下层以下者均属进展期胃癌（advanced gastric carcinoma），或称中晚期胃癌。癌组织浸润越深，预后越差，侵至浆膜层的 5 年存活率较侵至肌层的明显降低。

进展期胃癌的肉眼形态可分为三种类型。

（1）息肉型或蕈伞型（polypoid or fungating type）。癌组织向黏膜表面生长，呈息肉状或蕈状，突入胃腔内。

（2）溃疡型（ulcerative type）。部分癌组织坏死脱落，形成溃疡。溃疡一般多呈皿状，比较大，有的边缘隆起，如火山口状，底部凹凸不平（图 4-7）。

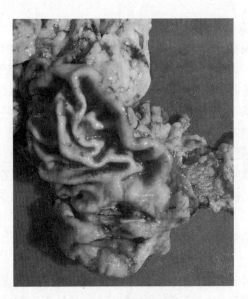

图4-7 溃疡型胃癌

溃疡型胃癌的溃疡与良性胃消化性溃疡大体形态的鉴别见表4-1。

表4-1 良、恶性溃疡的肉眼形态鉴别

	良性溃疡（消化性溃疡病）	恶性溃疡（溃疡型胃癌）
外　　形	圆形或椭圆形	不整齐、呈皿状或火山口状
大　　小	溃疡直径常小于2 cm	溃疡直径常大于2 cm
边　　缘	整齐、不隆起	不整齐、隆起
底　　部	较平坦	凹凸不平，有坏死出血
周围黏膜	皱襞向溃疡集中	皱襞中断，呈结节状肥厚

（3）浸润型（infiltrating type）。癌组织向胃壁内呈局限或弥漫浸润，与周围正常组织无明显边界，其表面胃黏膜皱襞大部分消失，有时可见浅表溃疡。当弥漫浸润时，胃壁普遍增厚、变硬，胃腔缩小。典型的弥漫浸润型胃癌其胃状似皮革制成的囊袋，因而有革囊胃（linitis plastica）之称。

镜下，进展期胃癌可分为以下类型。

（1）管状腺癌，癌细胞排列呈大小不一的腺管样或乳头状（图4-8），较多见，分化程度高，恶性程度较低，转移较晚。肉眼观多呈息肉型。

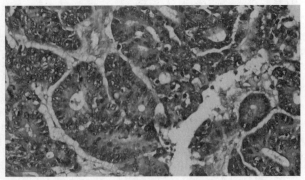

图4-8 胃管状腺癌（见彩图）

（2）黏液腺癌，呈腺样结构或实体癌结构，癌细胞浆内分泌大量黏液，部分将癌细胞核推向一侧呈印戒状，本型恶性度高。肉眼观为弥漫浸润型的癌组织学类型多为此型。

（3）混合性癌，癌细胞部分呈腺样排列，部分呈实体巢状、条索状或弥漫散在排列，以上成分混杂，无法用单一的组织学分型。

此外还有少见的神经内分泌癌（neuroendocrine carcinoma）、鳞状细胞癌（squamous cell carcinoma）和未分化癌（undifferentiated carcinoma）。

（四）扩散途径

1. 直接蔓延

癌组织向胃壁各层浸润，当穿透浆膜后，癌组织可连续不断地向周围组织和邻近器官广泛蔓延生长，如肝脏、胰腺及大网膜等。

2. 淋巴道转移

为胃癌转移的主要途径，首先转移到局部淋巴结，其中以胃小弯侧的胃冠状静脉旁淋巴结及幽门下淋巴结最为多见。由前者可进一步扩散到腹主动脉旁淋巴结、肝门淋巴结而达肝内；由后者可到达胰头上方及肠系膜根部淋巴结。转移到胃大弯淋巴结的癌瘤可进一步扩散到大网膜淋巴结。晚期，癌细胞可经胸导管转移到左锁骨上淋巴结（virchow 淋巴结），且以左锁骨上淋巴结多见。

3. 血道转移

血道转移多在胃癌晚期，常经门静脉转移到肝，其次是肺、骨及脑。

4. 种植性转移

胃癌特别是胃黏液癌细胞浸润至胃浆膜后，可脱落到腹腔，种植于腹壁及盆腔器官的浆膜上。如果种植在卵巢，形成转移性黏液癌，称库肯勃（Krukenberg）瘤。

（五）临床诊疗及预后

早期胃癌多数患者无明显症状，少数人有恶心、呕吐或类似溃疡病的上消化道症状，难以引起足够的重视。随着肿瘤的生长，影响胃功能时才出现较为明显的症状，但均缺乏特异性。

疼痛与体重减轻是进展期胃癌最常见的临床症状。患者常有较为明确的上消化道症状，如上腹不适、进食后饱胀，随着病情进展，上腹疼痛加重，食欲下降、乏力。根据肿瘤的部位不同，也有其特殊表现。贲门胃底癌可有胸骨后疼痛和进行性吞咽困难，幽门附近的胃癌有幽门梗阻表现。

当肿瘤破坏血管后，可有呕血、黑便等消化道出血症状；如肿瘤侵犯胰腺被膜，可出现向腰背部放射的持续性疼痛；如肿瘤溃疡穿孔则可引起剧烈疼痛甚至腹膜刺激征象；肿瘤出现肝门淋巴结转移或压迫胆总管时，可出现黄疸；肿瘤出现远处淋巴结转移时，可在左锁骨上触及肿大的淋巴结。晚期胃癌患者常可出现贫血、消瘦、营养不良甚至恶病质等表现。

内镜结合黏膜活检是诊断胃癌的首选方法。内镜可直接观察病灶形态、大小及位置，同时取活组织行病理检查及幽门螺杆菌检测。X 线钡餐可见的病变有较小龛影或充盈缺损，黏膜皱襞破坏，胃黏膜僵直，蠕动消失。胃癌可以选择不同的治疗方法，如手术治疗、内镜下治疗、化学治疗、免疫治疗及综合治疗等。手术治疗是根除胃癌的有效手段。

手术原则是切除包括癌灶在内的部分或全部胃壁，按分期清除胃周围的淋巴结，重建消化道。

讨论

某患者常餐后半小时感觉上腹部隐约疼痛不适，约 3 h 后缓解，如此持续了半年，你认为该患者最有可能是什么病变？最需要和哪些疾病鉴别？鉴别疾病的手段有哪些？

小结

1. 急性胃炎有哪些类型？其类型是根据不同损伤因子造成的胃黏膜受损程度引起的病理变化分类的。

2. 慢性胃炎分为慢性浅表性胃炎、慢性萎缩性胃炎、慢性肥厚性胃炎、疣状胃炎四类，分别有何病变特点？一般由哪些病因引起？四者的病变都为黏膜的慢性炎症，但黏膜腺体的变化不同，或无明显变化，目前认为病因主要与幽门螺杆菌感染有关。

3. 消化性溃疡病是以胃或十二指肠形成深在溃疡为特征的一种炎症性损伤，那么发生于结肠的溃疡性病变可以称为消化性溃疡病吗？明确概念才能更好地学习其特点。

4. 如何用消化性溃疡病的镜下结构解释其肉眼病理特点？良性溃疡和恶性溃疡肉眼形态有何区别？消化性溃疡病的镜下结构从内到外分为 4 层，分别为炎性渗出层、坏死层、肉芽组织层、瘢痕组织层。恶性溃疡实际是溃疡型胃癌，其镜下为肿瘤细胞。两者的肉眼观也截然不同，其实质也是炎症性疾病与肿瘤性疾病的区别。

5. 消化性溃疡病的临床表现如何？其结局与并发症是什么？临床的诊疗方式有哪些？其治疗原则是什么？掌握这些知识可为今后的临床知识学习奠定基础。

6. 胃炎、胃溃疡、胃癌分别好发于胃的哪些部位？三者之间有何联系？三者都好发于胃窦处，都与胃幽门螺杆菌感染有关。

7. 早期胃癌和中晚期胃癌的病理变化如何？胃癌可通过哪些途径扩散？两者的区分是根据肿瘤浸润深度。胃癌常见淋巴道转移，也可通过血道转移或种植性转移扩散。胃癌的分期对于临床预后有非常重要的意义。

☞ 单项选择题

1. 浅表性胃炎肉眼所见主要是 _____。
   A. 胃黏膜薄而平滑
   B. 胃黏膜皱襞变浅，几乎消失
   C. 透过胃黏膜可见黏膜下血管
   D. 胃黏膜失去正常光泽而发灰
   E. 胃黏膜可见点状出血或糜烂

2. 慢性萎缩性胃炎最具特征的病理变化是_____。
   A. 黏膜变薄、腺体减少　　　　　B. 假幽门腺化生
   C. 肠上皮化生　　　　　　　　　D. 腺体异型增生
   E. 胃酸减少

3. 胃黏膜活检报告为肠上皮化生，很可能是_____。
   A. 先天性肠黏膜异位　　　　　　B. 慢性萎缩性胃炎
   C. 胃溃疡病　　　　　　　　　　D. 轻度浅表性胃炎
   E. 以上都不是

4. 关于慢性萎缩性胃炎的病理特点，下列哪项是错误的?_____
   A. 胃黏膜萎缩变薄　　　　　　　B. 腺体变小，并可有囊性扩张
   C. 肠上皮化生　　　　　　　　　D. 胃黏膜充血水肿，有点状出血或糜烂
   E. 壁细胞和主细胞消失

5. 萎缩性胃炎 B 型表现为_____。
   A. 胃体部弥漫性病变，但很少或不累及胃窦部
   B. 胃分泌功能严重受损，维生素 B 吸收障碍
   C. 血清壁细胞抗体阳性
   D. 常伴有恶性贫血
   E. 以上都不是

6. 慢性萎缩性胃炎_____。
   A. 主要病变是黏膜腺体萎缩　　　B. 主要病变是黏膜炎症
   C. 分为 A、B、C 三型　　　　　　D. A 型与服阿司匹林等有关
   E. B 型与免疫因素有关

7. 慢性消化性溃疡的发生与下列哪些因素无关?_____
   A. 胃的壁细胞分泌胃酸增多　　　B. 胃窦部 G 细胞分泌胃泌素增多
   C. 胆汁排入十二指肠增多　　　　D. 迷走神经兴奋性降低
   E. 遗传因素

8. 慢性胃溃疡病的病变最好发于_____。
   A. 胃大弯近幽门部　　　　　　　B. 胃小弯近幽门部
   C. 胃大弯及胃底部　　　　　　　D. 胃体部
   E. 胃小弯胃角部

9. 下列关于溃疡病的描述哪一项是错误的?_____
   A. 胃溃疡比十二指肠溃疡大　　　B. 胃溃疡比十二指肠溃疡深
   C. 十二指肠溃疡比胃溃疡易穿孔　D. 十二指肠溃疡比胃溃疡发生率低
   E. 十二指肠溃疡比胃溃疡临床症状明显

10. 胃溃疡病最常见的并发症是_____。
    A. 幽门狭窄　　　　　　　　　　B. 出血
    C. 穿孔　　　　　　　　　　　　D. 癌变
    E. 粘连

11. 慢性胃溃疡的肉眼形态通常是_____。
    A. 2 cm 以内圆形溃疡，幽门侧边缘耸直状
    B. 2 cm 以内圆形溃疡，贲门侧边缘耸直状
    C. 2 cm 以上火山口状或不规则溃疡
    D. 2 cm 以上较浅之溃疡，边缘不整齐
    E. 2 cm 以上较不规则之溃疡，底部不平

12. 十二指肠球部溃疡的疼痛特点是_____。
    A. 疼痛—进食—缓解   B. 进食—疼痛—缓解
    C. 上腹持续疼痛   D. 无一定规律
    E. 放射到肩部疼痛

13. 消化性溃疡最好发于_____。
    A. 胃小弯近幽门部   B. 十二指肠球部
    C. 胃和十二指肠球部   D. 胃体部
    E. 十二指肠下段

14. 早期胃癌的概念是_____。
    A. 只限于黏膜内   B. 未侵入肌层
    C. 直径在 2 cm 以内   D. 无淋巴结转移
    E. 尚未浸润至浆膜层

15. 中晚期胃癌最多见的肉眼类型是_____。
    A. 溃疡型   B. 皮革胃
    C. 息肉型   D. 局限浸润型
    E. 胶样癌

16. 胃癌最主要的转移途径是_____。
    A. 直接蔓延   B. 淋巴道转移
    C. 血道转移   D. 腹腔内种植
    E. 消化道播散

17. 下列哪一种癌在胃幽门部一般不会出现?_____。
    A. 腺癌   B. 鳞状细胞癌
    C. 硬癌   D. 胶样癌
    E. 髓样癌

18. 革囊胃是指_____。
    A. 胃癌伴扩张   B. 胃癌弥漫浸润型
    C. 胃黏液腺癌   D. 范围较大的溃疡型胃癌
    E. 胃溃疡广泛瘢痕形成

19. 胃黏液癌转移到卵巢称为_____。
    A. Ewing 肉瘤   B. Wilms 瘤
    C. APUD 瘤   D. Krukenberg 瘤
    E. 卵巢黏液性囊腺瘤

20. 下列哪一项支持胃的恶性溃疡？_____。
A. 溃疡呈圆形，椭圆形
B. 边缘整齐，不隆起
C. 底部较平坦
D. 火山口状，底部凹凸不平
E. 皱襞向溃疡集中

参考答案
1—5　EABDE　　6—10　ACBDB　　11—15　BABBA　　16—20　BEBDD

第四节　小肠常见疾病

一、肠梗阻

任何原因引起的肠内容物通过障碍统称肠梗阻，它是常见的外科急腹症之一。发生肠梗阻时，肠管形态和功能均会发生相应的病理变化，继而导致全身性病理生理变化。临床上急性肠梗阻有时诊断困难，病情发展快。患者死亡的原因常见于水、电解质与酸碱平衡失调，以及患者年龄大合并心肺功能不全等。

（一）病因和发病机制

1. 机械性肠梗阻

机械性肠梗阻是由于肠内、肠壁和肠外各种不同机械性因素引起的肠内容物通过障碍，是临床上肠梗阻最常见的类型。肠内因素常见于粪块、蛔虫、异物、胆石堵塞等，肠壁因素常见于肿瘤、肠套叠、肠扭转、先天畸形等，肠外因素常见于粘连及肿瘤压迫，疝嵌顿等。

2. 动力性肠梗阻

动力性肠梗阻是由于肠壁肌肉运动功能失调所致，并无肠腔狭窄，又可分为麻痹性和痉挛性两种。前者是因交感神经反射性兴奋或毒素刺激而使肠管失去蠕动能力，以致肠内容物不能运行，多发生于腹腔手术后、弥漫性腹膜炎、腹部创伤等；后者系肠管副交感神经过度兴奋，肠壁肌肉过度收缩所致，较少见，发生于肠道功能紊乱、急性肠炎或慢性铅中毒患者。有时麻痹性肠梗阻和痉挛性肠梗阻可在同一患者不同肠段中并存，称为混合型动力性肠梗阻。

3. 血运性肠梗阻

血运性肠梗阻是由于肠系膜血管内血栓形成，血管栓塞，引起肠管血液循环障碍，导致肠蠕动功能丧失，使肠内容物停止运行。

（二）病理生理改变

1. 局部变化

病变早期，机械性肠梗阻主要表现为梗阻部位以上的肠管蠕动增强，肠管因气体和液体等积聚而膨胀明显，梗阻部位以下肠管瘪陷、扩张，梗阻部位越低，肠管膨胀和腹胀越明显，由于肠腔内积聚大量液体，患者可发生水、电解质及酸碱平衡紊乱。麻痹性肠梗阻主要表现为肠管内积气、积液，肠管蠕动消失，明显腹胀。

病变晚期，由于肠管内大量积气积液，腔内压显著升高，肠管过度扩张，肠壁出现不同程度的血运障碍和缺氧，出现肠壁淤血水肿，肠液分泌增加，液体外渗。同时，由于肠壁细胞缺血、缺氧，肠壁毛细血管和淋巴管通透性增加，肠壁出现出血点和大量渗液，随后肠壁动脉血运受阻，肠壁发生缺血坏死，失去动力，颜色变黑，发展为绞窄性肠梗阻，此时肠壁变薄，通透性增加，肠腔内大量细菌和毒素被吸收，进入腹腔后导致腹膜炎，最终肠管坏死，造成破溃穿孔，引起弥漫性腹膜炎。

2. 全身变化

肠梗阻时容易导致水、电解质和酸碱平衡紊乱。因为消化液积存于肠腔，而无法吸收回全身血液循环，同时肠壁持续向肠腔内渗出液体，因此可出现低钾、低钠、低氯等电解质紊乱。高位肠梗阻患者丢失大量胃液，故易发生脱水和代谢性碱中毒；低位肠梗阻患者可丢失大量碱性消化液，且因组织灌注不良而使酸性代谢产物蓄积，故易发生代谢性酸中毒。此外，由于肠腔内大量积液，肠壁液体外渗及呕吐直接导致消化液丢失，造成体液总量减少和血容量降低；并且体内蛋白质分解增加合成不足，导致血浆蛋白减少，血浆胶体渗透压下降也会导致血容量降低。由于体液的大量丢失，可引起低血容量性休克；由于细菌感染和大量毒素被吸收，还可引起感染性休克，当肠管坏死穿孔发生严重腹膜炎时，低血容量性休克和感染性休克可并存。肠梗阻除腹部症状外，横膈上抬可造成肺通气障碍，腹内压增高和血容量不足，可导致下腔静脉回流减少，心排出量降低；毒素大量吸收和全身循环障碍，还可引起肝肾功能障碍。

（三）病理变化

急性肠梗阻在梗阻处上段小肠开始有一过性蠕动增强，其后则肠管麻痹扩张，肠壁变薄，肠腔内含大量粪便液体，梗阻如位于小肠上段，常引起剧烈呕吐，导致严重水、电解质丢失。由于肠内容物停滞及细菌感染，肠黏膜发生炎症反应，偶见溃疡形成，甚至发生肠穿孔，如梗阻时间较长，血运障碍可导致肠出血和坏死（图4-9），形成弥漫性腹膜炎。

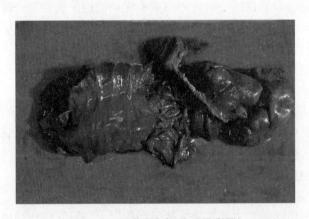

图4-9 肠出血和坏死（见彩图）

（四）临床诊疗及预后

肠梗阻的临床表现，可总结为痛、吐、胀、闭。机械性肠梗阻引起的腹痛为阵发性剧痛，麻痹性肠梗阻多为持续性胀痛，如腹痛间歇期不断缩短，或持续性剧痛，应警惕绞窄性肠梗阻的可能。高位肠梗阻患者呕吐频繁且较早出现呕吐，呕吐物多为胃及十二指肠内容物。低位肠梗阻患者呕吐出现较晚，可出现粪便样肠内容物。腹胀一般以低位肠梗阻多见。麻痹性肠梗阻尤为明显，可见梗阻以上肠管膨胀；排气排便停止，完全性肠梗阻多见。除以上特征性症状外，肠梗阻晚期还可见唇干舌燥，皮肤弹性减退，眼窝凹陷，脉细速等休克症状，多由呕吐、脱水及全身电解质紊乱引起，视诊可见胃肠型和蠕动波，触诊可扪及有压痛的包块。当渗出明显时，叩诊可有移动性浊音阳性，听诊可闻及肠鸣音亢进，麻痹性肠梗阻时，肠鸣音减弱或消失。

肠梗阻发生 4～6 h 后，腹部立位平片即可显示出肠腔内积气积液，侧位平片可见胀气肠和气液平面，根据肠梗阻部位不同，X 线表现各异，可大致判断梗阻部位，空肠梗阻可见鱼骨刺征，回肠梗阻可见阶梯状气液方面，结肠梗阻可见结肠袋形。实验室检查早期变化不明显，随着病情进展，可出现全身酸碱平衡失调、电解质紊乱及肾功能异常。

首先应根据其典型的临床表现特点来确定是否为肠梗阻，然后明确梗阻性质和类型，最后确定梗阻部位及原因。它具有痛、吐、胀、闭等典型的临床表现，不难与其他疾病相鉴别。对于以恶心、呕吐及腹痛为主要症状的患者，应首先完善病史和腹部体格检查，同时，根据有无急腹症选择 X 线或 B 超检查，便可早期排除其他疾病的干扰。肠梗阻的治疗以外科手术解除梗阻为主，所有治疗的患者均需进行基础治疗，后续治疗的方案根据梗阻部位、类型、性质、全身状况及病情严重程度而定，基础治疗包括禁食、补液、胃肠减压，纠正水、电解质及酸碱平衡紊乱，以及营养支持、抗感染、吸氧、止痛及生长抑素等全身支持治疗。

肠梗阻的预后因梗阻类型、患者一般情况及疾病严重程度而异，肠扭转如未能得到及时妥善处理，死亡率高达 10%～33%。肠套叠以小儿多见，只要通过及时手术治疗，一般预后较好。

二、肠结核

肠结核是由结核分枝杆菌引起的慢性特异性肠道感染，肠结核可分原发性和继发性两型。原发性肠结核较少见，主要发生于儿童，可形成与原发性肺结核的原发综合征相似的肠原发综合征，即肠的原发性结核性溃疡、结核性淋巴管炎和肠系膜淋巴结结核。绝大多数肠结核继发于活动性空洞型肺结核病，因反复咽下含结核杆菌的痰液所引起。肠结核大多发生于回盲部，其他肠段少见。

（一）病因与发病机制

肠结核多数继发于肺结核，偶尔因饮用未经消毒的带菌牛奶或乳制品发生牛型结核分枝杆菌肠结核。当入侵病菌数量较多、毒力较强，同时存在机体免疫功能异常、肠道功能紊乱造成局部防御功能降低时，即可能发生本病。结核分枝杆菌侵犯肠道主要有以下途径。

消化系统

1. 消化道播散

消化道是肠结核的主要感染途径，多因开放型肺结核、喉结核吞下含菌痰液，或经常与肺结核患者共同进餐忽视隔离或餐具消毒等而继发肠结核。因结核分枝杆菌含脂外膜的特殊结构不易被胃酸消灭，大部分病菌可进入肠道，此后大多在回盲部引起病变，回盲部富含淋巴组织，且此处容易存在生理性潴留、逆蠕动，病菌在此停留时间长，因此，结核菌在此部位感染性更强。

2. 血行播散

肠结核也可经血行播散途径感染，常见于粟粒性肺结核。

3. 邻近播散

肠结核还可由腹腔、盆腔等邻近结核病灶直接蔓延而引起，如结核性腹膜炎、肠系膜淋巴结结核、输卵管结核和肾结核。

（二）病理变化

肠结核好发于回盲部，其他肠段少见，其次为升结肠、空肠、横结肠、降结肠、阑尾、十二指肠、乙状结肠和直肠。根据病变特点将肠结核分为以下三种类型。

1. 溃疡型

此型多见。结核杆菌入侵的肠壁淋巴组织表现为充血水肿及炎症渗出，形成结核结节，其进一步发展，结节逐渐融合，并发生干酪样坏死，破溃后形成溃疡。因肠壁淋巴管环肠管分布，典型的肠结核溃疡多呈环形，其长轴与肠腔长轴垂直（图4-10），溃疡边缘不齐，一般较浅，底部有干酪样坏死，结核性肉芽组织，溃疡愈合后因瘢痕形成和纤维收缩而致肠腔狭窄，肠浆膜面可见纤维素渗出和多数结核结节形成，连接成串，这是结核性淋巴管炎所致。后期纤维化可致粘连。

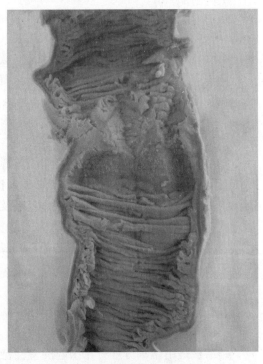

图4-10 溃疡型肠结核（见彩图）

2. 增生型

此型较少见。以肠壁大量结核性肉芽组织形成和纤维组织增生为其病变特征。表现为肠壁高度肥厚、肠腔狭窄。黏膜面可有浅溃疡或息肉形成。临床上表现为慢性不完全低位肠梗阻。右下腹可触及肿块，故需与肠癌相鉴别。

3. 混合型

混合型兼有上述两种病变。

（三）临床诊疗及预后

腹痛、腹泻与便秘是常见临床表现，因肠结核好发于回盲部，腹痛多位于右下腹。腹泻是溃疡型肠结核的主要临床表现之一，溃疡型肠结核还可表现为长期发热、盗汗。患者倦怠、消瘦、贫血，随病程发展而出现维生素缺乏等营养不良的表现，可同时伴有肠外结核的临床表现。增生型肠结核病程较长，多以便秘为主要表现，全身情况一般较好，无发热或有时低热，多不伴有肠外结核表现。

肠结核的诊断除了临床表现外，实验室检查及各种辅助检查必不可少。

结肠镜可以对全结肠和回肠末段进行直接观察，如能发现病变，对本病诊断有重要价值。病变主要在回盲部，内镜下见病变肠黏膜充血、水肿，溃疡形成，大小及形态各异的炎症息肉，肠腔变窄等。活检如能找到干酪样坏死性肉芽肿或结核分枝杆菌将具确诊意义。X线胃肠钡餐造影对肠结核的诊断亦具有重要价值。结核菌素（PPD）试验阳性有助于诊断，但阴性不能排除该病。抗结核抗体测定及混合淋巴细胞培养+干扰素测定（T-Spot）检测具有较高的敏感性及特异性。红细胞沉降率（血沉）多明显增快，可作为估计结核病活动程度的指标之一。粪便浓缩找结核杆菌，阳性者有助于诊断，但仅在痰液检查阴性时才有意义。

肠结核的治疗目的是消除症状、改善全身情况、促使病灶愈合及防治并发症。强调早期治疗，抗结核药物是本病治疗的关键。药物的选择、用法、疗程同肺结核。腹痛可用抗胆碱能药物。摄入不足或腹泻严重者应注意纠正水、电解质与酸碱平衡紊乱。如发生完全性肠梗阻、急性肠穿孔或慢性肠穿孔瘘管形成经内科治疗而未能闭合者、肠道大量出血经积极抢救不能有效止血者、诊断困难需剖腹探查者则需要手术治疗。加强患者的抵抗力是治疗的基础。

本病的预后取决于早期诊断、及时治疗，当病变尚在渗出阶段，经治疗后可痊愈，预后良好。合理选用抗结核药物，保证充分剂量与足够疗程，是决定预后的关键。

三、肠伤寒

伤寒（typhoid fever）是由伤寒杆菌引起的急性传染病。病变特征是全身单核巨噬细胞系统细胞的增生，常形成伤寒肉芽肿，以回肠末端淋巴组织的病变最为突出。临床主要表现为持续高热、相对缓脉、脾肿大、皮肤玫瑰疹及嗜中性粒细胞和嗜酸性粒细胞减少等。本病全年均可发生，以夏、秋季为多。

（一）病因与发病机制

伤寒杆菌属沙门氏菌属中的D族，为革兰氏阴性菌。其菌体（O）抗原、鞭毛（H）抗原及表面（Vi）抗原都能使机体产生相应抗体，尤以"O"及"H"抗原性较强，故可用血清凝集试验肥达反应（Widal reaction）来测定血清中抗体，若其增高，可作为临床诊断伤寒的依据之一。菌体裂解时所释放的内毒素是致病的主要因素。

伤寒患者或带菌者是本病的传染源。细菌随粪、尿排出，因食用被污染的食品、饮用水和牛奶等而感染，或因以苍蝇为媒介污染的食品经口入消化道而感染。一般以儿童及青壮年患者多见。病后可获得比较稳固的免疫力，很少再感染。

伤寒杆菌经口进入胃内，大部分被胃酸杀灭。当感染菌量较大时，部分细菌得以进入小肠，穿过小肠黏膜上皮细胞而侵入肠壁淋巴组织，尤其是回肠末端的集合淋巴小结或孤立淋巴小结，并在其内繁殖，沿淋巴管到达肠系膜淋巴结。淋巴组织中的伤寒杆菌被巨噬细胞吞噬，并在其中生长繁殖，又可经胸导管进入血液，引起菌血症。血液中的细菌很快就被全身单核巨噬细胞系统的细胞所吞噬，并在其中大量繁殖，致使肝、脾、淋巴结肿大。这段时间患者无临床症状,故称潜伏期,约10天。此后,随着细菌的繁殖和内毒素释放再次入血,患者出现败血症症状。由于胆囊中大量的伤寒杆菌随胆汁再次入肠,重复侵入已致敏的淋巴组织,使其发生强烈的过敏反应致肠黏膜坏死、脱落及溃疡形成。

（二）病理变化

伤寒杆菌引起的炎症是以巨噬细胞增生为特征的急性增生性炎。增生活跃时巨噬细胞胞浆内吞噬伤寒杆菌、红细胞和细胞碎片,而吞噬红细胞的作用尤为明显。这种巨噬细胞称为伤寒细胞。伤寒细胞常聚集成团,形成小结节称为伤寒肉芽肿（typhoid granuloma）或伤寒小结（typhoid nodule）,是伤寒的特征性病变,具有病理诊断价值。

1. **肠道病变**

伤寒肠道病变以回肠下段集合和孤立淋巴小结的病变最为常见和明显。按病变发展过程分四期,每期大约持续1周。

（1）髓样肿胀期,发生于起病第1周,回肠下段淋巴组织略肿胀,隆起于黏膜表面,色灰红,质软。隆起组织表面形似脑的沟回,以集合淋巴小结最为典型（图4-11）。

（2）坏死期,发生于起病第2周,髓样肿胀处肠黏膜发生坏死,因为肿胀的淋巴小结中心发生坏死,范围逐渐扩大。

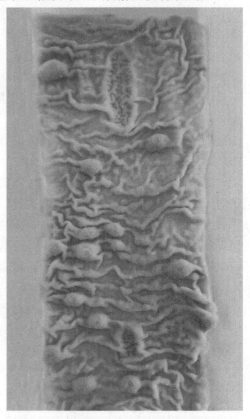

图4-11 肠伤寒髓样肿胀期（见彩图）

（3）溃疡期,一般发生于起病第3周,坏死肠黏膜脱落后形成溃疡。溃疡边缘隆起,底部不平。在集合淋巴小结处发生的溃疡,其长轴与肠的长轴平行。孤立淋巴小结处的溃疡小而圆。溃疡一般深及黏膜下层,坏死严重者可深达肌层及浆膜层,甚至穿孔,如侵及小动脉,可引起严重出血。

（4）愈合期,一段发生于发病第4周。溃疡处肉芽组织增生将其填平,溃疡边缘上皮再生覆盖而愈合。

因为临床上早期有效抗生素的应用,目前很难见到上述四期的典型病变。

2. **其他脏器病变**

（1）肠系膜淋巴结,回肠下段的肠系膜淋巴结肿大,镜下见淋巴窦扩大,其中充满伤寒细胞,并有伤寒小结形成,严重者可有灶状坏死。

（2）肝脏,体积增大,边缘钝圆。镜下见肝细胞水肿,脂肪变性及散在灶状坏死,伤寒肉芽肿形成。肝窦扩张、充血,汇管区见巨噬细胞及淋巴细胞浸润。

（3）脾脏,体积增大,包膜紧张,切面呈浑浊的暗红色。镜下见脾窦充血,脾髓及脾窦内有大量巨噬细胞增生,形成伤寒肉芽肿。

（4）心脏,心肌纤维可有水肿甚至坏死,严重者可出现中毒性心肌炎甚至心肌坏死,致心肌收缩力减弱,加之毒素的作用使迷走神经兴奋性增高,临床上可出现特征性的相对缓脉。

(5) 肾脏,肾小管上皮细胞可发生水肿。

(6) 皮肤,在病变前2周,皮肤浅层毛细血管可被细菌栓塞,引起局灶炎症和毛细血管扩张、充血,可出现淡红色小丘疹(玫瑰疹)。

(7) 肌肉,膈肌、腹直肌和股内收肌常发生凝固性坏死(亦称蜡样变性),临床出现肌痛和皮肤知觉过敏。

(8) 胆囊,大多数伤寒患者胆囊无明显病变,但胆汁是伤寒杆菌良好的培养基,因此其可在胆汁中大量繁殖,再通过胆汁不断向肠道内释放。即使患者临床痊愈,细菌仍可在其胆汁中生存,在一定时期内其仍是带菌者,有的患者甚至可成为慢性带菌者或终身带菌者,这类带菌者是伤寒的主要传染源。

(三) 临床诊疗及预后

肠伤寒的第1周,相当于髓样肿胀期,出现全身感染中毒症状,畏寒发热、全身不适、乏力等,体温曲线呈梯形上升,血培养阳性,此时期若给予积极有效的治疗,致病菌被杀灭,病变可吸收消散而愈合,反之则继续发展。血中的致病菌经肝进入胆囊,并在其内大量繁殖,随胆汁再次进入小肠,使原已被致病菌致病的肠淋巴组织发生明显的过敏反应,引起肠黏膜坏死和溃疡形成,此时相当于肠伤寒的第二、第三期,持续2~3周。在此期,患者体温持续升高,出现皮疹、相对缓脉、肝脾大等典型的全身感染中毒表现,白细胞计数减少,血培养阳性率较高,病菌随粪便排出体外,粪便培养阳性率逐渐增高,在第3~5周可达85%,同时血中抗体也逐日增多,肥达反应阳性。由于肠道病变的特点,肠出血、肠穿孔等并发症多发生在溃疡期,同时粪便中伤寒杆菌阳性检出率升高,血培养阳性率下降。随着机体免疫力增强,血中和器官内的致病菌被清除,患者症状减轻,病变逐渐愈合,进入第四期。由于肠道上述病变,患者有食欲减退、腹部不适、腹胀、便秘或腹泻及右下腹轻压痛的症状。

伤寒患者如无并发症,一般经4~5周痊愈。败血症、肠穿孔和肠出血是本病的重要死亡原因。常见并发症如下。

1. **肠穿孔**

肠穿孔是伤寒最严重的并发症,一般是因为溃疡较深所致,如同时有肠胀气或腹泻则更易发生穿孔,大小不一,常为单个穿孔,也可多个。穿孔后可引起腹膜炎,严重者可致死。

2. **肠出血**

肠出血常发生于溃疡期和坏死期,少数患者可发生大出血,引起出血性休克。

3. **支气管肺炎**

支气管肺炎儿童多见,由于抵抗力低下,肺炎球菌和其他呼吸道细菌可致肺组织继发性感染。

四、非特异性肠炎

炎症性肠病(inflammatory bowel disease,IBD)是一组发病原因尚未明确的慢性非特异性肠道炎症性疾病，包括克罗恩病和溃疡性结肠炎（详见第四章第五节），两者具有许多共同的临床特征，可见于任何年龄，但均多发于年轻人。

（一）克罗恩病

克罗恩病（Crohn disease，CD）亦称局限性肠炎（regional enteritis），是一种病因未明的主要侵犯消化道的全身性疾病。在西方国家中，克罗恩病的发病率从3.4/10万到14.6/10万。各个年龄段无论男女均可罹患克罗恩病，但是发病高峰是10～30岁。在我国近年来该病发病率也逐渐上升。

1. 病因和发病机制

克罗恩病的病因和发病机制迄今不明。因疾病本身固有的复杂性和临床表现的多样性使该病的病因研究进展缓慢。近年发现该病伴有免疫异常现象。在患者的血液中可测到抗结肠抗体。在病变部位用免疫荧光和酶标方法证明有这种免疫复合物存在（抗原存在于患者肠上皮细胞），并有补体C_3的沉积，表明可能因发生实验性局部变态反应（阿瑟氏反应，Arthus reaction）而损伤肠组织，造成该病。

2. 病理变化

病变主要累及回盲部，其次为结肠、近端回肠和空肠等处。消化道其他处由口腔到肛门都可发生。因病变局限且呈节段性分布，故称局限性肠炎。本病病变不仅在肠，常还伴有肠外免疫性疾病，如游走性多关节炎和强直性脊柱炎等。

肉眼观，病变常呈节段性或跳跃性分布，与正常肠段相互间隔，界限清晰，病变处肠壁变厚、变硬，肠黏膜高度水肿形成的小岛突起，加上溃疡愈合后纤维化和瘢痕的收缩，使黏膜表面似鹅卵石状。黏膜面有纵行溃疡并发展为裂隙，裂隙狭长而深入，呈穿通性，重者可引起肠穿孔及瘘管形成。病变肠管常因纤维化而狭窄并易与邻近肠管或腹壁粘连。肠壁可粘合成团，与回盲部增殖型结核相似。

镜下，本病的病变复杂多样，裂隙状溃疡表面覆以坏死组织，其下肠壁各层组织中可见大量淋巴细胞、单核细胞及浆细胞浸润，称为透壁性炎症，肠上皮内中性粒细胞浸润形成隐窝脓肿。可见肠黏膜下层增厚、水肿，其中有多数扩张的淋巴管，有的部位黏膜下淋巴组织增生并有淋巴滤泡形成。这是克罗恩病非常显著的特点。半数以上的病例在肠壁内见到非干酪性肉芽肿，据此可与结核性肉芽肿鉴别。

3. 临床诊疗及预后

本病呈慢性经过，病程较长。临床表现以腹痛最常见，多为右下腹或脐周痉挛性疼痛，间断发作，多于餐后加重，排便排气后缓解；其次是腹泻，早期可呈间歇性发作，后期为持续性的糊状便，一般无脓血或黏液。部分患者可出现腹部包块，以右下腹及脐周多见。克罗恩病特征性临床表现为瘘管形成，常并发肠道局部穿孔、出血，并常因肠狭窄引起肠梗阻，可作为与溃疡性结肠炎鉴别的依据。全身表现以发热最常见，多由肠道炎症活动或继发感染引起，因急慢性消耗可使患者消瘦、贫血，出现低蛋白血症、维生素缺乏，部分患者伴有口腔黏膜溃疡、皮肤结节性红斑、关节炎、葡萄膜炎等肠外表现。经治疗后病情可缓解，但常复发，慢性病例肠黏膜上皮细胞可由不典型增生发生癌变，但癌变率明显小于溃疡性结肠炎。本病应与各种肠道感染性或非感染性炎症疾病如肠结核、慢性溃疡性结肠炎及肠道肿瘤等相鉴别，主要依靠X线、内镜及病理活检确诊。

克罗恩病治疗目标是控制病情活动，促进黏膜愈合，减少手术，提高生活质量。活动期主要控制炎症反应，根据病情轻重及病变部位选用氨基水杨酸制剂、糖皮质激素、免疫抑制剂或生物制剂，缓解期用药一般根据诱导缓解期而定，激素不作为维持缓解用药，出现完全性机械性肠梗阻、瘘管与腹腔脓肿、急性穿孔或不能控制的大量出血等并发症，应考虑外科手术。

(二) 急性出血性坏死性肠炎

急性出血性坏死性肠炎（acute hemorrhagic necrotic enteritis，AHNE）简称坏死性肠炎，是以小肠急性出血坏死性炎症为主的病变，因常发生于婴儿，属于儿科急症，临床主要表现为腹痛、便血、发热、呕吐和腹泻，重者引起休克致死。

1. 病因和发病机制

该病的原因和发病机制至今不明，可能为细菌、病毒或其分解产物所引起。本病属于非特异性感染，是一种激烈的变态反应性疾病。

2. 病理变化

病变呈节段性分布，以空肠及回肠多见。镜下，病变肠壁增厚，黏膜肿胀，广泛出血、坏死。病变黏膜与正常黏膜分界清楚，常继发溃疡形成，溃疡深者可引起肠穿孔。黏膜下层可见严重水肿及炎细胞浸润，肌层平滑肌纤维断裂并发生坏死。

(三) 菌群失调性肠炎

菌群失调性肠炎又称抗生素性肠炎，多因长期使用广谱抗生素造成肠道菌群失调所致。病变可发生于各段肠道，主要表现为纤维素渗出、黏膜坏死、假膜形成。

以上非特异性肠炎的病理特点见表4-2。

表4-2 非特异性肠炎的病理特点

分类	急性出血性坏死性肠炎	克罗恩病（局限性肠炎）	菌群失调性肠炎
常见人群	小儿	20～30岁	各年龄段
主要部位	小肠	回肠末端	肠道各段
肉眼	节段性出血、坏死	节段性分布，铺路石样，纵行溃疡	假膜形成
镜下	肠壁出血坏死	透壁性炎、非干酪性肉芽肿	纤维素渗出、黏膜坏死、假膜形成
临床	急性经过、便血、休克	慢性腹部包块、肠瘘、肠梗阻	长期使用广谱抗生素造成的并发症

讨论

细菌感染引起的急性炎症性疾病常会导致外周血中性粒细胞数升高，伤寒也属于细菌感染的炎症性疾病，但患者外周血中性粒细胞数不升反降。请用其病理变化解释此现象。

小结

1. 肠梗阻分为哪些类型？其病理生理变化如何？肠梗阻因发病原因各异导致不同类型，但都会导致水、电解质和酸碱平衡紊乱，严重者甚至发生肠壁缺血坏死和弥漫性腹膜炎。

2. 肠结核可以通过哪些途径感染？可以对比肺结核的感染途径归纳学习。

3. 肠结核好发于什么部位？其病理特点是什么？肠结核是发生于肠道的一种传染病，可以和肠道其他的传染病对比归纳学习，发生部位各有特点。溃疡型肠结核以形成与肠长轴垂直的溃疡为特点，因此容易形成肠狭窄；增生型肠结核可见肠壁大量结核性肉芽组织形成和纤维组织增生。

4. 肠伤寒按病程分为四期，每期肠道的病理变化如何？又对应着怎样的临床表现？可自制表格归纳各期的特点更方便记忆。溃疡期的肠道病灶以形成与肠长轴平行的溃疡为特点，此特点可作为区别肠结核和肠伤寒的形态依据。肠伤寒在肠道疾病中最易并发肠穿孔。

5. 克罗恩病和后一章介绍的慢性溃疡性结肠炎都属于炎症性肠病，但两者的好发部位和病变特点截然不同。两者可对比学习。克罗恩病也可形成肉芽肿，和肠结核的肉芽肿需要鉴别。

单项选择题

1. 下列哪种因素不属于引起机械性肠梗阻的原因？_____。
   A. 肠套叠　　　　　　　　　　　B. 肠结核并发症
   C. 肠腔内肿瘤　　　　　　　　　D. 肠系膜血管栓塞
   E. 肠蛔虫

2. 关于肠结核的描述，下列哪项是错误的？_____。
   A. 绝大多数继发于活动性空洞型肺结核
   B. 病变可发生在任何肠段，而以回盲部为其好发部位
   C. 形成的溃疡常易损伤肠壁而引起肠穿孔
   D. 溃疡愈合后因瘢痕形成和收缩而引起肠狭窄
   E. 增生型者常使肠壁高度肥厚、变硬、肠腔狭窄，而引起肠梗阻

3. 肠结核好发于_____。
   A. 空肠　　　　　　　　　　　　B. 直肠下段

C. 乙状结肠　　　　　　　　　　D. 横结肠

E. 回盲部

4. 关于溃疡型肠结核病变的叙述，下列哪项是正确的？_____。

　A. 以结肠脾曲为好发部位　　　　B. 溃疡多个，呈圆形或椭圆形，边缘整齐

　C. 溃疡长径与肠轴相垂直　　　　D. 溃疡底部不见结核性肉芽组织

　E. 溃疡愈合时很少造成肠腔狭窄

5. 下列哪种疾病最常引起肠管狭窄？_____。

　A. 肠阿米巴病　　　　　　　　　B. 肠伤寒

　C. 肠结核　　　　　　　　　　　D. 细菌性痢疾

　E. 菌群失调性假膜性肠炎

6. 伤寒除肠以外的全身器官的病变主要由下列哪种情况引起？_____。

　A. 菌血症　　　　　　　　　　　B. 败血症

　C. 毒血症　　　　　　　　　　　D. 脓血症

　E. 以上都不是

7. 伤寒病理变化的最主要特征是_____。

　A. 肠管发生溃疡　　　　　　　　B. 同时脾大

　C. 末梢血白细胞减少　　　　　　D. 皮肤出现玫瑰疹

　E. 以单核细胞增生为主

8. 肠伤寒常见的并发症是_____。

　A. 肠穿孔、支气管肺炎和脑膜炎　B. 肠出血、中毒性心肌炎和脑膜炎

　C. 胆囊炎、脑炎和支气管肺炎　　D. 肠出血、肠穿孔及支气管肺炎

　E. 胆囊炎、肠梗阻、腹膜炎

9. 伤寒病变主要累及_____。

　A. 泌尿系统　　　　　　　　　　B. 呼吸系统

　C. 骨髓　　　　　　　　　　　　D. 单核－吞噬细胞系统

　E. 消化系统

10. 下列肠道传染病中，最易引起穿孔的是_____。

　A. 阿米巴痢疾　　　　　　　　　B. 肠结核病

　C. 细菌性痢疾　　　　　　　　　D. 肠伤寒病

　E. 肠真菌病

11. 临床上肥达试验是用于哪种疾病的辅助诊断？_____。

　A. 结核　　　　　　　　　　　　B. 梅毒

　C. 伤寒　　　　　　　　　　　　D. 麻风

　E. 淋病

12. 下列哪项是不符合伤寒的临床表现的？_____。

　A. 相对缓脉　　　　　　　　　　B. 外周血白细胞增高

　C. 脾大　　　　　　　　　　　　D. 皮肤玫瑰疹

　E. 持续性高热

参考答案
1—5 DCECC   6—10 BEDDD   11—12 CB

第五节　结肠、直肠和肛管常见疾病

一、阑尾炎

阑尾炎（appendicitis）为外科常见病，是因多种因素而形成的炎症性病变，以青年最为多见，男性多于女性。临床上急性阑尾炎较常见，各年龄段及妊娠期妇女均可发病。慢性阑尾炎较少见。临床上常有右下腹部疼痛、体温升高、呕吐和血中嗜中性粒细胞增多等表现。

（一）病因和发病机制

细菌感染和阑尾腔的阻塞是阑尾炎发病的两个主要因素。

阑尾炎虽然因细菌感染引起，但无特定的病原菌。因为阑尾是一条细长的盲管，管腔狭小，易潴留来自肠腔的粪便及细菌。通常在阑尾腔内能找到大肠杆菌、肠球菌及链球菌等，但必须在阑尾黏膜发生损害之后，这些细菌才能侵入引起阑尾炎。有50%～80%的阑尾炎病例伴有阑尾腔阻塞。阑尾壁富于神经装置（如肌神经丛等），根部有类似括约肌的结构，故受刺激时易于收缩使管腔更为狭窄。因此，阑尾腔可因粪便、寄生虫等造成机械性阻塞，也可因各种刺激引起阑尾挛缩，致使阑尾壁的血液循环障碍造成黏膜损害，有利于细菌感染而引起阑尾炎。

（二）病理变化

1. 急性阑尾炎

急性阑尾炎主要有三种类型。

（1）急性单纯性阑尾炎（acute simple appendicitis），为阑尾炎早期或较轻症时的改变，病变以阑尾黏膜或黏膜下层较重。阑尾肉眼观轻度肿胀、浆膜面充血、失去正常光泽。黏膜上皮可见一个或多个缺损，并有嗜中性粒细胞浸润和纤维素渗出。黏膜下各层有炎性水肿。

（2）急性蜂窝织炎性阑尾炎（acute phlegmonous appendicitis），也称急性化脓性阑尾炎，常由单纯性阑尾炎发展而来。阑尾显著肿胀，浆膜高度充血，表面覆以纤维素性渗出物（图4-12）。镜下，可见炎性病变由表浅层向深层扩延，直达肌层及浆膜层。阑尾壁全层皆见大量嗜中性粒细胞弥漫浸润（图4-13），并有炎性水肿及纤维素渗出。阑尾浆膜面为渗出的纤维素和嗜中性粒细胞组成的薄膜所覆盖，即有阑尾周围炎及局限性腹膜炎表现。因此，肉眼可见阑尾表面覆有脓苔。

（3）急性坏疽性阑尾炎（acute gangrenous appendicitis），是一种病变程度较重的阑尾炎。阑尾因腔内阻塞、积脓、腔内压力增高及阑尾系膜静脉受炎症波及而发生血栓性静脉炎等，均可引起阑尾壁血液循环障碍，以至阑尾壁发生坏死。此时，阑尾呈暗红色或黑色，常导致穿孔，引起弥漫性腹膜炎或阑尾周围脓肿。

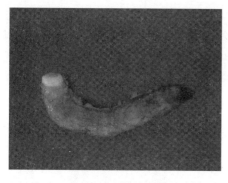
图4-12 急性蜂窝织炎性阑尾炎（见彩图）
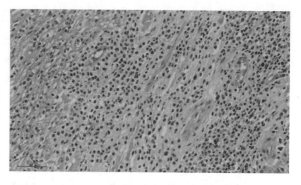
图4-13 急性蜂窝织炎性阑尾炎镜下结构（见彩图）

2. 慢性阑尾炎

慢性阑尾炎多由于急性阑尾炎发作时病灶未能彻底除去残留感染，病情迁延不愈而致，也可开始即呈慢性经过，没有急性阑尾炎发作史，症状隐匿，体征也多不确切。主要病变为阑尾壁的不同程度纤维化及慢性炎细胞浸润等。临床上右下腹疼痛的症状或体征不一定明显。

（三）结局及并发症

急性阑尾炎经过外科治疗，预后良好。只有少数病例因治疗不及时或机体抵抗力过低，出现并发症或转变为慢性阑尾炎。急性阑尾炎的并发症常见有以下几种类型。

（1）弥漫性腹膜炎或腹腔脓肿，是阑尾炎未经及时治疗的后果。常由阑尾穿孔引起，可导致广泛的腹膜炎、膈下及阑尾周围脓肿，也可在腹腔其他部位形成脓肿，常见部位有盆腔或肠间隙等处。临床表现有麻痹性肠梗阻的腹胀症状、压痛性包块和全身感染中毒症状等。B超和CT扫描可协助定位。

（2）内瘘、外瘘形成。阑尾周围脓肿如未及时引流，少数病例脓肿可向小肠或大肠内穿破，亦可向膀胱、阴道或腹壁穿破，形成各种内瘘或外瘘。

（3）化脓性门静脉炎（pylephlebitis）。急性阑尾炎时阑尾静脉中的感染性血栓，可沿肠系膜上静脉至门静脉，导致化脓性门静脉炎症。细菌或脱落的含菌血栓可循门静脉血流入肝而形成肝脓肿。临床表现为寒战、高热、肝肿大、剑突下压痛、轻度黄疸等。

需要注意的是，部分阑尾炎的发生是阑尾黏液囊肿致使阑尾近端发生阻塞导致。而如果黏液囊肿破裂，黏液进入腹腔，可在腹膜上形成假黏液瘤（pseudomyxoma）。

（四）临床诊疗及预后

急性阑尾炎初期典型症状为转移性腹痛，初始为中上腹或脐周疼痛，6～8 h后腹痛转移并固定于右下腹，麦氏点固定性压痛及反跳痛是最常见和最重要的体征，不同类型的阑尾炎，腹痛的剧烈程度也有所差异。发病早期见乏力、恶心、呕吐等症状，炎症加重时可出现中毒症状，心跳加快、体温升高。高热多见于阑尾坏疽、穿孔或已并发腹膜炎者，如若伴有寒战和黄疸，则提示可能并发化脓性门静脉炎。慢性阑尾炎常表现为右下腹疼痛，呈间断性隐痛或胀痛，时重时轻，部位比较固定。临床上，急性阑尾炎应与胃十二指肠溃疡穿孔、宫外孕、卵巢囊肿蒂扭转、黄体囊肿破裂、急性盆腔炎、急性输卵管炎、右侧输尿管结石等疾病相鉴别。转移性右下腹痛，麦氏点压痛及反跳痛，白细胞轻度升高，有助诊断。另外，实验室检查及辅助检查有重要价值。血常规示白细胞计数增多，尤其是中性粒细胞数有增高，但年老体弱或免疫功能受抑制的患者，白细胞数不一定增多。超声检查可显示盲肠后阑尾炎，并且可以排除最易与慢性阑尾炎相混淆的慢性胆囊炎、慢性肠系膜淋巴结炎、女性的慢性附件炎及慢性泌尿系感染等。腹腔镜检查是急性阑尾炎诊断手段中能得到最肯定结果的一种方法，可同时进行治疗，但并非首选。

二、细菌性痢疾

细菌性痢疾（bacillary dysentery）简称菌痢，是由痢疾杆菌所引起的一种假膜性肠炎。病变多局限于结肠，以大量纤维素渗出形成假膜为特征，假膜脱落伴有不规则浅表溃疡形成。临床主要表现为腹痛、腹泻、里急后重、黏液脓血便，可伴有发热等全身中毒症状。本病全年均可发生，但以夏、秋两季多见，且好发于儿童。

（一）病因与发病机制

痢疾杆菌是革兰氏阴性杆菌。按抗原结构和生化反应可分四群，即福氏菌、宋内氏菌、鲍氏菌和志贺氏菌。四群均能产生内毒素，志贺氏菌可产生强烈外毒素。

患者和带菌者是本病的传染源。痢疾杆菌往往以苍蝇为媒介污染食物后，直接或间接通过粪、口传播给健康人。菌痢的暴发流行常因为食物和饮水的污染引起。菌痢全年均可发病，但以夏、秋季多见，好发于儿童，其次是青壮年，老年患者较少。

痢疾杆菌经口入胃后大部分被胃酸杀死，仅少部分进入肠道，是否致病还取决于多种因素。细菌在结肠（也可能是小肠末端）内繁殖，从上皮细胞直接侵入肠黏膜，并在黏膜固有层内增殖，细菌随之释放具有破坏细胞作用的内毒素，损伤肠黏膜产生溃疡。而菌体内毒素被吸收入血，引起全身毒血症。另外，志贺氏菌释放的外毒素主要导致水样腹泻。

（二）病理变化

菌痢的病理变化主要发生于大肠，尤其好发于乙状结肠和直肠。病变严重者可波及整个结肠。很少有肠道以外的组织反应。根据肠道病变特征、全身变化及临床经过的不同，菌痢分为以下三种。

1. 急性细菌性痢疾

其典型病变过程为初期的急性卡他性炎，随后出现特征性假膜性炎和溃疡形成，最后愈合。

病变早期以急性卡他性炎表现为主，黏液分泌亢进，黏膜充血、水肿，中性粒细胞和巨噬细胞浸润，甚至可见点状出血。病变进一步发展，浅表黏膜坏死，伴随大量纤维素渗出，并且与坏死组织、炎症细胞和红细胞及细菌一起形成特征性的假膜（图4-14）。假膜首先出现于黏膜皱襞的表层，呈糠皮状，随着病变的扩大可融合成片。假膜一般呈灰白色，如出血明显则呈暗红色，如受胆色素浸染则呈灰绿色。大约1周，假膜开始脱落，形成大小不等、形状不一的"地图状"溃疡（图4-15），溃疡多较浅表，经适当治疗或病变趋向愈合时，肠黏膜渗出物和坏死组织逐渐被吸收、排出，经周围健康组织再生，缺损得以修复。

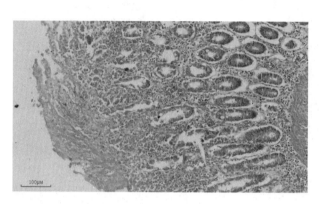
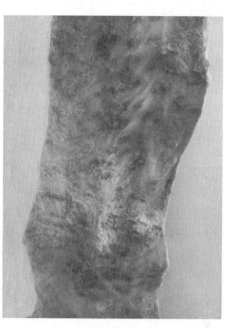

图4-14　结肠细菌性痢疾的镜下结构（见彩图）　　图4-15　结肠细菌性痢疾（见彩图）

临床上由于黏膜溃疡形成、肠管蠕动亢进并有痉挛，患者常有阵发性腹痛、腹泻等症状。由于炎症刺激直肠壁内的神经末梢及肛门括约肌，导致里急后重和排便次数增多。与肠道的病变相对应，最初为稀便混有黏液，待肠内容物排尽后转为黏液脓血便，偶尔排出片状假膜。急性菌痢的病程一般为1 2 周，经适当治疗大多痊愈。并发症如肠出血、肠穿孔少见，少数病例可转为慢性菌痢。

2. **慢性细菌性痢疾**

菌痢病程超过2 月以上者发展为慢性菌痢，多由急性菌痢转变而来，以福氏菌感染者居多。有的病程可长达数月或数年，在此期间肠道病变此起彼伏，新旧病灶可同时存在，因为原有溃疡尚未愈合，新的溃疡又形成。由于组织的损伤修复反复进行，慢性溃疡边缘不规则，黏膜常过度增生而形成息肉。肠壁各层有慢性炎症细胞浸润和纤维组织增生，乃至瘢痕形成，从而使肠壁不规则增厚、变硬，严重的病例可致肠腔狭窄。

由于长期存在肠道炎症且慢性迁延，患者常有腹痛、腹胀、腹泻等各种轻重不一的肠道症状。而如果出现急性菌痢的症状则称为慢性菌痢急性发作。少数慢性菌痢患者可无明显的症状和体征，但大便培养持续阳性，成为慢性带菌者，常成为传染源。

3. **中毒性细菌性痢疾**

该型的特征为起病急骤并伴有严重的全身中毒症状，但肠道病变和症状轻微，临床较难确诊，临床病史的问诊非常重要。多见于2～7 岁儿童，发病后数小时即可出现中毒性休克或呼吸衰竭而死亡。病原菌常为毒力较低的福氏痢疾或宋内氏痢疾杆菌，发病机制尚待阐明。

肠道病变一般表现为卡他性炎改变，有时肠壁集合和孤立淋巴小结滤泡增生肿大，而呈滤泡性肠炎改变。

（三）结局及并发症

急性细菌性痢疾如无并发症，经过有效治疗可痊愈，如未进行有效治疗，也可迁延为慢性细菌性痢疾。中毒性细菌性痢疾可并发感染性休克、循环衰竭及脑水肿与呼吸衰竭。慢性细菌性痢疾患者可出现肠道息肉、肠道纤维化等。

（四）临床诊疗及预后

根据流行病史、症状、体征及实验室检查结果，可初步做出诊断，病原学检查可确诊。可分为疑似病例、临床诊断病例、确诊病例三类。疑似病例是具有腹泻，脓血便，或黏液便，或水样便，或稀便，伴有里急后重症状，难以确定其他原因腹泻者。临床诊断病例是有不洁饮食或与菌痢患者接触史，出现腹泻、腹痛、里急后重、发热、脓血便等临床症状，粪便常规见较多白细胞或脓细胞，并排除其他原因引起的腹泻。确诊病例是指临床诊断病例的粪便培养志贺氏菌属阳性者。

除病原学指标外，其他检查包括血常规、大便常规、肠镜等，急性菌痢患者白细胞总数和中性粒细胞比例呈轻度至中度升高。慢性患者可有血红蛋白低等贫血的表现。大便常规典型者外观为鲜红黏冻状的稀便，镜检可见大量脓细胞和红细胞，并有巨噬细胞。急性菌痢患者肠镜检查可见肠黏膜弥漫性充血、水肿、大量渗出液，有浅表溃疡。慢性菌痢患者肠黏膜呈颗粒状，可见溃疡或息肉。

急性细菌性痢疾常用喹诺酮类抗生素治疗，但儿童尽量不采用喹诺酮类药物，还需保持水、电解质和酸碱平衡，高热时可给予退热药。对于中毒性菌痢的治疗应及时针对病情采取综合性措施抢救。选择敏感抗菌药物，控制高热与惊厥，注意防治循环衰竭、呼吸衰竭。对于慢性细菌性痢疾的治疗需寻找诱因，对症处置。通常需联用两种不同类型的抗菌药物，足剂量、长疗程。当出现肠道菌群失衡时，切忌滥用抗菌药物，立即停止耐药抗菌药物使用，改用乳酸杆菌等益生菌，以利肠道正常菌群恢复。

三、阿米巴病

（一）病因及发病机制

阿米巴病（amoebiasis）由溶组织内阿米巴（Entamoeba histolytica）感染人体所引起。该原虫主要寄生于人体结肠，但结肠壁中的阿米巴也可随血流运行或偶以直接侵袭方式，到达肝、肺、脑、皮肤等处，引起相应部位阿米巴溃疡或阿米巴脓肿。因此，阿米巴病是可以累及许多组织和脏器的全身性疾病。

本病以热带及亚热带地区多见，我国南方及夏季时的北方也时有发生，多为散发分布的慢性或不典型病例。本病的发病率和感染率在乡村、男性和成年人群中分别高于城市、女性和儿童。

肠阿米巴病是由侵袭型溶组织内阿米巴经口感染到达并入侵结肠壁引起的疾病，常以腹泻、腹痛为主要症状，又称阿米巴痢疾。溶组织内阿米巴有大滋养体、小滋养体和包囊三种形态。滋养体是阿米巴的致病阶段，但无传染性；包囊则是该原虫的传染阶段，见于慢性阿米巴病患者或包囊携带者的成形大便中，直径 5～20 μm，成熟包囊有 4 个核。一旦包囊随大便污染的水或食物进入消化道，它因为能耐受胃酸的消化作用而不会被杀灭从而进入小肠，通常在小肠下段经碱性消化液作用，发育成小滋养体（又称肠腔型）。小滋养体的直径为 10～20 μm，有单个泡状核，合适条件下可分裂繁殖并随粪便下行到结肠，进入肠壁黏膜，转变为大滋养体（又称组织型）。大滋养体的直径为 20～40 μm，胞浆外质透明，内质浓密，其中可含有糖原、被吞噬的红细胞和组织细胞碎片。滋养体对外界环境抵御能力很弱，故在传播上不起作用。

溶组织内阿米巴的致病机理尚未明确，其致病株对组织的侵袭损害可能包括以下因素。

1. 接触性溶细胞作用（触杀机制）

致病株阿米巴具有膜结合磷脂酶 A，促使滋养体表面植物血凝素样黏附分子与靶细胞膜上相应糖基配体结合，转化为溶血性卵磷脂，此为一种细胞溶解物。再者，大滋养体溶酶体释放胰蛋白酶、透明质酸酶、胶原酶等，在补体和白细胞产物参与下也起到溶解细胞及组织的作用。

2. 细胞毒素作用

溶组织内阿米巴可分离出不耐热的蛋白质肠毒素，能损伤肠黏膜并引起腹泻。

3. 伪足运动和吞噬功能

滋养体尤其是大滋养体能在组织中进行伪足运动，破坏所到之处的组织，并吞噬和降解已受破坏的细胞。

4. 免疫抑制与逃避

阿米巴抗原中含有的决定簇可激发机体免疫抑制，导致侵袭型滋养体对补体介导的溶解作用有抵抗力，因其具有独特的逃避宿主免疫攻击的能力，因而能长期存在，发挥其致病作用。此外，宿主对病原体易感性的增加和抵抗力的下降，合并其他肠道细菌感染、肠道功能紊乱等，都是阿米巴滋养体侵袭致病的有利因素。

（二）病变及分期

该原虫主要寄生于人体结肠，因此，该病变分期主要针对肠阿米巴病。肠阿米巴病主要位于盲肠、升结肠，其次为乙状结肠及直肠，严重者累及整个结肠与回肠下段。基本病变是以组织溶解为主的坏死性炎症，可分为急性和慢性两期，其病变以液化性坏死为主，属于变质性炎。

1. 急性期病变

溶组织内阿米巴滋养体侵入肠黏膜，在肠腺隐窝内繁殖，先后破坏黏膜层和黏膜下层组织。肉眼观，早期在黏膜表面形成灰黄色略凸的针头大小的点状坏死或浅溃疡，周围有出血充血带包绕。之后阿米巴滋养体继续繁殖并向纵深发展，达黏膜下层，造成组织明显液化性坏死，形成口窄底宽的烧瓶状溃疡，此特点具有诊断意义。表面黏膜层组织坏死剥脱，如絮片状悬挂于肠壁表面，溃疡边缘不规则，周围黏膜肿胀，但溃疡间黏膜组织尚属正常（图 4-16）。病变继续扩展，黏膜下层组织因溶解坏死相互贯通，形成隧道样病变和潜行的巨大溃疡。少数溃疡严重者可深及浆膜层造成肠穿孔，引起局限性腹膜炎。

镜下，溃疡处为大片液化性无结构淡红染坏死区，具有口小底大的形态特点。溃疡边缘与正常组织交界处和肠壁小静脉腔内，可见核小而圆，胞浆含有糖原空泡或吞有红细胞的圆形阿米巴大滋养体（图 4-17）。滋养体与正常组织之间形成特有的空隙，而肠腔面或坏死物内常可见小滋养体，用 PAS 染色更易观察到。除非继发细菌感染可见嗜中性粒细胞浸润，一般仅见其边缘或附近组织充血、出血，以及少量淋巴细胞、浆细胞和巨噬细胞浸润。

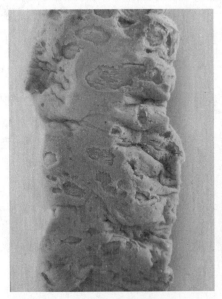

图4-16　肠阿米巴溃疡（见彩图）

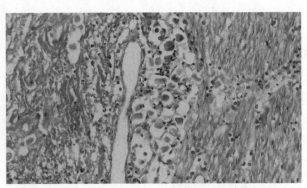

图4-17　肠阿米巴滋养体（见彩图）

临床上由于病变以大肠上段组织液化坏死出血为主，故出现右下腹压痛、腹泻、暗红色果酱样大便等症状。由于直肠及肛门病变较轻，故里急后重现象不明显。急性期肠阿米巴病须与细菌性痢疾相鉴别，两者区别见表4-3。

急性期多数患者可治愈，少数因治疗不够及时、彻底而转入慢性期。

表4-3　肠阿米巴病和细菌性痢疾的鉴别

分类	肠阿米巴病	细菌性痢疾
病原体	溶组织内阿米巴	痢疾杆菌
好发部位	盲肠、升结肠	乙状结肠、直肠
病变性质	变质性炎	纤维素性炎
溃疡形态	溃疡深、烧瓶状	溃疡浅、不规则地图状
临床症状	症状轻、发热少；右下腹压痛；腹泻往往不伴里急后重	症状重、常发热；左下腹压痛；腹泻常伴里急后重
粪便检查	味腥臭，果酱样大便；可见阿米巴滋养体	粪质少，黏液脓血便；脓细胞多

2. 慢性期病变

慢性期病变肠道因坏死、溃疡，特别是肉芽组织增生和瘢痕形成反复发生、同时并存，病变甚为复杂。肠黏膜面渐次失去正常形态，或呈明显破絮状外观，或伴有黏膜萎缩，或有息肉形成。肠壁普遍增厚时，可引起肠腔狭窄。如果肉芽组织过度增生而形成局限性包块则称为阿米巴肿（amoeboma），多见于盲肠，可引起肠梗阻，并易误诊为肠癌。慢性患者和包囊携带者是阿米巴病的主要传染源。

（三）主要脏器的病变

肠外阿米巴病（extraintestinal amoebiasis）以肝、肺、脑最为常见，也可累及脑膜、皮肤和泌尿生殖系统等。

1. 阿米巴肝脓肿

阿米巴肝脓肿是肠阿米巴病重要的并发症，多继发于肠阿米巴病后 1~3 月内，亦可发生于肠道症状消失数年之后。阿米巴滋养体可通过侵入肠壁小静脉，血行播散进入肝脏，也可直接移行进入腹腔侵犯肝脏。阿米巴肝脓肿可为单个或多个，80% 位于肝右叶。因为肝右叶占全肝的 4/5，滋养体侵犯肝右叶的概率较高，而且肠阿米巴病好发部位盲肠和升结肠的血液由肠系膜上静脉－门静脉回流，多进入肝右叶。据报道，近年我国阿米巴肝脓肿的发病率有增高趋势。

肉眼观，脓肿大小不等，大者几乎占据整个肝右叶。脓肿腔内容物呈棕褐色果酱样，系液化性坏死和陈旧性出血混合而成。炎症反应不明显，尤其缺乏嗜中性粒细胞，故与一般化脓菌引起的脓肿不同，并非真正的化脓性炎，其实质是变质性炎。本病变只是沿用旧称"脓肿"一词，但有时也可合并细菌感染伴有真正的脓肿。脓肿壁上原有汇管区结缔组织、肝管、血管等较肝实质细胞不易被液化而残存，形成有一定特征性的破絮状外观（图 4－18）。慢性脓肿周围则有较多肉芽组织和纤维组织包绕。镜下可在坏死边缘区找到阿米巴滋养体。

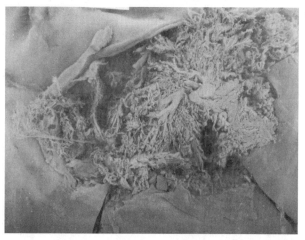

图 4－18　阿米巴肝脓肿（肝脏膈面）（见彩图）

临床上，患者常有发热伴右上腹痛、肝肿大和压痛、全身消耗和黄疸等症状与体征。

阿米巴肝脓肿如继续扩大并向周围组织破溃，可分别引起相应部位阿米巴炎症，如膈下脓肿或腹膜炎、肺脓肿和脓胸、胸膜－肺－支气管瘘和心包炎等，也可穿入腹腔器官（胃、肠及胆囊等）。

2. 阿米巴肺脓肿

阿米巴肺脓肿较少见，脓肿常位于右肺下叶，因为绝大多数由阿米巴肝脓肿穿破横膈直接蔓延而来（肝源性）。少数为肠阿米巴滋养体经血流到肺（肠源性）。脓肿多单发，经常与膈下或肝的脓肿相通。肺内脓肿可破入支气管，以致患者咳出含有阿米巴滋养体的棕褐色脓样痰。临床上症状类似肺结核，也可形成肺空洞。

3. 阿米巴脑脓肿

阿米巴脑脓肿较少见，多因肠、肝和肺的阿米巴滋养体经血道进入脑而引起，常见于大脑半球。脓腔内容物为咖啡色坏死液化物，脓肿壁常由慢性炎细胞和增生的神经胶质细胞构成。患者可有发热、头痛、昏迷等症状。

（四）临床诊疗及预后

临床表现与病程、脓肿大小及部位、有无并发症有关，大多缓起，有不规则发热、盗汗、食欲不振、腹胀、恶心、呕吐、腹泻、痢疾等症状。阿米巴肝脓肿则会有肝区疼痛，阿米巴肺脓肿症状类似肺结核，X线或超声检查可提供一定依据。若穿刺获得典型的脓液，或脓液中找到阿米巴滋养体，或对特异性抗阿米巴药物治疗有良好效应，即可确诊为阿米巴源性脓肿。

四、血吸虫病

血吸虫病（schistosomiasis）是由血吸虫寄生于人体引起的地方性寄生虫病。常见的病原体有日本血吸虫、曼氏血吸虫和埃及血吸虫三种，在我国仅有日本血吸虫病流行，钉螺是其唯一的中间宿主，分布于长江流域及其以南的12个省、市、自治区。

（一）病因及感染途径

血吸虫属裂体吸虫，生活史过程中有成虫、虫卵、毛蚴、母胞蚴、子胞蚴、尾蚴与童虫7个发育阶段，其中，以尾蚴生活阶段感染人畜。虽然尾蚴、童虫、成虫、虫卵均可致病，但虫卵是最主要的致病阶段。成虫雌雄异体合抱，寄生在终宿主人体的门静脉-肠系膜静脉系统内。雌虫逆血流移行，在肠壁黏膜下层末梢静脉内产卵，虫卵随溃破组织落入肠腔，随粪便排入水孵化为毛蚴，必须在唯一中间宿主钉螺体内经过40～60天，孵育通过母胞蚴和子胞蚴阶段，才能发育成尾蚴，离开钉螺，再次入水。人接触疫水时，尾蚴钻入人体皮肤或黏膜内，脱去尾部发育为童虫，继而进入小血管，经右心和肺循环、体循环达至全身。童虫必须通过肠系膜毛细血管到达肠系膜静脉后才能在体内发育为成虫。因此，从感染尾蚴至粪检虫卵阳性，大概需时1个月以上。

（二）病变及发病机制

血吸虫不同发育阶段的尾蚴、童虫、成虫、虫卵等不仅可对机体造成机械性损伤，血吸虫的多种抗原成分，如肠相关抗原（gut associated antigens，GAA）、膜相关抗原（membrane associated antigens，MAA）和可溶性卵抗原（soluble egg antigens，SEA），以及虫体代谢或死亡产物，还可引起机体变态反应性损伤，其中以虫卵造成的危害最为显著。

1. 尾蚴所致的损害——尾蚴性皮炎

尾蚴性皮炎是由IgG介导的Ⅰ型变态反应性炎症。尾蚴钻入皮肤后头腺分泌毒素和溶组织酶等，可引起真皮毛细血管充血、水肿、出血，并伴大量嗜酸性粒细胞和巨噬细胞浸润。肉眼可见皮肤红色丘疹或荨麻疹，奇痒，持续数日后消退。

2. 童虫所致的损害

童虫通过体内血管移行至肺部时，引起相应部位充血、出血、水肿、嗜酸性粒细胞和巨噬细胞浸润、血管炎或血管周围炎。患者可出现发热、一过性咳嗽和痰中带血等症状。

童虫还可移行至其他器官，引起类似的病变。由于幼龄童虫表面有特殊抗原表达，机体通过抗体依赖性细胞介导的细胞毒性反应，嗜酸性粒细胞和巨噬细胞对童虫具有杀伤作用，因此，当宿主再次感染尾蚴时有一定免疫力。

3. 成虫所致的损害

成虫对机体的损害作用较轻，主要为其代谢产物对机体的影响。其代谢产物可引起寄生部位的静脉内膜炎和静脉周围炎，患者可出现轻度贫血、肝脏肿大、嗜酸性粒细胞增多等表现，还可刺激肝、脾内单核巨噬细胞系统增生，并吞噬黑褐色的血红蛋白色素（血吸虫色素），这些色素为血吸虫成虫摄取红细胞后降解形成的产物。死亡成虫周围可形成嗜酸性脓肿。

4. 虫卵所致的损害

虫卵在肝、肠、肺组织中沉积所引起的损害是本病主要病变。未成熟虫卵因其中毛蚴不成熟，无毒性分泌物，所致病变轻微。成熟虫卵中毛蚴头腺分泌物中的抗原物质可引起以增生和坏死为特征的严重变态反应。

（1）急性虫卵结节。目前认为急性虫卵结节的形成可能是因为成熟虫卵毛蚴释放的 SEA 诱导产生一系列淋巴因子，T 淋巴细胞和巨噬细胞分泌的 IL-1、IL-2、α-干扰素、嗜酸性粒细胞刺激素等是其中重要的细胞因子，这些产物导致发生了Ⅳ型变态反应。肉眼下可见病灶为灰黄色粟粒至黄豆大小结节。镜下见结节中央有一至数个成熟虫卵，虫卵表面附有放射状嗜酸性均质棒状物（称为 Hoeppli 现象），其实质为抗原-抗体复合物。结节周围是一片无结构凝固性坏死区，并有大量嗜酸性粒细胞聚集，此即嗜酸性脓肿。其间可见菱形和多面形蛋白性 Charcot-Leyden 结晶，系嗜酸性粒细胞中嗜酸性颗粒互相融合而成。

（2）慢性虫卵结节。急性虫卵结节经 10 天后，虫卵内毛蚴死亡，虫卵及坏死物质被清除、吸收或钙化。病灶内巨噬细胞聚集增生并衍生为上皮样细胞和异物多核巨细胞，因此，形态类似结核结节形成的肉芽肿，中央亦可见坏死，称为假结核结节（pseudotubercle）。但结节周围常可见卵壳碎片或钙化的死虫卵，这也是与结核结节鉴别的要点。该结节最后也可发生纤维化和玻璃样变。

5. 循环抗原引起的免疫损害

血吸虫童虫、成虫和虫卵的代谢物、分泌物和排泄物，以及虫体表面更新的脱落物，可随血流运行成为循环抗原，主要有 GAA、MAA 和 SEA。宿主对这些抗原产生的免疫复合物如不能被有效清除，则可在血管、关节、肾脏中沉积，激活补体 C_{3a}、C_{5a}，造成Ⅲ型变态反应，引起相应部位免疫复合物型炎症。

（三）主要脏器的病变

1. 肠道

病变一般都在肠系膜下静脉分布的范围内，尤以直肠、降结肠及乙状结肠为显著，偶尔可波及阑尾。急性期表现为肠黏膜红肿，呈急性卡他性炎症，黏膜坏死脱落，有散在的点状出血和表浅小溃疡，虫卵可由此破损处落入肠腔。临床上出现腹痛、腹泻、便血等症状，粪便中可检出虫卵。镜下可见黏膜和黏膜下层虫卵肉芽肿形成。慢性期由于虫卵反复沉积，肠黏膜反复发生溃疡，形成假结核结节并纤维化，可引起肠壁增厚变硬或息肉状增生，严重者可致肠腔狭窄梗阻。一些慢性病例可并发管状或绒毛状腺瘤甚至腺癌，并有数个息肉同时发生癌变者。慢性血吸虫病重症时，结肠壁因弥漫性纤维化而广泛增厚，病变部位的肠系膜也见纤维化增厚。

2. 肝脏

虫卵随门静脉血分流抵达肝内汇管区门静脉末梢分支内，病变以肝左叶更为明显。早期肝脏轻度肿大，表面及切面见灰黄色粟粒或绿豆大小结节。镜下见病灶以汇管区更显著，附近有较多急性虫卵结节，肝窦充血，肝细胞水肿、点灶状坏死或受压萎缩。Kupffer细胞内常见吞噬的血吸虫色素。晚期肝变硬、缩小，表面有大小不等的结节，形成血吸虫性肝硬化，此时肝小叶本身并未遭受严重破坏，因此血吸虫性肝硬化不形成明显的假小叶，但小叶门静脉分支周围大量纤维组织增生，肝脏汇管区的纤维化特别明显。切面上见门静脉分支周围纤维组织增生呈树枝状分布，故血吸虫肝硬化又被称为干线型或管道型肝硬化。严重者可形成粗大隆起结节，与门脉性肝硬化（结节直径多小于 1 cm）显著不同。由于虫卵结节主要位于汇管区，大量增生的纤维组织和虫卵本身可压迫、阻塞肝内门静脉分支，并可伴血栓性静脉炎，故而造成窦前性门脉高压，在临床上较早出现腹水、食管下端静脉曲张等体征，脾因门脉高压而淤血肿大，并可引起脾功能亢进。

3. 脾脏

早期肿大不明显或可有轻度肿大，主要由于虫体代谢产物导致脾内单核巨噬细胞增生。后期脾脏可显著增大，甚至重达 4 000 g 以上，这是由于门脉高压引起脾脏淤血和结缔组织增生导致。脾脏切面呈红色，质地坚韧，脾小梁增粗，脾小体萎缩甚至消失，可见由陈旧性出血、纤维化及钙盐和铁盐沉积于胶原纤维所构成的含铁小结（siderotic nodule）。临床上可出现脾功能亢进，表现为贫血、白细胞和血小板减少等。

4. 其他器官

血吸虫引起的异位损害以肺和脑部最多见，肺部虫卵多是通过门－腔静脉交通支带至肺脏，肺内可见急性虫卵结节，其形成粟粒状结节伴随结节周围渗出性炎症，临床上可有咳嗽、气促、哮喘等表现。通常肺的病变轻微，一般不导致严重后果。脑的血吸虫病病变主要见于大脑顶叶、颞叶和枕叶，脑部可出现不同时期的虫卵结节和胶质细胞增生，临床出现脑炎、癫痫、头痛等症状。在肾脏，血吸虫病感染可引起Ⅲ型变态反应性免疫复合物肾炎。长期反复感染血吸虫病可严重延缓儿童个体发育与生长，造成血吸虫病侏儒症，现已少见。

（四）临床诊疗及预后

急性期患者外周血嗜酸性粒细胞显著增多为其主要特点，从粪便中检出虫卵或孵出毛蚴为确诊本病的依据。免疫学检查对血吸虫病的诊断具有较高的敏感性和特异性，可采用单抗斑点酶联免疫吸附试验检测急、慢性血吸虫病患者血清的循环抗原，间接血凝试验、酶联免疫吸附试验、环卵沉淀试验等检测抗体。超声显像检查可判断肝纤维化的程度，确定肝、脾、门静脉大小及有无腹水，并可定位行肝穿刺活检。直肠黏膜活检对多次粪便检查阴性的疑似患者，可在肠镜下取病变处黏膜做压片或病理检查，较易查见虫卵。

吡喹酮对血吸虫有杀灭作用。对血吸虫防治应贯彻以预防为主的方针，采取综合措施，包括查病治病、灭螺、加强粪水管理和预防感染（避免与可能有尾蚴的水接触）等措施，切断血吸虫生活史的各个环节。

五、慢性溃疡性结肠炎

慢性溃疡性结肠炎（chronic ulcerative colitis，UC）是一种原因不明的慢性结肠炎症，本病也常伴有肠外免疫性疾病，如游走性多关节炎、葡萄膜炎、原发性硬化性胆管炎和胆管周围炎及皮肤病变等，故本病与克罗恩病一样，也应视作主要累犯肠道的全身性疾病。本病主要累及年轻白种人，女性比男性易感。近几十年来，溃疡性结肠炎的发病率在美国和欧洲有所升高，但是，人们逐渐意识到溃疡性结肠炎可以累及不同年龄和种族的人。

（一）病因和发病机制

本病的病因不明，现多认为是一种自身免疫性疾病，多认为与遗传易感性和自身免疫有关。黏膜组织损伤主要由中性粒细胞和巨噬细胞产生的细胞因子、蛋白水解酶和活性氧代谢产物导致。

（二）病理变化

此病可累犯结肠各段，尤其以直肠和乙状结肠为主，也可偶见于回肠。肉眼观，病变多从直肠开始，可累及结肠各段，最初肠黏膜充血并出现点状出血，黏膜隐窝有小脓肿形成。脓肿逐渐扩大，局部肠黏膜表层坏死脱落，形成表浅小溃疡并可累及黏膜下层，溃疡逐渐融合扩大或相互穿通形成窦道，随着病变进一步发展，肠黏膜可出现大片坏死并形成连续性、弥漫性分布的大溃疡。有时溃疡深达肌层或浆膜层并穿通肠壁引起结肠周围脓肿并继发腹膜炎。病变局部的结肠可与邻近腹腔器官发生粘连。残存的肠黏膜充血、水肿，也可增生形成息肉样外观，称假息肉。假息肉细长，其蒂与体无明显区别。

镜下，早期可见肠黏膜隐窝处有小脓肿形成，黏膜及黏膜下层可见嗜中性粒细胞、淋巴细胞、浆细胞及嗜酸性粒细胞浸润，伴随有广泛溃疡形成。溃疡底部有时可见急性血管炎，血管壁呈纤维素样坏死。溃疡边缘假息肉形成处的肠黏膜上皮可见非典型增生，提示有癌变的可能。晚期病变区肠壁有大量纤维组织增生。

（三）结局及并发症

本病临床表现多样，疾病早期的常见症状为腹痛、腹泻、黏液和血便、里急后重、肛周疼痛等症状，缓解和加重交替进行，持续数年。本病的并发症可表现在如下方面。

1. 肠道息肉及癌变

本病的息肉并发率为9.7%～39.0%，好发于直肠，其结局可随炎症的痊愈而消失，随溃疡的形成而破坏，长期存留或癌变。癌变主要是来自腺瘤样息肉。本病可引起肠癌，且一般为多发性肠癌。癌变率决定于病程长短及病变范围。一般病变仅限于左侧结肠，癌变率低，而全结肠均有病变，病程达20年者癌变率为10%，30年者为15%～25%。

2. 回肠炎

5%～17%的慢性溃疡性结肠炎患者可发生末端回肠炎症。受累的回肠可见炎症、糜烂和溃疡。结肠切除术后回肠炎一般即消退。

3. 中毒性巨结肠

急性中毒性巨结肠是一种可能致死的并发症，发病率占慢性溃疡性结肠炎总数的1.6%～6.0%。中毒性巨结肠一般发生于全结肠炎患者，其特征是全结肠或节段性结肠扩张、丧失收缩能力及临床表现的迅速恶化。

4. 肠穿孔

肠穿孔发生率为1.8%左右，多在中毒性结肠扩张基础上发生，引起弥漫性腹膜炎，出现膈下游离气体。

5. 大出血

大出血指出血量大而要输血治疗者，其发生率为1.1%~4.0%。除因溃疡累及血管发生出血外，低凝血酶原血症也是其发生的重要原因。

6. 肛周病变

肛周病变主要为痔疮、肛门脱皮和肛裂。肛周或坐骨直肠窝脓肿、肛瘘和直肠阴道瘘罕见。

7. 与自身免疫反应有关的并发症

常见并发症有：①关节炎，其发生率约为11.5%，以大关节受累较多见，且常为单个关节病变，关节肿胀、滑膜积液，而骨关节无损害，无风湿病血清学方面的改变；②皮肤黏膜病变，结节性红斑多见，发生率为4.7%~6.2%，其他如多发性脓肿、局限性脓肿、脓疱性坏疽、多形红斑等；③眼部病变有虹膜炎、虹膜睫状体炎、葡萄膜炎、角膜溃疡等，以前者最多见，发病率为5%~10%。

（四）临床诊疗及预后

根据临床表现和辅助检查有助于本病诊断。临床表现主要以肠道症状为主，但可以并发肠外多种临床症状，因此，临床表现多样。诊断上主要依靠纤维结肠镜检，可明确病变范围，同时可做多处活组织检查以便与克隆结肠炎鉴别。气钡灌肠双重对比造影也是一项有助诊断的检查，有腹部征象的病例忌做钡剂灌肠检查，而应做腹部X线平片观察有无中毒性巨结肠、结肠扩张及膈下游离气体征象。

目前尚无有效的长期预防或治疗的方法，临床上首选内科治疗，包括全身支持治疗和药物治疗。柳氮磺胺吡啶水杨酸制剂是主要治疗药物，如艾迪莎、美沙拉嗪等，在急性发作期可用皮质类固醇，免疫抑制剂在溃疡性结肠炎中的价值尚属可疑。

有20%~30%重症溃疡性结肠炎患者需手术治疗，需急症手术的指征有：①大量、难以控制的出血；②中毒性巨结肠伴临近或明确的穿孔，或中毒性巨结肠经内科治疗无效者；③暴发性急性溃疡性结肠炎对类固醇激素治疗无效者；④由于狭窄导致梗阻；⑤怀疑或证实有结肠癌；⑥难治性溃疡性结肠炎反复发作恶化。

六、结直肠息肉

结直肠息肉是从肠腔黏膜面向肠腔内突出的隆起性病变，可以是腺瘤，也可以是肠黏膜的增生肥厚，在病理未确定其性质前统称息肉。息肉有单发或者多发，也有遗传性或者非遗传性，好发于乙状结肠及直肠。60~80岁的人群发病率最高，男性略高于女性。

（一）病因和发病机制

1. 饮食因素

常认为该病主要发病是由于高脂肪膳食和食物纤维不足引起。高脂、高蛋白、低纤维饮食者，结直肠息肉的发生率明显增高。

2. 胆汁代谢紊乱

行胃空肠吻合和胆囊切除术后，患者胆汁的代谢和排出发生改变，大肠内胆汁酸的含量增加，胆汁酸及其代谢产物脱氧胆酸和石胆酸均具有诱发结直肠黏膜产生腺瘤性息肉或癌变的作用。

3. 遗传因素

腺瘤性息肉病患者的家族成员发生结直肠息肉的可能性明显升高，尤其是家族性肠息肉病，具有明显的家族遗传性，如家族性腺瘤性息肉病与 5 号染色体长臂上抑癌基因 APC 突变和失活相关。此外，消化道肿瘤、乳腺癌、子宫癌及膀胱癌患者其结直肠息肉的发生率明显升高。

4. 炎症刺激

肠黏膜的长期慢性炎症可引起炎症性息肉。

5. 寄生虫感染或粪便刺激

粪便中的残渣和寄生虫虫卵导致大肠黏膜损伤，可形成息肉状凸起。

（二）病理变化

本病分为非肿瘤性息肉和腺瘤性息肉，后者多见。非肿瘤性息肉主要见于增生性息肉和炎性息肉。

1. 非肿瘤性息肉

非肿瘤性息肉主要包括增生性息肉和炎性息肉两种。增生性息肉较为常见，体积较小，增生的腺体规则，黏液分泌旺盛，上皮不发生肿瘤性增生，可自行消失；炎性息肉较为少见，一般可以自行消失，不发生癌变，常为单发性圆形结节，胃肠黏膜上皮亦不发生肿瘤性增生，主要是间质纤维增生及炎性细胞浸润。

2. 腺瘤性息肉

腺瘤性息肉包括散发性腺瘤性息肉和遗传性家族性腺瘤性息肉病。

（1）散发性腺瘤性息肉。息肉腺上皮细胞发生肿瘤性增生，多为单个，也可以多发，上皮细胞一般分化良好。但增生的腺上皮细胞并不侵入黏膜肌层，包括：①管状腺瘤，较多见，腺上皮细胞增多，核细长，如笔杆状，可呈假复层，排列呈大小不一的腺管状结构（图 4-19）。②绒毛状腺瘤，少见，上皮增生形成乳头状或绒毛状，乳头中央是由纤维组织及血管构成的轴心，基底部宽，无蒂或有极短的蒂，乳头状或绒毛状突起的表面由一层或多层柱状上皮被覆，上皮细胞层不同程度的非典型性（图 4-20），组织学上至少一半的成分是绒毛状结构才可诊断，绒毛状腺瘤易恶变。③管状绒毛状腺瘤，绒毛成分占 25%～50%，其余为腺管状结构，实际就是管状腺瘤和绒毛状腺瘤成分的混合。④锯齿状腺瘤，是以腺腔锯齿状为特征的上皮内瘤变，也可以有管状腺瘤和绒毛状腺瘤的成分。⑤广基锯齿状腺瘤，是一种形态学不同于传统锯齿状腺瘤，又不同于增生性息肉的一类病变，其组织学特征是腺窝扩张，有的腺窝底部向两侧扩张类似烧瓶，此型易恶变。

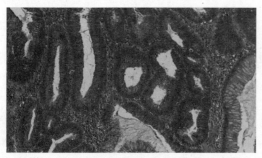
图4-19 结肠管状腺瘤（见彩图）

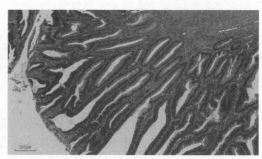
图4-20 结肠绒毛状腺瘤（见彩图）

（2）遗传性家族性腺瘤性息肉病。该病由基因突变引起，是常染色体显性遗传病，腺瘤为多发，可达成百上千，严重者，甚至布满整个结肠和直肠。包括：①家族性腺瘤性息肉病（familial adenomatous polyposis，FAP）。大肠黏膜上有许多散在约黄豆粒大的息肉，息肉无蒂（图4-21）。镜下结构与散发性腺瘤性息肉相同，多数为管状腺瘤，家族性息肉病是由APC基因突变引起，易癌变，据报道，常在出现息肉症状大约15年后发生大肠癌。②Peutz-Jeghers（P-J）综合征。

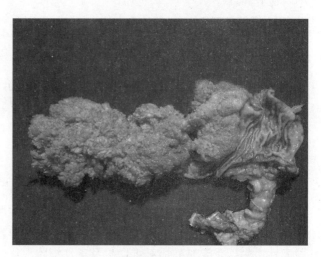
图4-21 家族性腺瘤性息肉病（见彩图）

患者多有口唇黏膜和手指、足趾皮肤黑色素沉着，同时在胃肠道出现多发性错构瘤性息肉。典型的息肉较大，有蒂，以增生的平滑肌束作为支架，类似树枝状增生，在支架外被覆黏膜，腺上皮由吸收细胞、杯状细胞等组成。息肉上皮由于LKB1/STK-11基因突变易突变成癌。

（三）临床诊疗及预后

约有半数的结直肠息肉患者临床表现并不明显，常在出现并发症时才被发现。通常表现为便血，如息肉发生在高位，可表现为大便中有血，如息肉发生于直肠、乙状结肠，通常为鲜红色血便；还可以表现为肠道刺激症状，比如排便次数增加，若合并感染可出现黏液脓血便，若息肉较大且发生于盲肠，可出现肠套叠或肠梗阻。

结直肠息肉的诊断主要依赖于直肠指诊、内镜检查及X线钡剂灌肠。直肠指诊可触及直肠中下段的息肉；对于内镜能达到的范围内可行息肉摘除或取黏膜组织做病理学检查；X线钡剂灌肠适用于发生在乙状结肠以上的息肉，通常表现为单个或多个类圆形的充盈缺损。结直肠息肉需要与其他便血性疾病相鉴别。

根据息肉部位、大小、类型、性质来选择不同的结直肠息肉的治疗方法。对于有蒂的结直肠息肉，可在内镜下摘除或圈套蒂切除。对于直径大于2 cm、完整摘除有困难的广蒂息肉，可先取活检，排除癌变，后再经手术完整摘除。如病检显示癌变，就可以采用腹腔镜下或开腹进行局部肠壁和肠切除手术。家族性腺瘤性息肉病的治疗原则是，切除所有可能发生病变的大肠黏膜，尽可能在青春期内确诊并进行根治性手术。对于患 P-J 综合征的患者，若无症状可随访观察，如果有症状可以进行息肉切除。结肠息肉有癌变和复发的可能，若早期诊断、及时治疗，一般预后较好，但对于患遗传性家族性息肉病的患者，应积极采取措施预防癌变。

七、结直肠癌

结直肠癌（colorectal cancer）是一种常见的消化道恶性肿瘤，我国的发病率较欧美发达国家相比较低。患者常有贫血、消瘦，大便次数增多、变形，并有黏液血便，有时出现腹部肿块与肠梗阻症状。但近年来由于饮食结构变化，本癌的发病率有增加趋势，在消化道的癌中仅次于胃癌。流行病学研究显示，结直肠癌的分布具有显著的地域差异，近年来结肠癌的发病率升高，而直肠癌发病率稳定甚至有下降趋势，男、女结直肠癌发生率之间的差异不大，发病年龄多在 40～60 岁。结直肠癌如能早期发现并及时治疗，其术后 5 年存活率可达 90%。

（一）病因和发病机制

结直肠癌的病因尚未明确，但随着对其相关高危因素的认识逐渐深入，认为可能与以下因素相关。

1. 环境因素

过多的动物脂肪、动物蛋白饮食，缺乏新鲜蔬菜及纤维素食品是结直肠癌的易患因素，这类食物不利于有规律的排便，因此延长了肠黏膜与这类食物中可能含有的致癌物质的接触时间。高脂肪饮食的人群其粪便内胆汁酸、中性类固醇物质的含量及厌氧菌菌丛比例都比低脂肪饮食的人群高。肠道内的厌氧菌靠其含有的 β-葡萄糖醛酸酶、7α-脱羟酶及胆固醇脱氢酶等把肠道内的胆汁酸、中性类固醇物质转化为促癌物质和（或）致癌物质，如形成多环芳香化合物等。而且 β-葡萄糖醛酸苷酶还可把经肝解毒的致癌物质重新游离出来发挥作用。另外，缺乏体力活动也是结直肠癌发生的高危因素，肠道菌群紊乱也参与结直肠癌的发生。

2. 遗传因素

结直肠癌可分为遗传性和非遗传性两种类型，前者主要包括家族性腺瘤性息肉病（FAP）和遗传性非息肉病性结直肠癌（hereditary nonpolyposis colorectal cancer，HNPCC），后者主要与各种因素引起的基因突变有关。

3. 其他因素

结肠腺瘤、炎症性肠病等易恶变为结直肠癌，长期吸烟、肥胖、慢性腹泻、慢性便秘、长期精神压抑、有盆腔放疗史者也易患结直肠癌。

（二）组织发生

多数结直肠癌的发生，是由正常上皮细胞转化为腺瘤和癌的过程，是多步骤演变的结果，其中涉及一系列的遗传突变，包括癌基因（k-ras、c-myc、EGFR、COX-2、CD44 等）的激活或过表达、抑癌基因（APC、DCC、P53、ING1）的失活、错配修复基因（HMSH1、HLH1、PMS1、PMS2）的突变。

（三）病理变化

结直肠癌是大肠黏膜上皮和腺体发生的恶性肿瘤，发生部位以直肠最多见，其次为乙状结肠、盲肠、升结肠、横结肠和降结肠。根据WHO对结直肠癌的定义，结直肠肿瘤组织只有穿透黏膜肌层，到达黏膜下层才称为癌。因研究证明癌细胞如不超过黏膜肌层几乎都不转移，所以原来的上皮重度异型性增生和原位癌都列入高级别上皮内瘤变（high grade intraepithelial neoplasia），而黏膜内癌则称为黏膜内瘤变（intramucosal neoplasia）。

肉眼观，结直肠癌一般可分为四型：①溃疡型。肿瘤表面形成较深溃疡或呈火山口状，多见于直肠和乙状结肠，此型较多见（图4-22）。②隆起型。肿瘤呈息肉状或盘状向肠腔突出，有蒂或广基，多见于右半结肠，多为分化较高的腺癌（图4-23）。③浸润型。癌组织向肠壁深层弥漫浸润，常伴有肿瘤间质结缔组织明显增生，常累及肠管全周，导致局部肠壁增厚变硬，局部肠管周径明显缩小，形成环状狭窄，多见于直肠和乙状结肠。④胶样型。肿瘤表面及切面均呈半透明胶冻状，多见于右侧结肠和直肠，此型肿瘤多见于年轻人，预后较差。

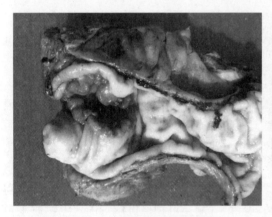

图4-22 溃疡型结肠癌（见彩图）

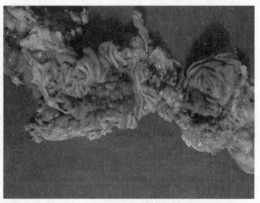

图4-23 隆起型直肠癌（见彩图）

镜下，可见有：①乳头状腺癌。癌细胞呈乳头状生长，乳头轴心较纤细。②管状腺癌。癌细胞呈不规则腺管样分布，分化较好。③黏液腺癌或印戒细胞癌。以细胞内或细胞外形成大量黏液为特点。④未分化癌。癌细胞常较小，形态较一致，细胞弥漫成片或成团，不形成腺样结构。⑤腺鳞癌。⑥鳞状细胞癌。多发生在直肠肛门附近的被覆鳞状上皮，为数较少。

（四）分期和预后

大肠癌的分期对判定预后有一定意义，现今广泛应用的分期是由Astler-Coller于1954年提出，经Dukes修改后又几经修改而成。分期的基础是根据大肠癌变在肠壁的扩散范围及是否转移到局部淋巴结和远隔脏器而定，共分A、B_1、B_2、C_1、C_2、D六个阶段，各有不同的五年存活率（表4-4）。

表 4-4　大肠癌分期及预后

分　　期	肿瘤生长范围	5 年存活率
A	肿瘤限于黏膜层	100%
B_1	肿瘤侵及肌层，但未穿透，无淋巴结转移	67%
B_2	肿瘤穿透肌层，但无淋巴结转移	54%
C_1	肿瘤未穿透肌层，但有淋巴结转移	43%
C_2	肿瘤穿透肠壁，并有淋巴结转移	22%
D	有远隔脏器转移	极低

（五）扩散途径

1. 直接蔓延

癌组织浸润达浆膜层后，可直接蔓延至邻近器官，如前列腺、膀胱、输尿管、子宫及腹膜等处。

2. 淋巴道转移

癌组织未穿透肠壁肌层，则较少发生淋巴结转移，一旦穿透肌层，则容易发生转移，一般先转移至肠系膜淋巴结，再沿淋巴引流方向到达肠系膜周围及系膜根部淋巴结，晚期可转移至腹股沟、直肠前凹和锁骨上淋巴结。

3. 血道转移

晚期癌细胞可沿门静脉转移至肝，也可通过体循环转移至肺、脑、骨骼等。

4. 种植性转移

癌组织穿破肠壁浆膜后，如果癌细胞脱落并且播散到腹腔内可形成种植性转移，常见部位为膀胱直肠陷凹和子宫直肠陷凹。

（六）临床诊疗

结直肠癌的常见症状主要包括排便习惯及大便性状改变，腹痛，可触及肿块，严重者可出现肠梗阻，患者还会出现贫血、消瘦乏力等全身症状。在结直肠癌发病初期，这样的症状体征常不明显，右半结肠癌患者多数会出现腹部肿块和腹痛，但疼痛多不剧烈，常常伴不同程度的贫血；左半结肠癌患者最常见的症状为便血和腹痛，部分患者可在左侧腹部触及肿块。直肠癌患者大多出现排便习惯的改变，伴排便不尽、里急后重和肛门下坠感，部分患者还会出现血便、脓血便，骶尾部持续剧烈疼痛，或者出现尿频、尿痛、血尿等临床现象。

内镜是诊断早期结直肠癌最有效、最重要的方法，能直接观察肠壁、肠腔的变化情况，确定癌症的部位、大小和浸润范围，经活检可确诊。X 线钡剂灌肠检查是诊断结直肠癌的重要手段，可见充盈缺损、肠腔狭窄及皱襞破坏的征象。直肠指检是诊断直肠癌的重要方法，因为直肠癌能在指诊时触及肿块，临床上结直肠癌的确诊有赖于内镜和黏膜的活检。对于出现排便习惯和粪便形状改变、腹痛、贫血等症状的高危患者，应尽早行内镜检查。

早期发现、早期诊断是直肠癌的治疗关键。癌肿的早期切除是结直肠癌的根治方法，对于已经出现广泛转移的患者，可行改道、造瘘的姑息手术治疗。化疗作为一种辅助疗法通常用于手术后。对于不能一次性切除癌肿的患者，行术前化疗，以降低肿瘤分期。直肠癌患者术前放疗可以提高直肠癌的手术切除率，降低术后复发率，而术后放疗通常只适用手术未能根治、术后局部复发的患者。

讨论

目前，在结直肠癌的临床病理诊断工作中，常规使用微卫星不稳定/错配修复蛋白的免疫组化检测，其在评估结直肠癌的预后分层、指导治疗及帮助筛选林奇综合征（Lynch syndrome）都有非常重要的意义。你知道阳性结果代表的意义吗？你还了解哪些可以用来辅助病理诊断和指导治疗的方法？如何更好地应用蛋白水平及分子水平的检测手段来完善肿瘤的病理诊断？

小结

1. 急性阑尾炎有哪些类型？不同类型的病理特点是什么？急性阑尾炎的结局与并发症分别是什么？回答以上问题需掌握阑尾的解剖组织结构特点和最常见的阑尾炎致病原因。

2. 细菌性痢疾和结肠阿米巴痢疾分别好发于哪些部位？其各自的病理变化是什么？两者虽然都冠以"痢疾"两字结尾，但前者由痢疾杆菌引起，后者由阿米巴原虫导致，因此，分别属于不同的炎症类型，前者属于渗出性炎的纤维素性炎，后者属于变质性炎。细菌性痢疾常形成地图状溃疡，肠阿米巴痢疾常形成烧瓶状溃疡。两者的好发部位、病理变化和临床表现均不同，表格的对比可加强对两种病变的理解。阿米巴原虫除了可造成结肠的病变，还可引起肠外病变，其中最常见的是阿米巴肝脓肿，也属于变质性炎，而非化脓性炎。

3. 血吸虫哪个生活阶段对人体损害最明显？分别有哪些致病机制？不同生活阶段中主要引起的病理变化是什么？了解血吸虫的生活周期对于理解其各生活阶段的行为非常有帮助。

4. 结直肠息肉与结直肠癌在发生发展上有何关联？结直肠息肉中部分类型是结直肠癌的癌前病变。

5. 结直肠癌好发于什么部位？其病理变化如何？其Dukes分期有助于学习者理解浸润深度对预后判断的意义。

单项选择题

1. 引起阑尾炎最重要的原因是_____。
   A. 机体抵抗力下降　　　　　　　　B. 阑尾腔内细菌感染
   C. 阑尾周围脏器感染蔓延所致　　　D. 阑尾腔内阻塞并感染
   E. 饭后剧烈运动

2. 关于急性阑尾炎的叙述,下列哪项是错误的?_____。
   A. 临床上常有右下腹部疼痛、体温升高、呕吐和中性粒细胞增多等表现
   B. 细菌感染和阑尾腔的阻塞是其发病的两个主要因素
   C. 阑尾炎因细菌感染引起,且有特定的病原菌
   D. 急性者有三种主要类型,即单纯性、蜂窝织炎性和坏疽性
   E. 并发症中主要有因阑尾穿孔引起的急性弥漫性腹膜炎和阑尾周围脓肿

3. 下列疾病好发部位的描述中,哪一项是错误的?_____。
   A. 慢性胃溃疡——胃窦小弯侧　　　B. 十二指肠溃疡——十二指肠起始部
   C. 伤寒——回肠上段　　　　　　　D. 细菌性痢疾——乙状结肠、直肠
   E. 阿米巴痢疾——升结肠

4. 关于大肠癌的描述,下列哪项是正确的?_____。
   A. 盲肠癌最多见　　　　　　　　　B. 类癌由腺瘤癌变而来
   C. 少数癌瘤产生 CEA　　　　　　　D. Dukes D 期有远隔器官转移
   E. 未分化癌多见

5. 大肠癌肉眼分型,哪一型与浸润型是重复的?_____。
   A. 溃疡型　　　　　　　　　　　　B. 隆起型
   C. 蕈伞型　　　　　　　　　　　　D. 环状型
   E. 胶样型

6. 大肠癌的好发部位依次是_____。
   A. 直肠、乙状结肠、盲肠、升结肠、降结肠
   B. 直肠、乙状结肠、升结肠、横结肠、盲肠、降结肠
   C. 直肠、乙状结肠、横结肠、升结肠、降结肠、盲肠
   D. 升结肠、横结肠、盲肠、降结肠、乙状结肠、直肠
   E. 升结肠、降结肠、盲肠、横结肠、直肠、乙状结肠

7. 关于大肠癌的叙述,下列哪项是错误的?_____。
   A. 患者多为老年人,但中青年人发病率在逐渐上升
   B. 患者常有贫血、消瘦、大便习惯改变
   C. 有时出现腹部肿块及肠梗阻症状
   D. 梗阻常见于盲肠及升结肠癌,而降结肠癌及直肠癌往往不发生梗阻症状
   E. 在我国其发病率在消化道癌中仅次于胃癌

8. 以下哪项不是结肠癌的特点?_____。

A. 发生部位最多见于直肠、乙状结肠 B. 多见于中老年人
C. 可向肠腔内突出，表面形成溃疡 D. 癌胚抗原（CEA）是常见的肿瘤抗原
E. 早期常发生血行转移

9. 息肉为单发性光滑圆形结节，组织学结构为肠黏膜上皮增生，有丰富的血管纤维间质及炎性细胞浸润，并有呈囊状扩张的腺体。此种息肉为_____。
A. 家族性息肉病 B. 增生性息肉
C. 幼年性息肉 D. 腺瘤性息肉
E. Peutz-Jeghers 综合征

10. 大肠息肉中癌变率较高的是_____。
A. 腺瘤性息肉 B. 炎性息肉
C. 增生性息肉 D. 绒毛状腺瘤
E. 幼年性息肉

11. 溶组织内阿米巴滋养体对组织的破坏主要通过_____。
A. 与细菌的共生作用 B. 伪足的机械运动作用
C. 水解酶作用 D. 肠毒素作用
E. 吞噬作用

12. 阿米巴滋养体所引起的组织坏死为_____。
A. 凝固性坏死 B. 干酪样坏死
C. 纤维素样坏死 D. 液化性坏死
E. 湿性坏疽

13. 肠阿米巴病最常发生部位是_____。
A. 乙状结肠和直肠 B. 升结肠和横结肠
C. 升结肠和盲肠 D. 升结肠
E. 乙状结肠

14. 阿米巴痢疾引起的特征性肠溃疡是_____。
A. 地图状溃疡 B. 不规则形溃疡
C. 横带状溃疡 D. 烧瓶状溃疡
E. 溃疡与肠纵轴平行

15. 肠外阿米巴病最常见的是_____。
A. 阿米巴肺脓肿 B. 阿米巴肝脓肿
C. 阿米巴脑脓肿 D. 脓胸
E. 膈下脓肿

16. 血吸虫虫卵主要沉着的部位是_____。
A. 乙状结肠、直肠、肝脏 B. 回盲部、升结肠、肝脏
C. 乙状结肠、肺脏 D. 升结肠、肝脏
E. 肝脏、回肠

17. 患血吸虫病时形成的虫卵结节中，不含有下列哪种结构？
A. 干酪性坏死 B. 类上皮细胞

C. 多核巨细胞 D. 单核淋巴细胞
E. 嗜酸性粒细胞

18. 肠道血吸虫病，一般不发生_____。
A. 肠黏膜溃疡 B. 肠黏膜息肉
C. 肠黏膜虫卵结节形成 D. 肠出血、肠穿孔
E. 肠壁增厚、肠腔狭窄

19. 血吸虫性肠病变以乙状结肠、直肠和降结肠的病变最明显，其原因是_____。
A. 肠壁组织结构疏松 B. 粪质潴留
C. 局部血液循环障碍 D. 由成虫寄生部位决定
E. 淋巴组织丰富

20. 晚期血吸虫病的肠道病变易并发_____。
A. 出血 B. 穿孔
C. 息肉癌变 D. 肠套叠
E. 继发性肠炎

21. 光镜下所见到的血吸虫卵壳上的放射状，嗜酸性均质状物是_____。
A. 嗜酸性细胞的嗜酸性颗粒的融合 B. 抗原-抗体复合物
C. 透明变性的结缔组织 D. 类上皮细胞的胞质
E. 以上都不是

22. 下列哪项不符合急性细菌性痢疾所形成的假膜特点？_____。
A. 肉眼观为灰白色，也可呈暗红色或灰绿色
B. 可认为是急性细菌性痢疾的特征病变
C. 先出现于黏膜皱襞的顶部，随病变进展融合成片
D. 假膜常可脱落而形成深溃疡，甚至穿孔
E. 假膜可见于大便中

23. 下列关于慢性细菌性痢疾的描述，哪项是错误的？_____。
A. 多由急性细菌性痢疾转变而来 B. 病程超过2个月以上
C. 可交替出现腹泻和便秘 D. 可形成慢性溃疡，且较易癌变
E. 可急性发作，表现出急性细菌性痢疾的症状

24. 细菌性痢疾的好发部位是_____。
A. 结肠上段 B. 回肠
C. 直肠和乙状结肠 D. 空肠
E. 盲肠

25. 急性细菌性痢疾初期的结肠病变为_____。
A. 假膜性炎 B. 浆液性炎
C. 卡他性炎 D. 表面化脓性炎
E. 出血性炎

参考答案
1—5　DCCDD　　6—10　ADECD　　11—15　CDCDB
16—20　AEDDC　　21—25　BDDCC

第六节　肝、胆常见疾病

一、肝炎

肝炎是肝脏炎症性疾病的统称，它是指可能由多种致病因素，如病毒、细菌、寄生虫、化学毒物、药物、酒精、自身免疫因素等使肝脏实质细胞受到破坏，肝脏功能受到损害，引起机体一系列不适的症状及肝功能指标异常的疾病。根据病因，肝炎可以分为病毒性肝炎、药物性肝炎、中毒性肝炎、自身免疫性肝炎、酒精性肝炎等。各种肝炎临床表现相似，以乏力、食欲减退、恶心、上腹不适、肝区疼痛为主要表现，部分患者可有黄疸、发热和肝大伴肝功能损害。

（一）病因和发病机制

1. 病毒性肝炎

病毒性肝炎（viral hepatitis）是由一组肝炎病毒引起的以肝实质细胞变性坏死、肝脏损害为主要病变的传染病。其发病率高，传染性强，传播途径复杂。现已明确的病毒性肝炎的病原学分型为甲型、乙型、丙型、丁型、戊型等。除乙型肝炎病毒为 DNA 病毒外，其余均为 RNA 病毒。此外，该病毒以外的病毒感染如柯萨奇病毒、巨细胞病毒、EB 病毒、单纯疱疹病毒感染等，也可引起肝脏炎症。我国是病毒性肝炎高发区，慢性乙型肝炎病毒感染者约 1 亿，占我国人口的 7%。肝炎在世界各地均有发病和流行，且发病率有不断升高趋势。其发病无性别差异，各种年龄均可罹患。

（1）甲型病毒性肝炎，简称甲型肝炎（hepatitis A），是由甲型肝炎病毒（hepatitis A virus，HAV）引起的。HAV 属于微小 RNA 病毒科。HAV 经粪-口途径传播，一旦 HAV 随患者粪便排出体外，则有可能通过污染水源、食物、食具等传播造成流行。HAV 侵入人体后，先在肠黏膜和局部淋巴结增殖，继而进入血液循环，形成病毒血症，最终侵入靶器官——肝脏，在肝细胞内繁殖。HAV 损伤肝细胞机制尚未完全明了，目前认为感染早期，HAV 大量增殖激活特异性 $CD8^+T$ 淋巴细胞，细胞免疫发挥作用，通过分泌细胞因子使肝细胞变性、坏死。感染后期体液免疫亦参与其中，抗 HAV 抗体产生后可能通过免疫复合物机制参与肝细胞破坏。患者一般可完全恢复，不转为慢性肝炎，亦无慢性肝炎病毒携带者。

（2）乙型病毒性肝炎，简称乙型肝炎（hepatitis B），是由乙型肝炎病毒（hepatitis B virus，HBV）引起的。HBV 属于 DNA 病毒，主要通过血液、吸毒、性及母婴垂直传播。HBV 的致病部分是表面抗原（hepatitis B surface antigen，HBsAg），而核心抗原（hepatitis B core antigen，HBcAg）和 e 抗原（hepatitis B e antigen，HBeAg）由于含有核酸，具有传染性。HBV 感染可引起急性或慢性乙型肝炎，也可引起急性重型肝炎或让感染者成为病毒携带状态。

HBV导致肝细胞的损伤程度与感染的病毒数量、毒力及机体免疫反应的强弱相关。当HBV在肝细胞内复制和繁殖后，在感染的肝细胞表面可分泌大量HBsAg，当机体免疫系统细胞识别病毒抗原并清除病毒时，也会同时导致感染病毒的肝细胞坏死或凋亡。当T细胞免疫功能正常，受病毒感染的肝细胞不多时，HBV很快被细胞免疫及体液免疫予以清除，由细胞免疫造成的急性肝细胞损伤则可完全恢复。当T细胞免疫功能低下，免疫反应不足以完全破坏被病毒感染的肝细胞，或亦不能产生有效的抗HBsAg，在肝细胞内的病毒可持续引起免疫反应而导致慢性持续性肝炎。而如果机体对病毒完全缺乏细胞免疫反应，既不能有效地清除病毒，亦不能导致免疫反应，出现HBsAg无症状携带，仅表现为病毒抗原阳性，无明显的进行性肝细胞损害。当T细胞免疫功能过强，病毒感染的细胞过多，细胞免疫反应可引起大量肝细胞坏死，临床上表现为急性重型肝炎。上述现象仅见于乙型肝炎，而患甲型肝炎及丁型肝炎时，病毒可能直接损害肝细胞，后者已得到证明。

（3）丙型病毒性肝炎，简称丙型肝炎（hepatitis C），是由丙型肝炎病毒（hepatitis C virus，HCV）引起的。HCV属于RNA病毒，主要通过注射或输血传播，也可通过母婴垂直传播、家庭日常接触和性传播等。HCV致病机制尚不清楚，当HCV在肝细胞内复制引起肝细胞结构和功能改变或干扰细胞蛋白合成，可造成肝细胞变性坏死，表明HCV可直接损害肝脏。HCV感染主要表现为慢性肝炎。

（4）丁型病毒性肝炎，简称丁型肝炎（hepatitis D），是由丁型肝炎病毒（hepatitis D virus，HDV）引起的。HDV是一种RNA病毒，它必须与HBV或其他嗜肝DNA病毒复合感染才能复制。HDV的发病机制与免疫性尚不清楚，一般认为HDV对肝细胞有直接的致细胞病变作用。HDV可与HBV同时感染，也可以在HBV携带者中再感染HDV。前者大多数可痊愈，少数转变为慢性肝炎或发生急性重型肝炎；而后者大多数可转变为慢性肝炎，也可发生急性重型肝炎。

（5）戊型病毒性肝炎，简称戊型肝炎（hepatitis E），是戊型肝炎病毒（hepatitis D virus，HEV）引起的。HEV主要经消化道途径传播，可经污染的水源造成流行。HEV致病机制尚不清楚，可能与甲型肝炎病毒相似，细胞免疫是引起肝细胞损伤的主要原因。临床患者多为轻中型肝炎，常为自限性。一般无携带者，也几乎不转为慢性，大多数病例预后良好。

各型肝炎病毒特点见表4-5。

表4-5 各型肝炎病毒的特点

肝炎病毒类型	病毒大小、性质	传染途径
HAV	27 nm，单链RNA	肠道（易暴发流行）
HBV	43 nm，DNA	密切接触、输血、注射
HCV	30~60 nm，单链RNA	同上
HDV	缺陷性RNA	同上
HEV	32~34 nm，单链RNA	肠道（易暴发流行）

2. 药物性、中毒性肝炎

药物性、中毒性肝炎是指由于药物、化学药物，如磷、砷、四氯化碳等，或生物毒素引起的肝脏损害。药物或毒物所致肝损害取决于两方面的因素：一为药物本身对肝脏的损害，二为机体对药物或毒物的特异质反应。前者常为可预测性损害，后者则多呈不可预测性。

药物性、中毒性肝炎发生的具体机制包括直接损害、间接损害、免疫介导性肝损害。直接损害发生时，药物或毒物对细胞及细胞器无选择性，引起肝损害的同时也引起其他脏器的损伤，药物或毒物本身通过肝脏细胞色素 P450 代谢产生毒性产物，如亲电子基、氧自由基等有害活性物质，毒性代谢产物可导致组织坏死、细胞凋亡、化学致癌性、超敏性反应等。间接损害指的是药物、毒物通过干扰肝细胞的正常代谢，进而引起结构和功能的损伤，主要由细胞毒型和胆汁淤积型两种类型药物引起。细胞毒型药物通过选择性干扰肝细胞蛋白质的合成从而导致肝细胞脂肪变性或坏死，如四环素、氨甲蝶呤、巯嘌呤等；胆汁淤积型药物通过作用于胆小管上的转运蛋白，引起胆管阻塞，胆汁淤积，如口服避孕药就属于此类。免疫介导性肝损害的多数药物无抗原性，不引发免疫反应，但在某些特异质个体中，半抗原与肝内特异性蛋白结合后可形成抗原，部分药物也可在药酶系统的作用下发生生物转化或生成某些代谢产物，继而与一些载体蛋白结合，形成抗原，诱发免疫应答，导致肝脏损害。

3. 自身免疫性肝炎

自身免疫性肝炎（autoimmune hepatitis）比较少见，多与其他自身免疫性疾病相伴，是近年来新确定的疾病之一。自身免疫性肝炎是由自身免疫反应介导的慢性进行性肝脏炎症性疾病。其临床特征为不同程度的血清转氨酶升高、高 γ - 球蛋白血症、自身抗体阳性。该病在世界范围内均有发生，欧美国家发病率相对较高，我国发病率尚不清楚，但报道的病例数呈明显上升趋势。其病因和发病机制尚不明了，遗传易感性被认为是主要因素，另有观点认为是机体免疫耐受机制破坏，产生针对肝脏自身抗原的免疫反应，从而破坏肝细胞，导致肝脏坏死。

4. 酒精性肝炎

酒精性肝炎（alcoholic hepatitis）主要是由于长期大量饮酒所致的肝脏损伤性疾病，患者几乎都有长期饮酒史，一般超过 5 年，折合酒精量男性≥40 g/d，女性≥20 g/d。但也并不是所有的长期过量饮酒的人群都会罹患此疾病，仅有 10%～35% 发展至酒精性肝病。酒精性肝病的发病机制相当复杂，涉及酒精及其代谢产物对肝脏的直接和间接损伤。其他因素如遗传、环境、营养和激素等在发病过程中起到一定作用。因所饮酒精不能储存，必须被代谢，而肝脏是体内酒精代谢的最主要器官，90%～95% 的酒精在肝脏通过乙醇脱氢酶进行氧化代谢，代谢产物为乙醛，随后进一步代谢生成乙酸，最后代谢产生二氧化碳和水。这些复杂的代谢过程给肝脏带来的负荷可能是导致肝细胞损伤的基础。

（二）基本病理变化

各型肝炎病变基本相同，都是以肝细胞的变性、坏死为主，同时伴有不同程度的炎性细胞浸润、肝细胞再生和纤维组织增生。

1. 肝细胞变性

（1）肝细胞水肿，是肝细胞最为常见的病变，是由于肝细胞受损后细胞水分增多造成。开始时肝细胞肿大，胞浆疏松呈网状、半透明，称胞浆疏松化。进一步发展，肝细胞更加胀大呈球形，胞浆几乎完全透明，称为气球样变性（ballooning degeneration）（图4-24）。电镜下，可见内质网扩张、囊泡样变、核蛋白颗粒脱失，线粒体肿胀、嵴消失等。

（2）脂肪变性，常见于丙型肝炎，其他型病毒性肝炎极少发生此病变。脂肪变性因脂滴大小不同在胞质内占据容量不同。胞质内出现大量小脂滴，但尚未挤压细胞核时，称为小泡性脂肪变性。当小脂滴融合形成一个大脂滴，将细胞核挤压至一侧时，肝细胞形似脂肪细胞，称为大泡性脂肪变性（图4-25）。

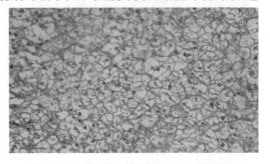

图4-24　肝细胞气球样变性（见彩图）

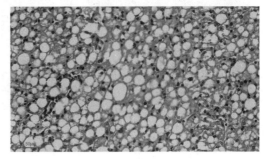

图4-25　肝细胞脂肪变性（见彩图）

（3）嗜酸性变，可发生于单个或数个肝细胞，在肝小叶内散在分布。肝细胞体积缩小，肝细胞胞浆水分脱失浓缩，嗜酸性染色增强，胞浆颗粒性消失，但胞核仍然存在。

2. 肝细胞坏死

（1）溶解性坏死（lytic necrosis）。①点状坏死（spotty necrosis），是肝小叶内散在的灶状肝细胞坏死。每个坏死灶仅累及1个至几个肝细胞。同时在该处伴有炎细胞浸润（图4-26），常见于急性普通性肝炎。②碎片状坏死（piecemeal necrosis），是坏死的肝细胞呈带片状或灶状连结状，常见于肝小叶周边的肝细胞界板，该处肝细胞坏死、崩解，伴有炎性细胞浸润，称为碎片状坏死，常见于慢性肝炎（图4-27）。③桥接坏死（bridging necrosis），为肝细胞之带状融合性坏死，坏死常出现于小叶中央静脉与汇管区之间或2个小叶中央静脉之间及2个汇管区之间（图4-28）。坏死处伴有肝细胞不规则再生及纤维组织增生，后期则成为纤维间隔而分割小叶。常见于中、重度慢性肝炎。④亚大片坏死和大片坏死，几乎累及整个肝小叶大范围的肝细胞坏死为亚大片坏死，常见于亚急性重型肝炎。若大部分肝脏坏死，则称为大片坏死（massive necrosis）（图4-29），见于重型肝炎。

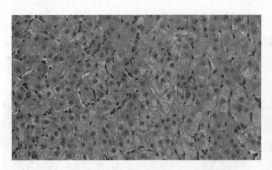
图4-26 肝细胞点状坏死（见彩图）

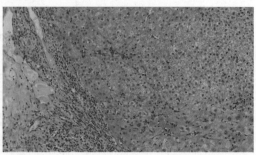
图4-27 肝细胞碎片状坏死（见彩图）

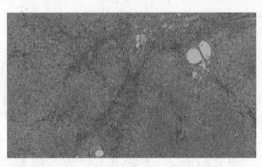
图4-28 肝细胞桥接坏死（见彩图）

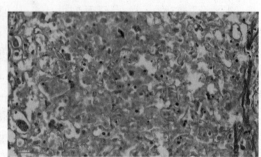
图4-29 肝细胞大片坏死（见彩图）

（2）嗜酸性坏死。由嗜酸性变发展而来，实质属于细胞凋亡的病变。肝细胞凋亡为在肝小叶内散在分布的肝细胞死亡，可发生于单个或数个肝细胞。因胞质进一步浓缩，胞核消失，最后剩下深红色均匀浓染的圆形小体，此为嗜酸性小体（acidophilic body），又称为凋亡小体。

3. 炎细胞浸润

肝炎时在汇管区或肝小叶内常有程度不等的炎细胞浸润。浸润的炎细胞主要是淋巴细胞、单核细胞，有时也见少量浆细胞及嗜中性粒细胞等。慢性病毒性肝炎由汇管区淋巴细胞渗入周围肝实质而导致碎片状坏死。

4. 肝细胞再生及间质反应性增生

（1）肝细胞再生。一般情况下，肝细胞坏死后，邻近的肝细胞可通过直接或间接分裂而再生修复，在肝炎恢复期或慢性阶段则更为明显。再生的肝细胞体积较大，胞质嗜碱性，核大而深染，核分裂象增多，可见双核。再生肝细胞可沿原有的网状支架排列，但如肝组织坏死严重，网状支架塌陷，则呈不规则团块状排列，称为结节状再生。慢性病例在汇管区尚可见细小胆管的增生。

（2）Kupffer细胞增生肥大。这是肝内单核吞噬细胞系统的炎性反应。增生的细胞呈梭形或多角形，胞浆丰富，突出于窦壁或自壁上脱入窦内成为游走的吞噬细胞。

（3）间叶细胞及纤维母细胞的增生。间叶细胞存在于肝间质内，具有多向分化的潜能，在肝炎时可分化为组织细胞参与炎细胞浸润。在反复发生严重坏死的病例中，大量纤维母细胞增生进而可发展成肝纤维化及肝硬化。

上述肝炎基本病变中，肝细胞疏松化、气球样变、点状坏死及嗜酸性小体形成对于诊断普通型病毒性肝炎具有相对的特征性；而肝细胞的大片坏死、崩解则是重型病毒性肝炎的主要病变特征。

（三）病毒性肝炎

各型肝炎病毒引起的肝炎其临床表现和病理变化基本相同。除了已知病毒病因分类之外，病毒性肝炎从临床病理角度可分为普通型及重型两类。普通型肝炎又分为急性及慢性两类。急性肝炎有急性无黄疸型及黄疸型两种，慢性肝炎有轻度、中度、重度三类。重型肝炎又分为急性及亚急性两种。

1. 急性（普通型）肝炎

急性肝炎最常见，临床上又分为黄疸型和无黄疸型两种。我国以无黄疸型肝炎居多，其中以乙型肝炎最多见，丙型肝炎次之。黄疸型肝炎的病变略重，病程较短，多见于甲型、丁型、戊型肝炎。两者病变基本相同。

肉眼观，肝体积增大，色红，质较软。镜下，肝细胞广泛变性，以胞浆疏松化和气球样变最为普遍。坏死轻微，肝小叶内可有散在的点状坏死。嗜酸性小体少见。由于发生点状坏死灶内的肝细胞索网状纤维支架保持完整而不塌陷，所以该处再生的肝细胞可完全恢复成原来的结构和功能。汇管区及肝小叶内也有轻度的炎细胞浸润。黄疸型者往往坏死灶稍多、稍重，肝细胞内可见淤胆，毛细胆管管腔中有胆栓形成。

临床上，由于肝细胞弥漫变性肿胀，使肝体积增大，被膜紧张，患者常出现肝大、肝区疼痛或压痛。由于肝细胞坏死，细胞内的酶类释放入血，故血清丙氨酸氨基转移酶（alanine aminotransferase，ALT）等升高，同时还可引起多种肝功能异常。肝细胞坏死较多时，胆红质的摄取、结合和分泌发生障碍，加之毛细胆管受压或胆栓形成等则可引起黄疸。

急性肝炎大多在半年内可逐渐恢复。点状坏死的肝细胞可完全再生修复。部分病例（多为乙型、丙型肝炎）恢复较慢，需半年到一年，有的病例可发展为慢性肝炎。其中，乙型肝炎有5%～10%、丙型肝炎有50%可转变成慢性肝炎。

2. 慢性（普通型）肝炎

病毒性肝炎病程持续在半年以上者即为慢性肝炎。原因很多，感染的病毒类型、治疗不当、营养不良、饮酒、使用对肝有损害的药物、同时患其他传染病及免疫因素等，均与慢性肝炎的形成有关。HBV、HCV感染易导致慢性肝炎和肝硬化，其中后者的发展与最初肝脏病变程度无关。所以在慢性肝炎的分型上，病原较组织学改变更为重要。1995年，我国提出的病毒性肝炎防治方案中将慢性肝炎分为轻度、中度、重度三类，各有不同程度的炎症变化、坏死及纤维化。

（1）轻度慢性肝炎，有点灶状坏死，偶见轻度碎片状坏死，汇管区周围纤维增生，肝小叶结构完整。

（2）中度慢性肝炎，肝细胞坏死明显，除点状、灶状坏死外，有中度碎片状坏死及特征性的桥接坏死。肝小叶内有纤维间隔形成，但小叶结构大部分保存。

（3）重度慢性肝炎，肝细胞坏死严重且广泛，有大量碎片状坏死及大范围桥接坏死。坏死区出现肝细胞不规则再生。小叶周边与小叶内肝细胞坏死区间形成纤维条索连接，纤维间隔分割肝小叶结构。

晚期可致小叶结构紊乱形成假小叶，此时肝表面不平滑，呈颗粒状，质地较硬（早期肝硬化）。如果这类慢性肝炎在原有病变的基础上出现大片的肝细胞坏死则变为重型肝炎。

光镜下，HE染色切片中显示出肝细胞胞浆内充满了嗜酸性细颗粒状物质，这些物质不透明似毛玻璃样，故称毛玻璃样肝细胞。其实这些细颗粒物是因为细胞内含大量HBsAg，电镜下为线状或小管状积存在内质网池内。用免疫酶标法或免疫荧光法可呈HBsAg阳性反应。毛玻璃样肝细胞多见于HBsAg携带者及慢性肝炎患者的肝组织。

临床上，肝大及肝区疼痛为慢性肝炎常见的临床表现，重者还可伴有脾大。实验室检查，由于肝细胞损伤，血清转移酶、胆红素可有不同程度升高，白蛋白减低或白蛋白与球蛋白比例异常，凝血酶原活力下降。丙种球蛋白可有不同程度的升高，轻度慢性肝炎部分可痊愈或病变相对静止，部分最终演变为肝硬化部分，可发展为肝癌。

3. 重型病毒性肝炎

本型病情严重。根据起病急缓及病变程度，可分为急性重型和亚急性重型两种。

（1）急性重型肝炎，少见，起病急，病变发展迅猛，病死率高，临床上又称为暴发型或电击型肝炎。

肉眼观，肝体积显著缩小，重量减至600～800 g，尤以左叶为甚，质地柔软，被膜皱缩（图4-30）。切面呈黄色或红褐色，又称急性黄色肝萎缩或急性红色肝萎缩。光镜下，肝细胞坏死严重而广泛，肝索解离，肝细胞溶解，出现弥漫性的大片坏死。坏

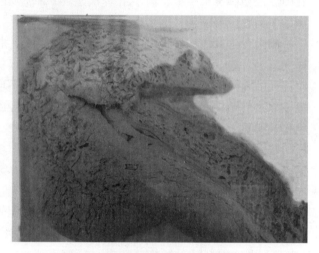

图4-30 急性重型肝炎（见彩图）

死多自小叶中央开始，向四周扩延，仅小叶周边部残留少数变性的肝细胞。肝窦明显扩张充血并出血，Kupffer细胞增生肥大，并吞噬细胞碎屑及色素。小叶内及汇管区有淋巴细胞和巨噬细胞为主的炎细胞浸润。残留的肝细胞再生现象不明显。

临床上，由于大量肝细胞的迅速溶解坏死，可导致胆红质大量入血而引起黄疸（肝细胞性黄疸），凝血因子合成障碍导致出血倾向，肝功能衰竭，对各种代谢产物的解毒功能发生障碍，诱发肝性脑病。此外，由于胆红素代谢障碍及血循环障碍等，还可导致肝肾综合征（hepatorenal syndrome），出现肾功能衰竭。肝肾综合征是由于急性肝功能不全、毒血症和出血等因素使肾血管强烈持续收缩，肾血流量减少，肾小管因缺血而发生变性坏死并导致的肾衰竭。

大多数患者短期内死亡主要是因为肝性脑病，其次是消化道大出血、肾衰竭、弥散性血管内凝血（disseminated inravascular coagulation, DIC）等，少数患者经抢救治疗可度过危险期，转变为亚急性重型肝炎。

（2）亚急性重型肝炎，多数是由急性重型肝炎迁延而来或一开始病变就比较缓和呈亚急性经过，少数病例可能由普通型肝炎恶化而来。本型病程可达一至数月。

肉眼观，肝不同程度缩小，被膜皱缩，呈黄绿色（亚急性黄色肝萎缩）。质地软硬不一，部分区域见大小不等的结节。光镜下，肝细胞既有大片坏死，又有结节状再生。因为坏死区网状纤维支架塌陷和胶原纤维化，失去原有小叶的结构，致使再生的肝细胞失去原有的依托呈不规则的结节状。小叶内外有明显的炎细胞浸润。小叶周边小胆管增生并可有胆汁淤积形成胆栓。

治疗得当且及时，病变可停止发展，多数病例继续进展为坏死后性肝硬化。

（四）自身免疫性肝炎

自身免疫性肝炎是一种慢性疾病，大体上与其他肝炎无明显区别，如伴广泛肝细胞坏死，出现肝萎缩，光镜下难与慢性病毒性肝炎区分。活动期主要特点为实质与间质交界处见肝细胞坏死，浆细胞浸润。随着病变进展，汇管区纤维组织增生，不断向小叶内延伸，逐渐发展为肝硬化，临床上自身免疫性肝炎早期可伴严重的细胞损害和炎症反应，但肝脏损害通常无临床症状。

（五）药物性/中毒性肝炎

药物、毒物及其他代谢产物可直接造成肝细胞损害，也可通过免疫机制导致不同程度的肝脏损伤，即药物性或中毒性肝炎，具有类似于急慢性病毒性肝炎或自身免疫性肝炎的病变特征。

（六）临床诊疗及预后

不同病因引起的肝炎，临床症状相似，都可表现为全身乏力、发热、食欲减退、厌油、恶心等，肝大并伴压痛和肝区叩击痛，但自身免疫性肝炎大多数患者表现为慢性肝炎。约34%的患者无任何症状，仅因体检发现肝功能异常而就诊；30%的患者就诊时即出现肝硬化；8%的患者因呕血和（或）黑便等失代偿期肝硬化的表现而就诊；部分患者为急性，甚至暴发性起病（约占26%），其转氨酶和胆红素水平较高，临床过程凶险。部分患者合并其他自身免疫性疾病，常见的有类风湿性关节炎、甲状腺炎、溃疡性结肠炎、1型糖尿病等，甚至是部分患者首次就诊的原因。各型肝炎肝功能检查示丙氨酸氨基转移酶（ALT）、天冬氨酸基转移酶（AST）升高，病毒性肝炎胆红素升高。

肝穿刺病理检查对各型肝炎的诊断非常重要，对肝炎的病原、病因、炎症活动度及纤维化程度等均可提供有价值的信息，有利于临床诊断和鉴别诊断。肝功能检查、血清学检查、影像学检查都是不可缺少的检查手段。

病毒性肝炎治疗的一般原则为注意休息，合理饮食，绝对禁酒，避免应用肝损害药物。急性肝炎多为自限性，以支持及对症治疗为主。慢性肝炎根据患者具体情况，采取支持及对症、免疫调节、抗病毒、抗肝纤维化等治疗，其中抗病毒治疗为关键。重型肝炎病情进展快，病死率高，根据患者具体情况及病情发展不同时期给予支持、对症、抗病毒等综合治疗，早期免疫控制，中晚期以免疫调节及并发症防治为主，辅以人工肝支持治疗方法，争取尽早进行肝移植。

自身免疫性肝炎治疗的主要目的是缓解症状，改善肝功能及病理组织异常，减慢向肝纤维化的进展。单独应用糖皮质激素或联合硫唑嘌呤治疗是目前自身免疫性肝炎的标准治疗方案。肝移植是治疗终末期自身免疫性肝炎肝硬化的有效方法，移植后 5 年存活率为 80%～90%，10 年存活率为75%，多数患者于肝移植后 1 年内自身抗体转阴，高 γ-球蛋白血症缓解。

自身免疫性肝炎预后差异较大，未经治疗的患者可缓慢进展为肝硬化，或发展为急性、亚急性、暴发性肝病，最终以各种并发症而死亡。回顾性分析表明，严重的自身免疫性肝炎患者如果不治疗，3年的生存率为50%，5年生存率为10%。治疗后患者20年的生存率达80%，其寿命与性别、年龄相匹配的正常健康人群无明显差别。无症状者、携带HLA-DR3者预后相对较好。早期诊断并给予恰当的治疗是改善预后的重要手段。

药物性肝炎患者需立即停用有关或可疑造成肝损害的药物。根据药物情况给予相应的解毒剂，急性中毒的患者可采取洗胃、导泻、活性炭吸附等措施清除胃肠残留的药物，采用血液透析、腹腔透析、血液灌流、血浆置换等方法快速去除体内的药物。解毒剂的应用，明显胆淤者可给予强的松治疗，根据患者的临床情况可适当选择抗炎保肝药物治疗，对病情严重、进展较快者，肝移植可能是唯一有效的治疗措施。

二、肝硬化

肝硬化（liver cirrhosis）是由多种原因引起的一种常见的慢性肝病，由于肝细胞弥漫性变性坏死，继而出现纤维组织增生和肝细胞结节状再生，这三种改变反复交错运行，结果肝小叶结构和血液循环途径逐渐被改建，使肝变形、变硬而形成肝硬化。本病早期可无明显症状，后期则出现一系列不同程度的门静脉高压和肝功能障碍。

（一）病因

1. 病毒性肝炎

在我国，病毒性肝炎是引起门脉性肝硬化的主要原因，尤其是乙型和丙型肝炎，肝硬化患者肝细胞常显HBsAg阳性，其阳性率高达76.7%。

2. 慢性酒精中毒

长期酗酒是导致肝硬化的另一个重要因素，欧美国家更为突出。由于酒精在体内代谢过程中产生的乙醛对肝细胞有直接毒害作用，使肝细胞发生脂肪变性而逐渐进展为肝硬化。在欧美国家，60%~70%的门脉性肝硬化由酒精性肝病引起。

3. 营养缺乏

动物实验表明，缺乏胆碱或蛋氨酸食物的动物，肝脏合成磷脂障碍可经过脂肪肝发展为肝硬化。

4. 毒物中毒

某些化学毒物如砷、四氯化碳、黄磷等慢性中毒可损伤肝细胞，产生中毒性或药物性肝炎，进而引起肝硬化。黄曲霉素也可使肝细胞发生中毒损害，引起肝硬化。

5. 胆汁淤积性肝病

该病可能与自身免疫相关，胆汁淤积性肝硬化分原发性和继发性，后者由肝外胆管长期梗阻引起。

6. 血吸虫病

患血吸虫病时，由于虫卵在汇管区刺激结缔组织增生成为血吸虫病性肝纤维化，可引起显著的门静脉高压，亦称血吸虫病性肝硬化。

(二) 发病机制

1. 肝细胞变性及坏死

肝细胞在长期或反复的生物、物理、化学、代谢产物或免疫损伤等病因作用下，均可发生弥漫性肝细胞变性。如酒精、某些药物、毒物及其代谢产物可直接损伤肝细胞，乙肝病毒和酒精性肝病可引起组织淋巴细胞反应，导致肝细胞免疫性损伤，如果血液循环障碍及肝细胞周围纤维组织增生，压迫肝细胞，导致细胞缺氧，也可引起肝细胞损伤。

2. 肝细胞再生

肝细胞再生是对肝损伤后的修复代偿过程，但由于肝小叶纤维支架断裂或塌陷，再生肝细胞不能沿原支架按单细胞索排列生长，因此形成多层细胞相互挤压的结节状肝细胞团。再生结节周围无汇管区，缺乏正常的血液循环供应，可因缺血而发生脂肪变性或萎缩，再生结节可压迫、牵拉周围的血管、胆管，导致血流受阻，引起门静脉压力增高。

3. 肝纤维化和假小叶形成

正常肝组织间质的胶原（Ⅰ型及Ⅲ型胶原）只分布在汇管区和小叶中央静脉周围。肝硬化时肝小叶的Ⅰ型和Ⅲ型胶原蛋白明显增多，增多的胶原可沉着于小叶各处并伴有窦状隙内皮细胞的改变，因而破坏了血流与肝细胞间的物质交换。肝纤维化指肝细胞外的间质细胞（肝星状细胞、成纤维细胞、炎性免疫效应细胞等）增生和细胞外间质成分生成过多，降解减少，在肝内大量沉积，并影响肝脏的功能。肝纤维化和肝硬化是连续的发展过程，前者也是肝硬化的必经阶段，但肝纤维化发生发展机制十分复杂，目前认为肝星状细胞，亦称肝贮脂细胞，激活和转化为肌成纤维细胞和成纤维细胞，此变化是肝纤维化发生和发展的中心环节。

肝脏在肝炎病毒、酒精、毒性物质、缺氧或免疫损伤等因素作用下，可引起急、慢性炎症和肝细胞坏死，激活单核巨噬细胞系统，产生各种细胞因子，作用于肝星状细胞，促进其分化增生并合成分泌大量胶原纤维。以下几种因素均可引起胶原的合成及沉着：①炎症细胞释放的细胞因子，如肿瘤坏死因子（TNF-α，TNF-β）和白细胞介素-1（IL-1）；②受损伤的星形细胞、内皮细胞、肝细胞、胆管上皮细胞产生的细胞因子（cytokine）；③细胞外基质的破坏；④毒素对星形细胞的直接作用。此时局部的网状纤维支架塌陷，网状纤维融合形成胶原纤维。初期增生的纤维组织虽形成小的条索但尚未互相连接形成间隔而改建肝小叶结构时，称为肝纤维化，为可复性病变，如果病因消除，纤维化尚可被逐渐吸收。增生的胶原纤维汇管区间或汇管区与中央静脉间形成纤维间隔，包绕再生肝结节，并将残存的肝小叶重新分割成假小叶，假小叶内因血液循环受阻，肝细胞供血不足，进一步促进肝细胞坏死及胶原纤维增生，病变反复发展，肝实质结构及血管结构破坏不断加重而无法修复到正常，肝内外血流动力学障碍及肝功能损害，最终发展为晚期肝硬化。

（三）肝硬化的分类及病理变化

肝硬化至今尚无统一分类方法。按病因分类为病毒性肝炎性、酒精性、胆汁性和隐源性肝硬化。按形态分类为小结节型、大结节型、大小结节混合型及不全分隔型肝硬化（为肝内小叶结构尚未完全改建的早期肝硬化）。我国常用的分类是结合病因及病变的综合分类，分为门脉性、坏死后性、胆汁性、淤血性、寄生虫性和色素性肝硬化等。以上除坏死后性肝硬化相当于大结节型及大小结节混合型肝硬化外，其余均相当于小结节型肝硬化。

其中门脉性肝硬化最常见，其次为坏死后性肝硬化，其他类型较少。以下主要介绍我国分类法中常见的几型肝硬化。

1. 门脉性肝硬化

门脉性肝硬化（portal cirrhosis）是最常见的肝硬化，遍布世界各地，在欧美主要因长期酗酒引起（酒精性肝硬化），在我国病毒性肝炎则可能是主要原因（肝炎后肝硬化）。

肉眼观，早、中期肝体积正常或略增大，重量增加，质地正常或稍硬。后期肝体积缩小，重量减轻，由正常的 1 500 g 减至 1 000 g 以下，质地硬，表面呈小结节状，大小相仿，最大结节直径不超过 1 cm（图 4-31）。切面见小结节间为纤维组织条索包绕。结节呈黄褐色（脂肪变）或黄绿色（胆汁淤积），相当于形态分类中的小结节性肝硬化。

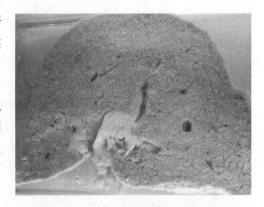

图 4-31　门脉性肝硬化（见彩图）

镜下，正常肝小叶结构被破坏，由广泛增生的纤维组织将肝细胞再生结节分割包绕成大小不等、圆形或椭圆形的肝细胞团，称为假小叶。假小叶特点如下：①假小叶内肝细胞索排列紊乱，肝细胞较大，核大、染色较深，常发现双核肝细胞；②小叶中央静脉缺如、偏位或有两个以上（图 4-32）；③结节间纤维间隔宽窄较一致，纤维组织中有多少不一的淋巴细胞浸润，并常压迫、破坏细小胆管，引起小胆管内胆汁淤积；④在增生的纤维组织中还可见到新生的细小胆管和无管腔的假胆管。

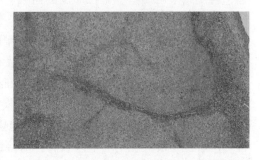

图 4-32　门脉性肝硬化假小叶形成（见彩图）

2. 坏死后性肝硬化

坏死后性肝硬化（postnecrotic cirrhosis）相当于大结节型肝硬化和大小结节混合型肝硬化，是在肝实质发生大片坏死的基础上形成的。

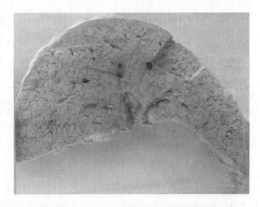

图 4-33　坏死后性肝硬化（见彩图）

肉眼观，肝体积缩小，重量减轻，质地变硬。表面有较大且大小不等的结节，最大结节的直径可达 6 cm，尤以左叶为甚，由于形成大小不等的结节常使肝变形（图 4-33）。切面见结节由较宽大的纤维条索包绕，结节呈黄绿或黄褐色。

镜下，正常肝小叶结构被破坏，代之以大小不等的假小叶。假小叶内肝细胞常有不同程度的变性和胆色素沉着。假小叶间的纤维间隔较宽阔且厚薄不均，其中，炎性细胞浸润、小胆管增生均较显著。

坏死后性肝硬化因肝细胞坏死严重，肝功能障碍较门脉性肝硬化明显且出现较早，但门脉高压症状较轻且出现晚。本型肝硬化的癌变率较门脉性肝硬化高。

3. 胆汁性肝硬化

胆汁性肝硬化（biliary cirrhosis）因胆道阻塞、胆汁淤积而引起的肝硬化，较少见，可分为继发性与原发性两类。原发性者更为少见。

（1）继发性胆汁性肝硬化。常见的原因为胆管系统的阻塞，如胆石、肿瘤（胰头癌、Vater 壶腹癌）等对肝外胆道的压迫，引起狭窄及闭锁。儿童患者多因肝外胆道先天闭锁，其次是总胆管的囊肿、囊性纤维化等。胆道系统完全闭塞 6 个月以上即可引起此型肝硬化。

肉眼观，肝体积常增大，表面平滑或呈细颗粒状，硬度中等，呈绿色或绿褐色，切面结节较小，结节间纤维间隔亦细，相当于形态分类中的不全分割型。

镜下，肝细胞胞浆内胆色素沉积，肝细胞变性坏死。坏死肝细胞肿大，胞浆疏松呈网状，核消失，称为网状或羽毛状坏死。毛细胆管胆汁淤积、胆栓形成。坏死区胆管破裂，胆汁外溢，形成"胆汁湖"。汇管区胆管扩张及小胆管增生。纤维组织增生及小叶的改建远较门脉性及坏死后性肝硬化为轻。伴有胆管感染时，汇管区有大量嗜中性粒细胞浸润甚至微脓肿形成。

（2）原发性胆汁性肝硬化。本病又称慢性非化脓性破坏性胆管炎。很少见，多发生于中年以上妇女。临床表现为长期梗阻性黄疸、肝大和因胆汁刺激引起的皮肤瘙痒等。本病还常伴有高脂血症和皮肤黄色瘤，肝内外的大胆管均无明显病变。病变早期汇管区小叶间胆管上皮空泡变性及坏死并有淋巴细胞浸润，其后则有胆小管破坏及纤维组织增生并出现胆汁淤积现象。汇管区增生的纤维组织侵入肝小叶内形成间隔分割小叶最终发展为肝硬化。此病原因不明，可能与自身免疫有关。

4. 其他类型肝硬化

（1）淤血性肝硬化。本病见于慢性充血性心力衰竭。长期淤血缺氧，使肝小叶中央区肝细胞陷于萎缩、坏死，最后纤维化。如淤血持续存在，进而形成纤维条索分割肝小叶而形成肝硬化。

（2）色素性肝硬化。本病多见于血色病（hemachromatosis）患者，由于肝细胞内有过多的含铁血黄素沉着而发生坏死，继而有纤维组织增生形成肝硬化。

（3）寄生虫性肝硬化。本病主要见于慢性血吸虫病。

（四）临床病理联系

1. 门静脉高压症

正常门静脉压力为 13～24 cmH_2O，由于各种原因导致门静脉血流受阻和血流量增加，门静脉系统压力升高，从而出现一系列临床症状和体征，称为门静脉高压症（portal hypertension）。门静脉高压症是一个临床病症，而不是一种单一的疾病，临床表现为脾大、脾功能亢进，进而发生食管、胃底静脉曲张，呕血和黑便及腹水等症状和体征。

门静脉压力增高的原因有：①肝内广泛的结缔组织增生，肝血窦闭塞和窦周纤维化，使门静脉循环受阻（窦性阻塞）；②假小叶压迫小叶下静脉，使肝窦内血液流出受阻，进而影响门静脉血流入肝血窦（窦后性阻塞）；③肝内肝动脉小分支与门静脉小分支在汇入肝窦前形成异常吻合，使高压力的动脉血流入门静脉内（窦前性）。门静脉压力升高后，患者出现一系列的症状和体征，主要表现如下。

(1) 慢性淤血性脾肿大（splenomegaly）。肝硬化患者中，有70%～85%出现脾大。肉眼观，脾大，重量一般在500 g以下，少数可达800～1 000 g。镜下见脾窦扩张，窦内皮增生、肿大，脾小体萎缩，红髓内纤维组织增生，部分可见含铁结节。脾大后可引起脾功能亢进。

(2) 胃肠淤血、水肿。门静脉压力升高使胃肠静脉血回流受阻，导致胃肠道淤血、水肿，影响消化和吸收功能，患者可出现腹胀、食欲减退等症状。

(3) 腹水，为淡黄色透明的漏出液。其形成的原因主要有：①门静脉高压使门静脉系统的毛细血管流体静压升高，管壁通透性增高，液体漏入腹腔；②肝脏合成蛋白功能减退导致的低蛋白血症，使血浆渗透压降低；③肝功能障碍使其灭活激素能力降低，血中醛固酮、抗利尿激素灭活减少，血中水平升高，引起水、钠潴留促使腹水形成；④肝硬化时，肝淋巴液可达20 L/d，超过胸导管的回流能力，致使肝淋巴液渗滤入腹腔。

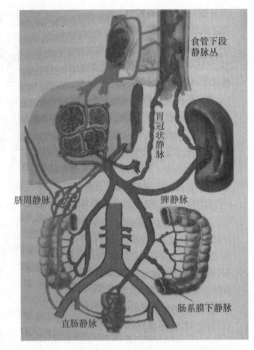

图4-34 门静脉血侧支循环

(4) 侧支循环形成。门静脉压力升高，使部分门静脉血通过侧支不经肝脏而直接回流到体静脉循环（图4-34）。由侧支循环形成引起的并发症主要有：①食管下段静脉丛曲张、出血。这种侧支循环是门静脉血经胃冠状静脉、食管静脉丛注入奇静脉，再回流到上腔静脉。如果食管静脉丛曲张发生破裂可引起大呕血，是肝硬化患者常见的死亡原因之一。这种情况发生在腹压增高或受粗糙食物磨损时。②脐周及腹壁静脉曲张。分流途径为门静脉血经脐静脉、脐旁静脉、腹壁上下静脉回流至上下腔静脉。脐周围静脉迂曲，并向上及向下腹壁延伸，表现为"海蛇头"（caput medusae）。③直肠静脉（痔静脉）丛曲张。分流途径为门静脉血经肠系膜下静脉、痔静脉、髂内静脉回流到下腔静脉。直肠静脉丛曲张破裂发生便血，长期便血可引起患者贫血。

2. 肝功能不全

肝功能不全主要是肝实质长期反复受破坏的结果。由此而引起的临床表现有以下几种。

(1) 睾丸萎缩、男子乳腺发育症。一般认为这是肝脏对雌激素的灭能作用减弱的结果，雌激素增多而引起上述现象。

(2) 蜘蛛状血管痣。这是由小动脉末梢扩张形成的，好发于颈、面部，前臂及手掌等处。原因不明，一般认为其发生和体内雌激素过多有关。

(3) 出血倾向。患者有鼻衄，牙龈出血，黏膜、浆膜出血及皮下瘀斑等。主要原因是肝合成凝血酶原、凝血因子和纤维蛋白原减少及脾肿大、功能亢进，加强对血小板的破坏。

（4）黄疸。后期患者可能有黄疸，多因肝内胆管的不同程度阻塞及肝细胞坏死。

（5）肝性脑病（肝昏迷）（hepatic encephalopathy，HE），指肝功能障碍或门－体分流引起的以代谢紊乱为基础的中枢神经系统功能失调的神经精神综合征，可表现为人格改变、智力减弱、意识障碍等。这是肝功能极度衰竭的结果，主要由于肠内含氮物质不能在肝内解毒而引起的氨中毒，常为肝硬化患者死因之一。

（五）临床诊疗

肝硬化在代偿期常无症状或症状轻微，且缺乏特异性，腹水是失代偿期的标志。长期肝硬化患者，可有乏力、体重下降、低热等症状，尤以食欲减退、恶心、腹胀、腹痛、腹泻等消化道症状为明显，并且常伴有牙龈、鼻腔出血，皮肤黏膜出血，女性月经过多，男性性功能减退及男性乳房发育等表现，还常出现门－腔侧支循环开放，脾功能亢进及腹水等门静脉高压症状。肝功能检查可见血清转氨酶升高，肝细胞严重坏死，血清白蛋白合成减少，白球蛋白比例降低或倒置，凝血酶原时间延长，胆红素升高。

肝硬化致肝大、脾大应与血液病、代谢性疾病相鉴别，必要时可行肝活检；肝硬化腹水应与结核性腹水、肿瘤性腹水等相鉴别。目前，肝硬化无特效治疗药物，关键在于早期诊断并针对病因早期治疗，晚期主要针对并发症治疗，而终末期肝硬化则只能依赖于肝移植。

（杨丞）

三、肝功能不全

肝脏是人体内最大的腺体，由肝实质细胞（肝细胞）和非实质细胞组成，肝非实质细胞包括肝 Kupffer 细胞、星形细胞、内皮细胞、贮脂细胞及肝脏相关淋巴细胞。肝脏具有合成、分泌、排泄、生物转化及免疫等多种生理功能。各种致病因素作用于肝脏后，引起肝脏组织变性、坏死、纤维化及肝硬化等结构的改变，并导致肝脏功能障碍，出现黄疸、出血、继发感染、肾功能障碍及肝性脑病等一系列临床综合征，称为肝功能不全（hepatic insufficiency）。肝功能不全的晚期阶段称为肝衰竭（hepatic failure），临床上以肝肾综合征和肝性脑病表现为主。

（一）病因与分类

1. 生物性因素

在我国，肝炎病毒的感染是最常见病因。目前已发现有甲、乙、丙、丁、戊型肝炎病毒。其中，乙型肝炎病毒引起的乙型肝炎发病率高、危害大。肝细胞被肝炎病毒感染后，可引起机体的细胞免疫和体液免疫反应。这些免疫反应既可以杀灭肝炎病毒，也可以攻击被感染的肝细胞，造成肝细胞损伤。病毒性肝炎的发病与病毒感染量、毒力及机体的免疫反应等密切相关。除肝炎病毒外，某些细菌、肝吸虫、血吸虫及阿米巴滋养体等均可造成肝损伤。

2. 理化性因素

有些药物及其代谢产物对肝脏具有明显的毒性作用，可造成肝脏的损伤。药物引起的肝损害有：①肝实质细胞坏死、脂肪变性。如异烟肼、氟烷等造成的肝细胞坏死，而氨甲蝶呤和四环素等可引起脂肪肝。②肝内胆汁淤积。许多药物及其代谢产物可通过影响肝细胞对胆汁的分泌与排泄引起肝内胆汁淤积。酒精的代谢主要在肝脏进行，酒精可直接或经其代谢产物乙醛损伤肝脏，可导致形成脂肪肝和肝纤维化。

3. 免疫性因素

机体的免疫功能状态对肝病的发生发展起着非常重要的作用。当肝损害后，免疫反应主要是杀灭或清除异源物质，也可攻击感染的肝细胞，导致肝细胞损伤。免疫性因素在慢性活动性肝炎、原发性胆汁性肝硬化等发生发展过程中起重要作用。

4. 营养性因素

长期营养缺乏可促进肝病的发生发展。另外，随食物一起摄入的毒物（如亚硝酸盐、黄曲霉毒素、毒蕈等）也可促进肝病的发生。

5. 遗传性因素

遗传代谢障碍性肝病可以引起肝炎、脂肪肝和肝硬化。如肝豆状核变性（Wilson病）是铜代谢障碍的常染色体隐性遗传病，由于肝脏合成铜蓝蛋白障碍，而铜不能分泌到胆汁中，过量的铜在肝脏沉积导致肝硬化；原发性色素病也是一种遗传性疾病，主要由于含铁血黄素在体内沉积引起肝脏损害。遗传性肝病少见，但多种肝病的发生发展与遗传因素有关。

以上各种原因均可引起肝实质损伤，导致肝功能不全。肝功能不全在临床上根据病情经过可分为急性和慢性两种类型。

1. 急性肝功能不全

急性肝功能不全又称暴发性肝功能衰竭。其特征为起病急骤，发病数小时后出现黄疸，很快进入昏迷状态，有明显的出血倾向并常伴发肾衰竭。急性肝功能不全多见于病毒及药物等所致的急性重症肝炎。

2. 慢性肝功能不全

慢性肝功能不全病程较长，进展缓慢，呈迁延性过程。临床上常因上消化道出血、感染、碱中毒、服用镇静剂等诱因的作用使病情突然恶化，进而发生昏迷。慢性肝功能不全多见于各种类型肝硬化的失代偿期和部分肝癌的晚期。

（二）机体的功能、代谢变化

1. 物质代谢障碍

（1）糖代谢障碍。肝脏通过糖原的合成与分解、糖酵解、糖异生和糖类的转化来维持血糖浓度的相对稳定。肝功能不全时，由于糖原合成障碍、糖异生能力下降及因肝细胞坏死使肝糖原储备减少，患者空腹时易发生低血糖。另外，因糖原合成障碍，少数患者在饱餐后可出现持续时间较长的血糖升高，即糖耐量降低。其发生的主要原因是：肝内糖代谢限速酶葡萄糖激酶活性降低，致使肝内糖利用障碍；血中有生长激素、胰高血糖素等胰岛素对抗物的存在，也可使糖的利用速度减慢。

（2）脂类代谢障碍。肝脏在脂类的消化、吸收、运输、分解与合成等过程中均发挥重要的作用。胆汁酸盐有助于脂类的消化与吸收，肝功能不全时，由于胆汁分泌减少引起脂类吸收障碍，患者可出现脂肪泻、厌油腻食物等临床表现。

肝脏通过合成极低密度脂蛋白和高密度脂蛋白，将其合成的三酰甘油、磷脂及胆固醇分泌入血。当肝功能障碍时，由于磷脂及脂蛋白的合成减少造成肝内脂肪蓄积出现脂肪肝。因胆固醇酯化发生障碍，以及肝脏将胆固醇转化为胆汁酸的能力下降，使血浆胆固醇总量升高。

（3）蛋白质代谢障碍。肝脏是合成蛋白质的主要场所，除合成它本身的结构蛋白质外，还合成多种蛋白质分泌到血浆中而发挥不同的作用。

在肝功能不全时，伴随血浆清蛋白浓度的下降，出现血浆胶体渗透压的降低，导致腹腔积液形成；由于缺少造血原料导致贫血，凝血因子合成减少，造成出血倾向；应激时由于急性期反应蛋白的产生不足，使机体的防御功能下降。

（4）维生素代谢障碍。肝脏在维生素的吸收、储存和转化方面均起着重要的作用。维生素A、维生素D、维生素E、维生素K等主要储存在肝脏。肝功能障碍时，维生素K吸收减少引起体内维生素K缺乏，导致凝血因子生成不足，引起出血。肝功能障碍时，可导致维生素A储存减少，引起暗适应障碍（夜盲症）。肝功能障碍时，也可导致维生素D减少，导致骨质疏松。

2. 水、电解质及酸碱平衡紊乱

（1）水肿。严重肝功能不全患者常有体液的异常积聚，称之为肝性水肿。早期表现为腹腔积液，晚期可出现下肢浮肿，尿量减少。肝性水肿的发生机制为：①门脉高压。肝硬化时，假小叶形成或肝细胞结节状再生使肝静脉回流受阻，门静脉压增高。门静脉压增高使肠系膜毛细血管压增高，液体漏入腹腔形成腹水。②血浆胶体渗透压降低。低蛋白血症使血浆胶体渗透压下降，导致组织液的生成增多。③醛固酮和血管升压素灭活减少，可引起水钠潴留。④若肝功能不全患者一旦形成肝肾综合征，会加重水钠潴留。

（2）低钾血症。重症肝功能不全患者易发生低钾血症，其原因为：①由于食欲不振、厌食等导致钾摄入不足。②激素灭活功能障碍导致醛固酮增多，经尿排钾增加所引起。血钾降低，使细胞外 H^+ 进入细胞内，出现代谢性碱中毒，从而促进氨在肠道的吸收，可诱发或加重肝性脑病。

（3）低钠血症。肝功能不全时伴有低钠血症，其机制为：①长期限盐饮食，钠摄入不足；②长期使用利尿药，钠丢失过多。③肝病时有效循环血量减少使抗利尿激素增加，肾小管及集合管对水重吸收增多。肝功能不全时伴有低钠血症，往往是病情危重的表现，若血钠浓度低于125 mmol/L，则提示预后不良。

3. 胆汁代谢障碍

胆汁是由肝细胞不断生成和分泌的，肝功能不全时，胆汁的分泌和排泄障碍，可发生高胆红素血症和肝内胆汁淤积。

（1）高胆红素血症（hyperbilirubinemia）。肝脏对胆红素具有强大的处理能力，包括对胆红素的摄取、运载、酯化、排泄等。胆红素是一种脂溶性的有毒物质，对脂溶性物质有很强的亲和力，容易透过细胞膜造成危害，而肝细胞能将胆红素与葡萄糖醛酸或硫酸等结合，从而降低胆红素的脂溶性。当嗜肝病毒、药物及毒物等原因使肝细胞严重破坏时，肝细胞对胆红素的摄取、结合及排泄功能出现障碍，导致高胆红素血症或黄疸（jaundice），临床上表现为皮肤、黏膜及内脏器官等黄染。

（2）肝内胆汁淤积。肝细胞可通过各种载体摄入、运载和排泄胆汁酸。肝功能不全时，肝细胞对胆酸摄取、转运和排泄功能障碍，以致胆汁成分（胆盐和胆红素）在血液中潴留，称为肝内胆汁淤积（intrahepatic cholestasis）。某些药物如环孢素A、秋水仙碱、雌激素、红霉素等可导致肝内胆汁淤积，造成或引起体内毒性物质蓄积。

4. 生物转化功能障碍

（1）解毒功能障碍。肝脏是体内生物转化的主要场所。人体内产生的多种活性物质和有毒物质（包括激素、神经递质等内源性物质和药物、毒物等外源性物质），需要及时清除以保证各种生理活动的正常进行，这些物质在排出体外之前，需要肝脏对其进行生物转化，使它们转变为无毒或毒性小的水溶性物质，以便于从胆汁或尿中排出体外。肝功能不全时，由于其生物转化功能障碍，可造成体内毒性物质蓄积。

（2）药物代谢障碍。许多药物是在肝脏代谢的，因此，肝病患者血中药物的半衰期会延长，增加了药物的毒性作用，易发生药物中毒。

（3）激素灭活功能障碍。肝脏在激素灭活中有重要作用。激素降解涉及一系列特异性酶，许多酶是由肝脏合成的。当肝功能不全时，相关酶的合成减少，从而使某些激素的灭活功能出现障碍，造成内分泌功能紊乱。如肝细胞损害，特异性谷胱甘肽胰岛素转氢酶受影响，使胰岛素降解出现障碍，出现高胰岛素血症，从而影响糖代谢。此外，当肝功能不全时，雌激素、皮质醇、醛固酮及血管升压素等灭活减弱。

5. 凝血功能障碍

肝在凝血与抗凝血平衡中起着重要调节作用。这是因为：①肝细胞合成大部分凝血因子（除凝血因子Ⅲ、Ⅳ外）。②肝可清除多种激活的凝血因子和纤溶酶原激活物。③肝细胞合成重要的抗凝物质，如蛋白C、抗凝血酶Ⅲ、纤溶酶原等。因此，当肝功能障碍时，常发生凝血功能紊乱，易发生出血倾向或出血，严重时可诱发DIC。

6. 免疫功能障碍

Kupffer细胞是肝抵御病毒、细菌感染的主要屏障，能吞噬血液中的细菌、病毒、异物及毒素等，同时参与清除衰老、破碎的红细胞，监视、杀伤肿瘤细胞。严重肝病时往往出现肠源性内毒素血症。其机制为：①Kupffer细胞功能受损，补体水平下降，免疫功能低下，内毒素难以被Kupffer细胞清除而进入体循环。②严重肝病、肝硬化时，由于大量侧支循环的建立，来自肠道的内毒素绕过肝脏，免于Kupffer细胞的清除，而进入体循环。③严重肝病时，肠黏膜屏障功能受损，细菌内毒素吸收入血增加；④严重肝病时，结肠壁水肿，使漏入腹腔的内毒素增多及补体水平下降，故常常伴有免疫功能低下，易发生肠道细菌移位、内毒素血症及感染等。

四、肝性脑病

（一）概念、分类与分期

肝性脑病是继发于严重肝脏疾病的神经精神综合征，其晚期表现为肝性昏迷（hepatic coma）。常见的肝性脑病分类有两种。

一种是根据病情的缓急分为急性型和慢性型肝性脑病。

（1）急性型肝性脑病。病程短，多为急性发作，常由暴发性或中毒性肝炎引起广泛的肝细胞坏死所致的脑功能紊乱，患者很快出现躁动、谵妄等症状，随后出现嗜睡和昏迷。

（2）慢性型肝性脑病。病程较长，可反复发作，多见于严重慢性肝病（如肝硬化、原发性肝癌等）导致的脑功能紊乱。

另一种是根据发病原因、毒性物质进入机体的途径分为内源性和外源性肝性脑病。

（1）内源性肝性脑病。常见于病毒、药物或中毒等引起的急性重型肝炎，伴有肝细胞广泛变性、坏死。如无恰当治疗，多数患者数小时或数天后死亡。

（2）外源性肝性脑病。常见于门脉性肝硬化或血吸虫肝硬化等，患者大都因为门脉高压而存在侧支循环，肠道吸收的毒性物质因分流而绕过肝，未经解毒直接进入体循环而引起肝性脑病。

临床上，根据患者神经精神症状的轻重分为四期，各期的主要症状见表4-6。

表4-6 肝性脑病的分期及症状

分期	精神症状	神经症状
一期（前驱期）	性格改变：抑郁或欢快，行为改变：无意识动作，睡眠时间：昼夜颠倒	扑翼样震颤（+），病理反射（-），生理反射（+）
二期（昏迷前期）	一期症状加重，对时间、地点及人的概念混乱，明显的人格行为异常	扑翼样震颤（+），肌张力增强
三期（昏睡期）	终日昏睡但可唤醒，语无伦次、明显精神错乱	扑翼样震颤（+），肌张力明显增强
四期（昏迷期）	昏迷且不能唤醒	扑翼样震颤消失，对疼痛刺激无反应

（二）发病机制

肝性脑病的发病机制迄今尚未完全清楚，多数研究认为肝性脑病主要是急性或慢性肝细胞功能衰竭，毒性代谢产物在血循环中堆积而致脑细胞的代谢和功能障碍。目前有多种学说解释肝性脑病的发病机制，现简述如下。

1. 氨中毒学说

氨中毒能引起昏迷很早就被人们发现。临床上许多肝性脑病患者血氨水平都高于正常，经降血氨治疗后，其肝性脑病的症状明显得到缓解；动物实验也证明给予大量铵盐引起高血氨后可诱发肝性昏迷。这说明肝性脑病的发生与血氨升高有明显的关系。氨中毒学说认为，严重肝脏疾病时，氨的生成增多或清除不足，引起血氨增高及氨中毒（ammonia intoxication），增多的血氨可通过血脑屏障进入脑内，干扰脑细胞的代谢和功能，导致肝性脑病。

血氨增高的原因是血氨增高主要是由于氨生成过多或清除不足所致，其中肝脏清除血氨功能障碍是血氨明显增高的主要原因。①血氨清除不足。氨在体内被清除的主要途径是在肝内通过鸟氨酸循环合成尿素，再由肾排出体外。每生成 1 分子尿素能清除 2 分子氨，消耗 3 分子 ATP（图 4-35）。肝功能严重障碍时，由于肝细胞的能量代谢障碍，供给鸟氨酸循环的 ATP 不足、催化鸟氨酸循环的有关酶的活性降低、鸟氨酸循环所需底物的严重缺乏等多个环节作用，导致血氨增高。②血氨生成增多。血氨主要来源于肠道产氨。在肠腔内，食物蛋白质经消化变成

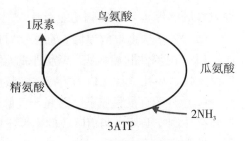

图 4-35 鸟氨酸循环示意

的氨基酸，在肠道细菌氨基酸氧化酶作用下生成氨；此外，由血液弥散入结肠的尿素，在肠道细菌释放的尿素酶作用下也可产氨。正常人每天肠道内产生的氨约为 4 g，经门静脉入肝，通过鸟氨酸循环生成尿素而被解毒。

肝功能严重障碍时产氨增多，其机制是：①肝硬化时门静脉血流受阻，使肠黏膜淤血、水肿，或由于胆汁分泌减少，食物的消化、吸收和排空均发生障碍，造成肠道细菌繁殖旺盛，细菌分泌的氨基酸氧化酶和尿素酶增多，作用于肠道积存的蛋白质及尿素，使氨的产生明显增多。②肝硬化合并上消化道出血，血液蛋白质在肠道细菌作用下可产生大量的氨。③慢性肝病晚期合并肾功能衰竭，血中的尿素高于正常，弥散至肠腔内的尿素增加，在肠道细菌尿素酶作用下，产氨增多。④肝性脑病患者昏迷前，出现躁动不安、震颤等肌肉活动增强的症状，肌肉中的腺苷酸分解代谢增强，产氨增多。

此外，肠道和尿液中 pH 的变化也影响血氨变化。当尿液 pH 较低时，肾小管腔内的 NH_3 与 H^+ 结合生成 NH_4^+ 随尿排出体外。肝功能障碍患者因过度通气伴有呼吸性碱中毒或应用碳酸酐酶抑制剂利尿时，尿液 pH 偏高，肾小管腔内 NH_3 与 H^+ 结合生成 NH_4^+ 随尿排出减少，NH_3 弥散入血增多，血氨增高。当肠道中的 pH 较低时，NH_3 与 H^+ 结合成不易被吸收的 NH_4^+ 随粪便排出体外。临床上口服乳果糖降血氨，主要是由于乳果糖在肠腔内被细菌分解为乳酸和醋酸，使肠腔内的 pH 降低，减少氨的吸收。

氨对脑组织的毒性作用主要表现为以下几点：①干扰脑细胞的能量代谢。大脑需要能量较多，而脑内糖原储存极少，其能量来源主要依靠葡萄糖的有氧氧化。氨主要干扰脑细胞葡萄糖有氧氧化过程，使 ATP 的产生减少而消耗增多。其机制是，氨可抑制丙酮酸脱羧酶的活性，使乙酰辅酶 A（CoA）生成减少，影响三羧酸循环的正常进行，ATP 生成减少；氨与大量的 α-酮戊二酸结合，生成谷氨酸，影响三羧酸循环正常进行，ATP 生成减少；氨与大量的 α-酮戊二酸结合生成谷氨酸的同时，消耗了大量的 ATP；氨与谷氨酸结合生成谷氨酰胺的过程，消耗了大量的 ATP。②脑内神经递质的改变。正常情况下，脑内兴奋性神经递质与抑制性神经递质保持动态平衡。大量实验表明，血氨增高可引起脑内谷氨酸、乙酰胆碱等兴奋性神经递质减少，而谷氨酰胺、γ-氨基丁酸等抑制性神经递质增多，从而造成中枢神经系统功能障碍（图 4-36）。③对神经细胞膜有抑制作用。患肝性脑病时，血氨增高，NH_3 可干扰神经细胞膜上的 Na^+-K^+-ATP 酶的活性，使离子转运障碍，导致膜电位改变和兴奋性异常；NH_3 与 K^+ 有竞争作用，以致影响 Na^+、K^+ 在神经细胞膜上的正常分布，从而干扰神经传导活动。

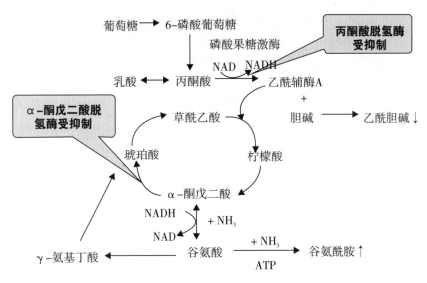

图 4-36　氨对脑内神经递质及能量代谢的影响

2. 假性神经递质学说

（1）假性神经递质的形成。食物中的芳香族氨基酸如苯丙氨酸及酪氨酸，在肠道细菌氨基酸脱羧酶的作用下分别生成苯乙胺和酪胺，吸收入肝，经单胺氧化酶分解。严重肝功能障碍时，由于肝细胞单胺氧化酶的活性降低，这些胺类不能被有效地分解，或经门-体分流直接进入体循环；血中苯乙胺和酪胺浓度增高，通过血脑屏障进入脑组织。苯乙胺和酪胺在脑干网状结构神经细胞内非特异性 β-羟化酶的作用下，羟化形成苯乙醇胺和羟苯乙醇胺，这两种物质的化学结构与正常神经递质如去甲肾上腺素和多巴胺极为相似（图 4-37），但生理作用却远较去甲肾上腺素和多巴胺弱，因此，将苯乙醇胺和羟苯乙醇胺称为假性神经递质（false neurotransmitter）（图 4-38）。

（2）假性神经递质与肝性脑病的发生。去甲肾上腺素和多巴胺是脑干网状结构中上行激动系统的重要神经递质，对维持大脑皮质的兴奋性，即机体处于清醒状态起着十分重要的作用。当脑干网状结构中假性神经递质增多时，则竞争性地取代上述两种正常神经递质被神经元摄取、储存、释放，但其释放后的生理作用较正常神经递质弱得多，从而导致网状结构上行激动系统的功能障碍，使机体处于昏睡乃至昏迷状态。

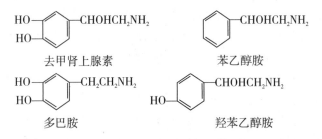

图 4-37　正常神经递质与假性神经递质的化学结构

消化系统

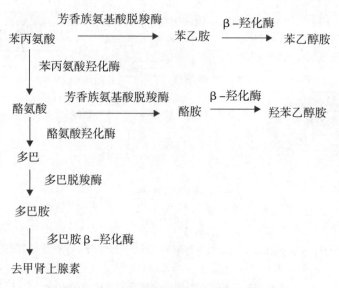

图4-38 脑内假性神经递质产生的过程

3. 血浆氨基酸失衡学说

正常情况下,血浆中支链氨基酸(branched-chain amino acids,BCAA)(缬氨酸、亮氨酸、异亮氨酸等)与芳香族氨基酸(aromatic amino acids,AAA)(苯丙氨酸、酪氨酸、色氨酸等)的比值为3.0~3.5。有研究证实,肝功能障碍时,支链氨基酸减少,芳香族氨基酸增多,与肝性脑病关系密切,提出氨基酸失衡学说。

(1)氨基酸失衡的原因。肝功能障碍时,肝脏对胰岛素和胰高血糖素的灭活减弱,两种激素水平均升高,但以胰高血糖素升高更为显著,故胰岛素与胰高血糖素的比值下降,使机体(肌肉和肝)分解代谢增强,大量芳香族氨基酸释放入血,而肝脏对其分解能力降低,致使血浆芳香族氨基酸含量增高。另外,胰岛素水平的升高可增加肌肉和脂肪组织对支链氨基酸的摄取和利用,使血浆中支链氨基酸含量减少。BCAA/AAA两者比值下降,可降至0.6~1.2。

(2)芳香族氨基酸增多的毒性作用。支链氨基酸和芳香族氨基酸均为电中性氨基酸,两者借助同一种载体通过血脑屏障并被脑细胞摄取。当血浆中BCAA/AAA比值下降时,则AAA竞争进入脑组织增多。其中以苯丙氨酸、酪氨酸、色氨酸增多为主。苯丙氨酸、酪氨酸在脑内经脱羧酶和β-羟化酶的作用下,分别生成苯乙醇胺和羟苯乙醇胺,造成脑内假性神经递质明显增多,抑制正常神经递质的合成并起竞争作用,抑制神经活动增强,严重者可出现昏迷。同时,进入脑内的色氨酸在羟化酶和脱羧酶的作用下,生成大量的5-羟色胺(5-HT)。5-HT是中枢神经系统中重要的抑制性神经递质,能抑制酪氨酸转变为多巴胺;同时,5-HT也可作为假性神经递质被肾上腺素能神经元摄取、储存、释放,从而干扰脑细胞的功能。

氨基酸失衡学说的基础是患者脑内支链氨基酸减少而芳香族氨基酸增加,最终导致假性神经递质增多,可以说,氨基酸失衡学说是假性神经递质学说的补充和发展。

4. γ-氨基丁酸学说

γ-氨基丁酸（γ-aminobutyric acid，GABA）被认为是哺乳动物最主要的抑制性神经递质。1980年，Schafer等首先在家兔实验性肝性昏迷中发现外周血GABA水平明显升高。随后的研究发现，肝性脑病时血中GABA浓度升高，且发现肝昏迷动物脑神经突触后膜上的GABA受体数量也增加。

（1）GABA增高。血中γ-氨基丁酸主要来源于肠道，由谷氨酸经肠道细菌脱羧酶催化形成。健康人来自门脉循环的GABA被肝脏摄取、清除。肝功能障碍时，肝脏对GABA的清除能力下降，导致血中GABA含量增加，同时血脑屏障对GABA的通透性明显增高，致使进入脑内的GABA增多。

（2）GABA的受体增多。患肝性脑病时，不仅有GABA水平升高，中枢神经系统中的GABA受体也发生变化。有学者在对发生肝性脑病的动物及死于肝性脑病的患者脑突触后GABA受体的研究中，发现GABA受体结合位点的亲和力不变，但受体的数量明显增加。

（3）GABA毒性作用。当脑内GABA增多时，与突触后神经元的特异性GABA受体结合，引起氯通道开放，Cl^-进入神经细胞内增多，使神经细胞的静息电位处于超极化状态，从而发挥突触后的抑制作用，产生肝性脑病。有研究发现，突触后膜上的GABA受体是由复合物组成，包括GABA受体、苯二氮䓬（benzodiazepine，BZ）受体、巴比妥类受体。因此，当这三种受体与其配体即GABA、BZ（如地西泮）、巴比妥类等结合时，引起氯通道开放，增加Cl^-内流，从而发挥其抑制效应。三种配体彼此有协同性非竞争性结合位点，已证实GABA可引起BZ和巴比妥类药物的催眠作用，而BZ和巴比妥类药物则能增强GABA的效应，由此可以解释临床上应用地西泮和巴比妥类药物能诱发肝性脑病的原因。

除上述学说在肝性脑发病中起重要作用外，许多蛋白质和脂肪的代谢产物如硫醇、短链脂肪酸、酚等对肝性脑病的发生发展也有一定作用。总之，目前还没有一种学说能完整地解释临床上所有肝性脑病的发生机制，可能是多种毒物共同作用的后果，其确切机制有待于进一步研究。

（三）肝性脑病的诱发因素

1. 上消化道出血

肝硬化患者由于食管下端和胃底部静脉曲张，当食入粗糙食物或腹压增高时，易发生曲张静脉破裂，引起上消化道出血。每100 mL血含有15～20 g蛋白质，故消化道出血可导致血氨及其他有毒物质明显增高；加之出血造成低血容量、低血压、低血氧，可加重肝脏损害和脑功能障碍，从而诱发肝性脑病。

2. 高蛋白饮食

肝功能障碍时，肠道对蛋白质的消化吸收功能降低，若一次摄入大量蛋白质食物，蛋白质被肠道细菌分解，产生大量氨及有毒物质，从而诱发肝性脑病。

3. 碱中毒

肝功能不全时，体内常发生呼吸性和代谢性碱中毒。碱中毒可促进氨的生成与吸收，引起血氨增高，诱发肝性脑病。

4. 感染

肝功能障碍时，由于肝脏巨噬细胞功能减弱，常伴发严重感染及内毒素血症。严重感染诱发肝性脑病的主要原因是细菌及其毒素加重肝实质损伤，体内分解代谢增强导致产氨增多及血浆氨基酸失衡。

5. 肾功能衰竭

肾功能衰竭时，经肾排出的尿素减少，血氨增高。同时机体其他代谢产物排出障碍，使血液中毒性物质增多，诱发肝性脑病。

6. 镇静剂及麻醉药使用不当

严重肝病时，在毒素作用下，脑对中枢神经抑制药物敏感性增强，当使用止痛、镇静、麻醉及氯化铵等药物时，易诱发肝性脑病。

（龙儒桃）

五、脂肪性肝病

脂肪性肝病是一组疾病谱的总称，包括单纯性脂肪肝、脂肪性肝炎、脂肪性肝纤维化和肝硬化。由于各种原因导致肝细胞内脂质积聚，超过肝脏重量的5%，在光镜下肝细胞内可见脂肪小滴，称之为脂肪肝。脂肪肝男女均可发病，以40～49岁发病率最高。如果脂质含量占肝重量的5%～10%，属于轻度脂肪肝；占11%～25%为中度脂肪肝；超过26%为重度脂肪肝。轻度脂肪肝通常不会引起人体的不适，因此常被忽略，一旦发展至中度或重度脂肪肝，患者会有食欲减退、消化不良、恶心腹胀等消化道症状。

（一）病因及相关因素

根据病因，脂肪性肝病分为酒精性脂肪性肝病和非酒精性脂肪性肝病，前者是酒精性肝病的一种类型，后者可以是一个独立的疾病，但更多见的还是全身性疾患在肝脏的一种病理过程。

影响酒精性肝损伤进展或加重的因素较多，目前国内外研究已经发现的危险因素主要包括饮酒量、饮酒年限、酒精饮料品种、饮酒方式、性别、种族、肥胖、肝炎病毒感染、遗传因素、营养状况等。根据流行病学调查资料，酒精所造成的肝损伤是有阈值效应的，即达到一定饮酒量或饮酒年限，就会大大增加肝损害风险。

种族、遗传及个体差异也是酒精性肝病的重要危险因素。汉族人群的酒精性肝病易感基因乙醇脱氢酶2（ADH2）、乙醇脱氢酶3（ADH3）和乙醛脱氢酶2（ALDH2）的等位基因频率及基因型分布不同于西方国家，可能是中国嗜酒人群和酒精性肝病的发病率低于西方国家的原因之一。并不是所有的饮酒者都会出现酒精性肝病，只是发生在一小部分人群中，表明同一地区群体之间还存在着个体差异。酒精性肝病病死率的上升与营养不良的程度相关。维生素A的缺少或维生素E水平的下降，也可能加重肝脏损害。富含不饱和脂肪酸的饮食可促使酒精性肝病的进展，而饱和脂肪酸对酒精性肝病起到保护作用。肥胖或体质量超重可增加酒精性肝病进展的风险。肝炎病毒感染与酒精对肝脏损害起协同作用，在肝炎病毒感染基础上饮酒，或在酒精性肝病基础上并发HBV或HCV感染，都可加速肝脏疾病的发生和发展。

（二）发病机制

1. 肝脂质代谢障碍

脂肪氧化代谢主要在线粒体内进行，由于线粒体DNA缺乏组蛋白核染色质结构的保护，而且线粒体 DNA 与电子传递系统相接近，电子传递系统持续产生的活性氧，使线粒体 DNA 易受氧自由基侵袭，导致碱基对缺失、变异，从而影响肝细胞脂肪代谢和能量转换，诱发肝损伤。

2. 胰岛素抵抗

肥胖症、2 型糖尿病被认为是非酒精性脂肪肝病的重要因素。胰岛素抵抗表现为外周脂肪动员增强，肝摄取游离脂肪酸增加，肝细胞内脂氧化酶、细胞色素氧化酶 P450 表达增高，游离脂肪酸氧化和利用减少，从而甘油三酯增多，肝细胞脂肪转运至肝的能力受损，引起肝细胞内脂肪堆积。此外，胰岛素抵抗可诱导活性氧族（reactive oxygen species，ROS）形成增加和线粒体功能不全，加剧氧化应激和脂质过氧化反应。

3. 氧化应激和脂质过氧化反应

氧化应激状态是来自分子氧的 ROS 及其代谢物的产生超过肝脏对其防御及解毒能力，使促氧化物与抗氧化物之间动态平衡失调。线粒体是氧化应激 ROS 的最大来源，直接造成肝损伤。另一重要的发病机制是脂质过氧化反应。ROS 使生物膜磷脂的多不饱和脂肪酸过氧化形成脂质过氧化物，从而使膜的流动性和通透性发生改变，最终导致细胞结构和功能的改变，脂质过氧化物可诱导中性粒细胞对脂质的趋化产生炎性浸润，还可激活 Kupffer 细胞和贮脂细胞，促进脂肪性肝病和肝纤维化。

4. 免疫反应

新抗原表达，淋巴细胞表型改变，体液抗体的出现，内毒素及 TNF-α 的增高等均可能参与免疫反应介导的发病机制。

5. 遗传因素

无论是酒精性脂肪性肝病还是非酒精性脂肪性肝病，都存在一定的遗传发病因素。肥胖和糖尿病的脂肪肝大多为可逆性，遗传因素参与后者致病。

脂肪性肝病发病机制复杂，越来越多的证据表明，酒精性脂肪性肝病与非酒精性脂肪性肝病，可能存在着共同的发病机制。从病理上看，非酒精性脂肪性肝病几乎难与酒精性脂肪性肝病区别。近年来，有些学者提出"二次打击"假设，把包括酒精、肥胖、糖尿病、药物及其他代谢异常认为是初次打击，这些发病因素通过增加氧化活性和脂质过氧化，作为共同致病途径，对肝脏实施二次打击，导致脂肪肝发生及其后病变进展。

（三）病理变化

酒精性肝病和非酒精性脂肪性肝病病变过程相似，酒精性肝病经历了酒精性脂肪肝、酒精性肝炎、酒精性肝纤维化和肝硬化的发展过程，非酒精性脂肪性肝病则为类似的单纯性脂肪肝、脂肪性肝炎、脂肪性肝纤维化和肝硬化。以下合并介绍两者。

1. 单纯性脂肪肝和酒精性脂肪肝

光镜低倍镜下可见 30% 以上的肝细胞出现大泡性或以大泡性为主的脂肪变性。如肝小叶内仅少数肝细胞内有脂滴存在，但达不到脂肪肝诊断标准者仅称为肝细胞脂肪变。大体标本，肝脏大而软、色黄、油腻（图 4-39），重量可达 4 000～6 000 g，光镜下，脂肪变性者以小叶中央区肝细胞为主，重者扩散至全小叶，无明显肝细胞变性、坏死、炎症及肝纤维化。

2. 脂肪性肝炎和酒精性肝炎

在肝细胞脂肪变性基础上，出现不同程度的肝细胞变性、坏死，可见嗜酸性小体，酒精性肝炎可出现特征性的Mallory小体，肝小叶内或汇管区见以中性粒细胞为主的炎症细胞浸润，肝窦周和小静脉周围出现纤维化。

3. 脂肪性肝纤维化和肝硬化或酒精性肝纤维化

病变发展至此阶段，肝纤维化范围扩大，肝小叶正常结构完全被破坏，代之以假小叶，广泛纤维化后就形成了脂肪性肝硬化，肝细胞脂肪变和炎症可减轻甚至完全消退。

（四）临床诊疗及预后

非酒精性脂肪性肝，起病隐匿，发展缓慢，多无症状，可有乏力、右上腹轻度不适或上腹部胀痛等症状，严重脂肪性肝炎可出现黄疸、食欲不振、恶心呕吐、肝大。酒精性脂肪性肝病患者可长时间无任何肝脏的症状和体征。

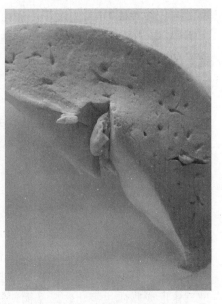

图4-39　脂肪肝（见彩图）

实验室检查可见酒精性脂肪性肝病ALT、AST正常或轻度增高。B超检查是诊断脂肪性肝病的主要方法，准确率高。肝穿刺活检可明确诊断。鉴别诊断时需注意两者要与病毒性肝炎、药物性肝损伤、自身免疫性肝病等其他原因引起的肝病相鉴别。

治疗时需注意基础疾病的控制，如低脂低糖饮食、减轻体重、禁酒，非酒精性脂肪性肝病多无药物治疗，对于脂肪性肝炎可选用减轻脂质过氧化、增加胰岛素受体敏感性或降血脂的药物。酒精性脂肪性肝病应严格戒酒，同时给予高热量、高蛋白、低脂饮食等，改善酒精中毒。对于严重酒精性肝硬化可考虑肝移植。

单纯性脂肪肝及部分脂肪性肝炎、酒精性脂肪肝及酒精性肝炎若治疗及时，多能恢复；若发展成为脂肪性肝硬化或酒精性肝硬化，预后较差。

六、细菌性肝脓肿

细菌性肝脓肿是由化脓性细菌引起的肝脏化脓性病变。肝脏内胆道系统丰富，包括胆道系统、门脉系统、肝动静脉系统及淋巴系统，特殊的解剖结构为细菌感染提供了机会。

（一）病因和发病机制

肝脏由于接受肝动脉和门静脉的双重血液供应，并通过胆道丰富的血供和单核巨噬细胞系统较大的吞噬作用，可以杀灭入侵的细菌并阻止其生长，因而细菌性肝脓肿并不经常发生。当人体抵抗力弱时，入侵的化脓性细菌会引起肝脏感染而形成脓肿，细菌性肝脓肿多为混合性感染，往往同时检出多种细菌，以内源性细菌为主。60%以上为肠道革兰氏阴性杆菌，最常见的为克雷白杆菌，最常见的阳性球菌为金黄色葡萄球菌，约半数肝脓肿患者，脓液中可查出厌氧菌，如果是长期住院和使用抗生素治疗的患者，常可在肝脓肿液中查出克雷白杆菌变形杆菌和铜绿假单胞菌。

病原菌进入肝脏可经下列途径。

1. 胆道系统

胆道系统是细菌性肝脓肿最主要、最常见的感染途径，出现胆道阻塞和继发感染的病例，细菌可沿胆道上行感染肝脏而形成肝脓肿，比如胆总管结石，胆道蛔虫或华支睾吸虫等并发急性化脓性胆总管炎者，胆源性肝脓肿的病原菌以大肠埃希菌为主。

2. 门静脉系统

腹腔感染、肠道感染、痔核感染等可引起门静脉属支的血栓性静脉炎，脓毒性的栓子脱落后，可沿门静脉系统进入肝脏，引起肝脓肿。

3. 淋巴系统

肝脏的邻近部位如有化脓性病灶如胆囊炎，膈下脓肿及胃、十二指肠穿孔等，细菌可经淋巴系统侵入肝脏。

4. 血液感染

体内任何部位的化脓性感染，比如上呼吸道感染、急性骨髓炎、亚急性心内膜炎、疖痈等并发菌血症时，病原菌可沿肝动脉入肝，肝动脉血行感染性肝脓肿的病原菌以金黄色葡萄球菌为主。

5. 直接侵入

细菌可从肝脏开放性创口处直接侵入，另外，肝脏原有的细菌可将肝脏被膜下的血肿转化为脓肿。

6. 其他原因不明的方式

不少肝脓肿并无明显原因，如隐匿性肝脓肿，可能是体内存在某种感染性病灶，当机体抵抗力减弱时，偶然的菌血症引起了肝脏的炎症和脓肿，而且隐匿性肝脓肿中25%伴有糖尿病。

细菌性肝脓肿的病理生理变化与身体的抵抗力及细菌入侵的途径、种类、毒性相关。细菌侵入肝脏后引起肝脏的炎性反应，当机体抵抗力较强或经过一定的治疗后，炎症可以自行吸收，反之，当机体抵抗力低下且治疗不及时，炎症进一步蔓延扩散，多个小脓肿可逐渐扩大甚至融合成一个较大的脓肿。肝脓肿多为单发，但也可多发。比如，血源性肝脓肿常为多发，病变以右肝为主或累及全肝。胆管源性肝脓肿起源于多个小脓肿，其分布与肝内胆管病变一致。肝外伤后感染所引起的脓肿或隐匿性脓肿多为单发性，由于肝脏血液循环丰富，一旦形成脓肿后，大量毒素被吸收入血，临床出现严重的脓毒血症表现。

（二）病理变化

肝脓肿以肝组织大片溶解性坏死，形成脓腔为主要特征。肉眼观，肝内见单个或多个脓腔，其内充满黄白色脓液，脓腔周边肝组织充血、水肿。慢性脓肿的脓腔由肉芽组织修复，脓肿壁因纤维组织增生而显著增厚（图4-40）。光镜下，脓腔内充满大量变性坏死的中性粒细胞，即脓细胞和坏死细胞碎片（图4-41），脓肿周见充血出血带和中性粒细胞浸润。

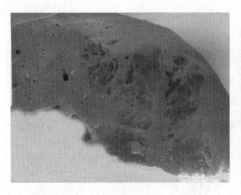
图4-40 细菌性肝脓肿（见彩图）

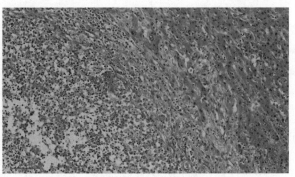
图4-41 细菌性肝脓肿镜下观（见彩图）

（三）临床病理联系

细菌性肝脓肿小者可吸收或被肉芽组织机化，较大者需手术进行穿刺引流。如脓肿破入腹腔可引起广泛的化脓性腹膜炎或膈下脓肿，甚至穿破膈肌引起胸腔积脓。

（四）临床诊疗及预后

本病一般起病较急，由于肝脏血运丰富，一旦发生化脓性感染后，大量毒素进入血液循环，可引起全身脓毒性反应。临床上常继发某种前驱性疾病（如胆道蛔虫病）之后突发寒战、高热和肝区疼痛等。主要临床表现如下。

1. 寒战和高热

患者在发病初期骤感寒战，继而高热，发热多呈弛张型，体温在38～40℃，寒热交替，伴大量出汗，脉率增快，一天数次，可反复发作。

2. 肝区疼痛

炎症引起肝脏肿大，导致肝被膜膨胀，肝区出现持续性钝痛；疼痛剧烈者常提示单发性脓肿；脓肿早期为持续性钝痛，后期常为锐性剧痛，随呼吸加重者常提示肝膈顶部脓肿；有时疼痛可向右肩放射，左肝脓肿也可向左肩放射。

3. 消化道症状

由于伴有全身性毒性反应及持续消耗，乏力、食欲减退、恶心和呕吐等消化道症状较为常见。少数患者在短期内可表现为精神萎靡等较严重病态，也有少数患者出现腹泻、腹胀或较顽固性的呃逆等症状。

4. 体征

肝区压痛和肝大最为常见，右下胸部和肝区有叩击痛，有时出现右侧反应性胸膜炎或胸腔积液。如脓肿位于右下部，常见有右季肋部或右上腹部饱满，甚至可见局限性隆起，常能触及肿大的肝脏或波动性肿块，并有明显的触痛和腹肌紧张等；左肝脓肿时上述体征则局限在剑突下。

大多数患者外周血都有白细胞数增高现象，总数可达（15～20）×10^9/L或更高，中性粒细胞多在90%以上。肝脓肿穿刺液培养，常可培养出致病菌。B超检查可明确脓肿部位和大小，为首选检查方法。细菌性肝脓肿脓液多为黄白色，涂片和培养可发现细菌。同时应与右膈下脓肿、胆道感染、肝包虫囊肿、原发性肝癌及肝囊肿等相鉴别。

细菌性肝脓肿主要有以下治疗方式。

1. 药物治疗

在治疗原发病灶的同时,使用大剂量有效抗生素和全身支持疗法来控制炎症。同时应积极补液,纠正水与电解质紊乱,给予维生素,纠正低蛋白血症,改善肝功能。

2. B超或CT引导下经皮穿刺抽脓或置管引流术

此法适用于单个较大的脓肿。

3. 手术疗法

一般采用脓肿切开引流术或肝叶切除术。肝叶切除治疗肝脓肿应注意术中避免炎性感染扩散到术野或腹腔,一旦局部感染,将导致肝断面出现胆瘘、出血等并发症。

细菌性肝脓肿患者的预后与其发病年龄、体质、原发病、脓肿数目、开始治疗的早晚、治疗的彻底性及有无并发症等密切相关。年幼及年老患者的预后较青壮年者差,死亡率也高。多发性肝脓肿的死亡率明显高于单发性肝脓肿。因此,对细菌性肝脓肿治疗的关键是早期诊断,早期治疗,及时使用敏感的抗生素,有效地引流脓液,彻底处理原发病灶及加强全身支持治疗等。

七、华支睾吸虫病

华支睾吸虫病(clonorchiasis sinensis)是由中华分支睾吸虫成虫寄生于人体肝内胆道系统引起的一种寄生虫病,俗称肝吸虫病。本病流行于东南亚和东亚各国,我国除西北地区之外有24个省区出现不同程度流行。湖北江陵、荆门出土的西汉和战国古尸肠道中发现有该虫虫卵,证明本病在我国流行至少已有2 300年历史。

(一)病因及感染途径

含有成熟毛蚴的虫卵随人或动物粪便入水,被第一中间宿主淡水螺吞食后,虫卵内毛蚴在其消化道内逐渐发育为尾蚴。尾蚴从螺体逃逸出来再次入水,遇第二中间宿主淡水鱼或虾,即可在鱼和虾的体内尤其是肌肉内发育成囊蚴。当终宿主人或动物食入未经煮熟的含有活囊蚴的鱼或虾后,经胃肠消化酶和胆汁作用,囊蚴在十二指肠内发育成童虫,继而沿胆汁流动方向逆行,经由总胆管至肝内胆管内发育为成虫。从食入囊蚴至粪便中出现虫卵约需1个月,成虫在人体内存活可长达20~30年。

(二)基本病变及并发症

华支睾吸虫主要寄生于肝内胆管,重度感染者亦见于肝外胆管、胆囊和胰腺导管等。肝胆管腔内可见数量不等的虫体,严重者甚至达千条以上。除了虫体的机械性阻塞及代谢或崩解产物的化学刺激可引起病变发生,虫体产生的抗原所引起的过敏反应也会引起机体的损伤。病变程度与感染轻重和病程长短相关。

轻度感染或病变早期,肉眼观肝脏一般无明显异常。重度感染或感染时间长,受累的肝脏可增大,胆管管壁明显增厚,管腔扩张,充满胆汁和数目不等的成虫。虫体量大时轻压肝脏,可见长10~25 mm、宽3~5 mm的葵花子样半透明成虫由胆管内鱼贯而出。镜下见胆管上皮细胞和黏膜下腺体活跃增生,严重者呈乳头状或腺瘤样结构。部分胆管上皮细胞还可发生含有黏液的杯状细胞化生。

由于虫体寄生和胆汁淤积继发的细菌感染,可导致胆管炎和胆囊炎;并且常伴有结石形成，死亡的虫体、虫卵和脱落的上皮可成为胆石的核心，加之胆汁中 β-葡萄糖醛酸酶和糖蛋白分泌增高都为结石形成提供了条件。胆管及门静脉周围结缔组织增生，淋巴细胞及嗜酸性粒细胞浸润也很常见。扩张胆管附近肝细胞可见受压性萎缩。此外，华支睾吸虫感染与原发性肝癌尤其是胆管细胞癌的发生，也有较为密切的关系。至于致癌因素是成虫在胆管内蠕动的机械性刺激，抑或虫体代谢产物和胆汁成分的化学刺激，尚待进一步研究。

八、原发性肝癌

原发性肝癌（primary carcinoma of liver）是由肝细胞或肝内胆管上皮细胞发生的恶性肿瘤，简称肝癌。其发生率地区差异很大。在亚非国家较常见，我国发病率较高，属于常见肿瘤之一。发病年龄多在中年以上，男性多于女性。广泛应用甲胎蛋白（alpha-fetal protein，AFP）、影像学检查，可使早期肝癌检出率明显提高。

（一）病因和发病机制

以下因素与肝癌发生有关。

1. 病毒性肝炎

现知乙型肝炎与肝癌有密切关系，其次为丙型肝炎。肝癌病例 HBsAg 阳性率可高达 81.82%。国外报道，在肝癌高发地区有 60%～90% 的肝癌来自 HBV 感染。近年报道，在 HBV 阳性的肝癌患者可见 HBV 基因整合到肝癌细胞 DNA 中。HBV 的基因组中编入有 χ 蛋白，在有 HBV 感染的肝细胞中可以检出。χ 蛋白可激活宿主肝细胞的原癌基因，从而诱发癌的生长。此外，χ 蛋白还能与抑癌基因 P53 结合，破坏其抑癌功能。最近，HCV 的感染也被认为可能是肝癌发生的病原因素之一。据报道，日本 70% 的肝癌患者和西欧的 65%～75% 的肝癌患者中发现 HCV 抗体阳性。

2. 肝硬化

肝硬化与肝癌之间有密切关系。原发性肝癌合并肝硬化者占 50%～90%，病理检查发现，肝癌合并肝硬化多为乙型肝炎后的大结节性肝硬化。近年发现丙肝发展成肝硬化的患者比例并不低于乙肝。肝细胞恶变可能在肝细胞再生过程中发生不典型增生。在欧美国家，肝癌常发生在酒精性肝硬化的基础上，一般认为血吸虫病性肝纤维化、胆汁性和淤血性肝硬化与原发性肝癌的发生无关。

3. 真菌及其毒素

黄曲霉菌、青霉菌、杂色曲霉菌等都可引起实验性肝癌，其中以黄曲霉菌最为重要。黄曲霉素有 10 多种，与肝癌有关的黄曲霉素 B_1 是剧毒物质，可诱发所有动物发生肝癌，肝癌发病与摄入黄曲霉素呈等级关系。黄曲霉素被认为与抑癌基因 P53 的突变密切相关。

4. 其他因素

年龄、性别、化学物、激素、酒精、营养和遗传等均与肝癌的发生有一定的关系。如酒精导致的肝损伤是慢性肝病和肝硬化的主要原因，当摄入过量时发生肝癌的危险升高；遗传性代谢性疾病，如糖原储积病在原来腺瘤性增生的基础上可引发肝癌。

（二）病理变化

肉眼类型：早期肝癌也称小肝癌，是指单个癌结节直径在 3 cm 以下或结节数目不超过两个,其直径的总和在 3 cm 以下,患者常无临床症状;而血清 AFP 阳性的原发性肝癌,瘤结节呈球形或分叶状,灰白色,质较软,切面无出血坏死,与周围组织界限清楚。

中晚期肝癌肉眼可分三型,大多合并肝硬化。

1. 巨块型

巨块型肿瘤为一实体巨块,圆形,直径常大于 10 cm,多位于肝右叶内(图 4 - 42)。质软,切面呈杂色,常有出血坏死。瘤体周边常有散在的卫星状瘤结节。

2. 多结节型

多结节型最多见,常发生于肝硬化的肝内。瘤结节多个散在,圆形或椭圆形,大小不等,直径由数毫米至数厘米,有的相互融合形成较大的结节(图 4 - 43)。被膜下的瘤结节向表面隆起,切面褐绿色,有时见出血。

3. 弥漫型

弥漫型癌组织在肝内弥漫分布,无明显的结节形成,此型少见。

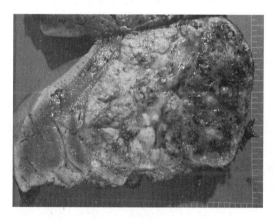

图 4 - 42　巨块型肝癌(见彩图)

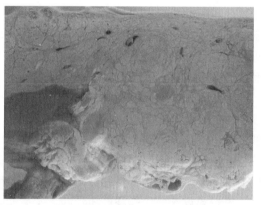

图 4 - 43　多结节型肝癌(见彩图)

组织学类型如下。

1. 肝细胞癌

肝细胞癌最多见,是由肝细胞发生的肝癌。其分化程度差异较大,其分化较好者癌细胞与正常的肝细胞相似,排列呈细梁状、腺泡状或假腺样结构(图 4 - 44),见丰富的血窦样腔隙;分化差者癌细胞异型性明显,常有巨核及多核瘤细胞。部分可呈实性结构,有时癌组织中有大量纤维组织分割(硬化型)。

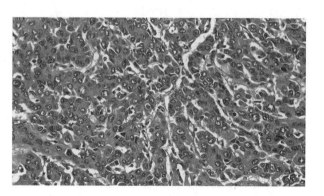

图 4 - 44　肝细胞癌镜下结构(见彩图)

2. 胆管上皮癌

胆管上皮癌较为少见,是由肝内胆管上皮发生的癌,约占原发性肝癌的 5%。其组织结构多为腺癌或单纯癌，较少合并肝硬化，有时继发于华支睾吸虫病。

3. 混合性肝癌

混合性肝癌具有肝细胞癌及胆管上皮癌两种结构，最少见。

（三）扩散

肝癌首先在肝内蔓延和转移。癌细胞常沿门静脉播散，在肝内形成转移癌结节，还可逆行蔓延至肝外门静脉主干，形成癌栓，引起门静脉高压。肝外转移主要通过淋巴道转移至肝门淋巴结、上腹部淋巴结和腹膜后淋巴结。晚期可通过肝静脉转移到肺、肾上腺、脑及骨等处，侵及肝表面的癌细胞脱落后可发生种植性转移。

（四）临床诊疗及预后

原发性肝癌起病隐匿，早期缺乏明显临床表现，临床症状和体征明显者，病情多已属中晚期，肝区疼痛是肝癌最常见的症状，多呈持续性胀痛或钝痛，中晚期肝癌最常见的体征为肝大，此期肝脏持续性增大，肋缘下可触及，质地坚硬，表面凹凸不平。黄疸一般出现在肝癌晚期，表现为梗阻性黄疸和肝细胞性黄疸，胰胆管细胞癌或弥漫性肝癌为常见。肝癌患者晚期全身表现为进行性消瘦、低热、营养不良及恶病质等。如肝内转移可形成门静脉癌栓，导致顽固性腹水，而肝外转移最常见部位为肺，可引起咳嗽、咯血，还可累及骨、脑、肾上腺等，产生相应的症状。有时由于肝表面癌结节自发破裂或侵蚀大血管而引起腹腔大出血。

甲胎蛋白是诊断肝细胞癌最具价值的肿瘤标志物，已广泛用于原发性肝癌的普查诊断；B超可检出直径1 cm以上占位性病变，是原发性肝癌筛查的首选方法；CT平扫显示低密度占位，其"快进快出"表现是原发性肝癌诊断的常规检查手段；选择性肝动脉造影是目前诊断小肝癌的最佳方法，但因为是有创检查，一般不作首选。原发性肝癌需与继发性肝癌、肝硬化、病毒性肝炎活动期、慢性肝脓肿、肝良性占位等疾病相鉴别。

肝切除术是原发性肝癌治疗的首选方法，适用于患者一般情况良好，诊断明确，病灶较局限，无明显黄疸，腹水无肝外转移，心、肺、肾、肝功能代偿良好能够耐受手术者；肝动脉化疗栓塞治疗是原发性肝癌非手术治疗的首选方法，适用于不能手术切除的中晚期患者；局部消融术以射频或微波消融及无水酒精注射最常见，适用于直径≤5 cm的单发病灶或直径≤3 cm且结节数≤3个多发病灶伴肝硬化不能手术治疗者。

九、胆囊炎

胆道炎症主要累及胆囊者称胆囊炎（cholecystitis）。

（一）病因与发病机制

本病多由细菌引起，且多有胆汁淤积作为发病的基础。淤胆时，胆汁理化状态发生变化可刺激胆道黏膜使其抵抗力降低。主要感染的细菌为大肠杆菌、副大肠杆菌、葡萄球菌、克雷白杆菌、厌氧杆菌等，多由肠道经胆总管逆行进入胆囊，少数经门静脉系统至肝，再随胆汁流入胆囊。

当胆囊管或胆囊颈结石突然嵌顿或其他原因而梗阻时，由于胆囊是一盲囊，能引起胆汁滞留或浓缩，浓缩的胆盐刺激和损伤胆囊引起急性化学性胆囊炎。同时胆汁滞留（或）和结石嵌顿可使磷脂酶A从受损的胆囊黏膜上皮释放，使胆汁中的卵磷脂水解成溶血卵磷脂，从而改变细胞的生物膜结构而导致急性胆囊炎。

（二）病理变化

1. 急性胆管炎和胆囊炎

大体观，胆管和胆囊壁因水肿、充血而明显增厚。胆囊浆膜面充血，可见纤维素或脓性渗出物覆盖。又如胆囊管阻塞，可引起胆囊积脓。又如因痉挛、水肿、梗阻及淤胆等导致胆管或胆囊壁的血液循环障碍时，该处可发生出血坏死（坏疽性胆囊炎），甚至发生穿孔，引起胆汁性腹膜炎。光镜下，黏膜充血水肿，上皮细胞变性、坏死脱落，管壁内不同程度的嗜中性粒细胞浸润。在胆囊者常伴有黏膜腺分泌亢进（卡他性胆囊炎）。如病变继续发展，各层均为白细胞弥漫浸润（蜂窝织炎性胆囊炎）。

2. 慢性胆管炎和胆囊炎

多由急性者反复发作迁延而来。此时胆管及胆囊黏膜多发生萎缩，各层组织中均有淋巴细胞、单核细胞浸润和明显纤维化。

（三）临床诊疗及预后

急性结石性胆囊炎以女性多见，多为上腹疼痛，初始表现为上腹胀痛不适，逐渐发展为阵发性绞痛，夜间多见，常因饱餐、进食油腻食物诱发疼痛，可放射至右肩、肩胛和背部，伴恶心、呕吐、厌食、便秘等不适，常伴轻中度发热，一般无寒战。若上腹持续疼痛，伴阵发性加剧，且有寒战高热，表明病情严重，如胆囊穿孔、坏疽或胆囊积脓，也可合并急性胆管炎。急性非结石性胆囊炎，多见于老年男性，患者临床表现与急性结石性胆囊炎相似，腹部查体多为阴性或仅有上腹部轻度压痛，墨菲（Murphy）征可疑或阳性。

急性胆囊炎应与引起腹痛的疾病相鉴别，如急性胰腺炎、消化性溃疡穿孔、急性心肌梗死和急性阑尾炎等。急性胆囊炎非手术治疗包括禁食、输液、营养支持，维持水、电解质及酸碱平衡，解痉止痛、消炎利胆等治疗。下列情况可行手术治疗：①经内科积极治疗无效或病情继续进展并恶化者，②急性胆囊炎反复急性发作者，③并发急性胰腺炎或化脓性胆管炎者，④发病在 24～72 h 内。

十、胆石症

在胆道系统中，胆汁的某些成分（胆色素、胆固醇、黏液物质及钙等）可以在各种因素作用下析出、凝集而形成结石。发生于各级胆管内的结石称胆管结石，发生于胆囊内的结石称胆囊结石，统称胆石症（cholelithiasis）。胆道系统是人体内结石形成最常见的部位，在胆道结石中，胆囊结石多见，胆管结石少见，胆结石所致的胆道梗阻和胆道感染是胆石症的基本病因，由于胆结石的位置不同，所引起的胆道病也就不同。

（一）病因和发病机制

胆石症与多种因素相关，任何影响胆汁理化状态的改变、胆汁淤滞、感染等因素，均能导致结石形成，危险因素包括雌激素、年龄增长、肥胖、妊娠、口服避孕药、长期肠外营养、糖尿病、高脂血症、胃切除或胃肠吻合手术后，以及回肠末端疾病和回肠切除术后、肝硬化等。胆石症的发病机制尚不明确，目前认为是多种因素共同作用的结果。

1. 胆汁理化性状的改变

由于胆汁理化性状的变化，如其中游离胆红素浓度增高可与胆汁中的钙结合形成不溶性的胆红素钙而析出。正常胆汁中的胆红素多与葡萄糖醛酸结合成酯类而不游离。大肠杆菌等肠道细菌中的葡萄糖醛酸酶则有分解上述酯类使胆红素游离出来的作用。胆汁中如胆固醇含量过多呈过饱和状态则易析出形成胆固醇结石。正常时胆汁中一定浓度的胆盐和卵磷脂可以和胆固醇、蛋白质组成混合体胶粒混悬于胆汁中而不析出，某些肠疾病丧失胆盐则促进胆固醇的析出形成结石。

2. **胆汁淤滞**

如胆汁中水分被过多吸收，胆汁过度浓缩，可使胆色素浓度增高，胆固醇过饱和都可促进胆石形成。

3. **细菌感染**

大量研究发现，从胆石核心中培养出伤寒杆菌、链球菌、放线菌等细菌，可见细菌感染在结石形成上有着重要作用。细菌感染除引起胆囊炎外，其菌落、脱落上皮细胞等可形成结石的核心，胆囊内炎性渗出物的蛋白成分可成为结石的支架。胆道感染时的炎性水肿和慢性期的纤维增生可使胆道壁增厚，胆道狭窄乃至闭塞从而引起胆汁淤滞。炎症时渗出的细胞或脱落上皮、蛔虫残体及虫卵等也可作为结石的核心，促进胆石形成。

（二）胆石的种类和特点

按组成成分可将胆石分为色素性胆石、胆固醇性胆石及混合性胆石三种基本类型。

1. **色素性胆石**

结石成分以胆红素钙为主，可含少量胆固醇，呈黑色、棕色或深绿色泥沙样及砂粒状（图4-45）。砂粒状者大小为1～10 mm，常为多个。多见于胆管。

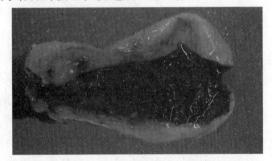

图4-45 色素性胆石（见彩图）

2. **胆固醇性胆石**

结石的主要成分为胆固醇。此类结石在我国较欧美为少。结石呈圆形或椭圆形，黄色或黄白色，表面光滑，剖面呈放射状，多见于胆囊，常为单个，体积较大，直径可达数厘米（图4-46）。

3. **混合性胆石**

由二种以上主要成分构成。以胆红素为主的混合性胆石在我国最多见，结石多为多面体，少数呈球形，呈多种颜色。外层常很

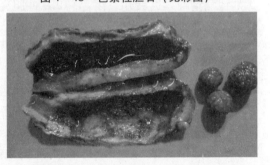

图4-46 胆固醇性胆石（见彩图）

硬，切面成层。多发生于胆囊或较大胆管内，大小、数目不等，常为多个。

（三）临床诊疗及预后

大多数胆石症伴有慢性胆囊炎，也有部分患者可长期无症状。胆囊结石如进入胆囊管或胆总管阻塞胆道常引起梗阻性黄疸和陶土便。如嵌顿在胆囊管或胆总管导致括约肌舒缩功能障碍，可引起严重绞痛和黄疸。又如造成局部压迫，引起血液循环障碍，可出现组织坏死、溃疡。胆石症典型的症状是胆绞痛，进食油腻食物后，饱餐或睡眠中体位改变时，

由于结石嵌顿,胆囊排空受阻,导致囊内压力升高,胆囊强烈收缩而引起疼痛。

胆石症首选 B 超检查。下列情况应考虑行手术治疗:①结石直径≥3 cm 或结石数量多,②伴有胆囊息肉＞1 cm,③胆囊壁增厚,④胆囊壁钙化或瓷性胆囊。可首选腹腔镜胆囊切除术,相比经典的开腹胆囊切除术,其创伤小,疗效确切。

十一、急性梗阻性化脓性胆管炎

急性梗阻性化脓性胆管炎(acute obstructive suppurative cholangitis,AOSC)是由于胆管梗阻和细菌感染,胆管内压升高,肝脏胆血屏障受损,大量细菌和毒素进入血循环,造成以肝胆系统病损为主,合并多器官损害的全身严重感染性疾病,是急性胆管炎的严重表现形式。

(一)病因及发病机制

常见病因是在胆道梗阻的基础上伴发胆管急性化脓性感染和积脓,胆道高压,大量细菌内毒素进入血液,导致多菌种、强毒力、厌氧与需氧菌混合性败血症、内毒素血症、氮质血症、高胆红素血症、中毒性肝炎、感染性休克及多器官功能衰竭等一系列严重并发症。

(二)病理及病理生理变化

急性梗阻性化脓性胆管炎基本病理变化是胆道梗阻和胆管内化脓性炎症。肝内和(或)肝外胆管壁及胆管黏膜充血水肿、增厚,黏膜有散在的小溃疡形成。较深的溃疡内往往有小结石嵌顿。胆管壁形成许多微小脓肿,少数患者发生局灶性坏死,甚至穿破。由于胆道梗阻,胆管内压力升高,当压力超过 3.43 kPa(36 cmH$_2$O)时,肝内毛细胆管上皮细胞坏死,毛细胆管破裂,胆汁经胆小管静脉逆流入血,产生高胆红素血症。临床检查血清总胆红素及直接胆红素均升高,尿中胆红素及尿胆原呈阳性。肝脏毛细胆管上皮坏死,毛细胆管破裂,胆汁还可以经肝窦或淋巴管逆流入血,从而细菌进入血液循环,引起菌血症和败血症。急性梗阻性化脓性胆管炎还可以引起肝、肾、心、肺、胃肠、凝血等相继或交替出现功能受损,出现微循环障碍,水、电解质及酸碱平衡失调,感染性休克,血压下降,少尿,内环境稳态逐渐失去代偿,各主要脏器发生功能障碍。如果病情进一步发展,胆道梗阻与胆道高压不解除,则危及患者生命。

(三)临床诊疗及预后

本疾病多有胆道疾病或胆道手术史,出现腹痛、发热、黄疸、查科(Charcot)三联征(腹痛、寒战高热、黄疸)的典型表现,更严重者在一般胆道感染的 Charcot 三联征之外,出现休克、中枢神经系统受抑制表现,称雷诺尔德(Reynolds)五联征。由于严重胆道化脓性炎症、胆道高压、内毒素血症、脓毒败血症,患者表现为持续弛张热,黄疸日渐加重,表示肝功能受到损坏,神志改变、脉快而弱,有中毒症状。

外周血多有白细胞计数显著增多,其上升程度与感染严重程度成正比,胆道梗阻和肝细胞坏死可引起血清胆红素、尿胆红素、尿胆素、碱性磷酸酶、血清转氨酶、γ-谷氨酰转肽酶、乳酸脱氢酶等升高。血小板计数减少和凝血酶原时间延长,提示有弥散性血管内凝血(DIC)倾向。此外,常可有低氧血症、代谢性酸中毒、低血钾、低血糖等。血细菌培养阳性。

B超可显示胆管扩大范围和程度以估计梗阻部位，经内镜逆行胆管引流（ERBD）、经皮肝穿刺引流（PTCD）既可确定胆道阻塞的原因和部位，又可做应急的减压引流，但有加重胆道感染或使感染淤积的胆汁溢漏进腹腔的危险。磁共振胆胰管成像可显示肝内胆管树的全貌、阻塞部位和范围。图像不受梗阻部位的限制，是一种无创伤性的胆道显像技术。应与急性胆囊炎、消化性溃疡穿孔或出血、急性坏疽性阑尾炎、食管静脉曲张破裂出血、重症急性胰腺炎，以及右侧胸膜炎、右下大叶性肺炎等相鉴别。

治疗方法包括非手术疗法和手术疗法。治疗原则是手术解除胆道梗阻并引流，及早有效地降低胆管内压力。非手术疗法既是治疗手段，也作为术前准备。包括治疗休克，纠正代谢性酸中毒，选用广谱抗生素，给予镇痛药和解痉剂，纠正脱水，并注意防治急性肾衰竭。手术的基本方法为胆总管切开减压。

急性梗阻性化脓性胆管炎早期即可出现中毒性休克和胆源性败血症，如不及时治疗，预后很差，病死率极高。

十二、胆管癌

胆管癌（cholangiocarcinoma）是指源于肝外胆管包括肝门区至胆总管下端的胆管的恶性肿瘤。

（一）病因及发病机制

胆管癌的病因尚不清楚，可能与以下因素有关。

1. 胆管结石

约1/3的胆管癌患者合并胆管结石，而5%～10%的胆管结石患者将会发生胆管癌，说明胆管长时间受结石刺激，上皮发生增生性改变，可能与胆管癌发生有关。

2. 华支睾吸虫

在东南亚，吃生鱼感染肝吸虫者导致胆道感染、胆汁淤滞、胆管周围纤维化和胆管增生，是导致胆管癌发生的因素之一。习惯吃富含亚硝酸盐食物的人群，更易诱发癌症。

3. 胆管囊性扩张症

少数胆管囊性扩张症患者发生癌变。囊肿内结石形成、细菌感染，特别是由于汇合部发育异常导致胰液反流，是导致癌变发生的主要原因。

4. 原发性硬化性胆管炎

有报道认为原发性硬化性胆管炎是胆管癌癌前病变。

（二）病理变化

胆管癌以左右肝管汇合处最多见，大体上肿瘤可表现为管壁局部增厚，或突入管腔内呈息肉状、结节状，少数弥漫浸润胆管壁导致环形狭窄（图4-47）。镜下，绝大多数为腺癌，包括乳头状腺癌、黏液性腺癌及伴有丰富纤维性间质的硬化性胆管癌，少数为腺鳞癌或鳞癌。肿瘤细胞异型性明显，可侵及间质及周围神经。癌细胞常有黏液和癌胚抗原（carcinoembryonic antigen，CEA）的表达。邻近上皮见鳞状上皮化生或异型增生，癌细胞可伴神经内分泌分化。

(三) 临床诊疗及预后

胆管癌患者可出现黄疸，为逐渐加重的持续性黄疸，伴瘙痒和体重减轻。少数无黄疸患者表现为上腹部疼痛，有时伴发热、腹部包块。其他症状有食欲不振、恶心呕吐、乏力、消瘦。大便灰白，呈白陶土色，尿色深黄，如浓茶。

中段、下段胆管癌患者可触及肿大的胆囊，但 Murphy 征可能阴性；而肝门部胆管癌胆囊一般不肿大。肝功能失代偿可出现腹水，或双下肢水肿。肿瘤侵犯或压迫门静脉，可造成门静脉高压；晚期患者可并发肝肾综合征。患者可合并胆道感染，感染细菌最常见为大肠杆菌。如癌肿破溃可导致上消化道出血，出现黑便，大便潜血阳性，并导致贫血。

血总胆红素、直接胆红素、碱性磷酸酶和 γ-谷胺酰转移酶可显著升高。转氨酶一般轻度异常，

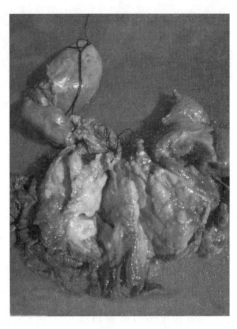

图 4-47　胆管癌（见彩图）

这种胆红素、转氨酶升高不平衡现象有助于与病毒性肝炎相鉴别。B 超检查是梗阻性黄疸的首选检查，可发现肝内外胆管扩张并且显示胆道的梗阻部位及梗阻的性质。在超声引导下还可以穿刺病变组织做组织学检查，也可以抽取梗阻部位胆汁做脱落细胞检查。CT 能较准确显示胆管扩张和梗阻部位、范围。鉴别诊断首先考虑胆总管结石。

胆管癌的治疗原则是早期病例以手术切除为主，术后配合放疗及化疗，以巩固和提高手术治疗效果。对于不能切除的晚期病例，应施行胆道引流手术，控制胆道感染，改善肝脏功能，减少并发症，延长生命，改善生活质量。

外科手术切除是胆管癌唯一的根治性治疗，辅助性放射治疗只能提高患者的生存率，对于不可切除和局部转移的胆管癌经有效的胆道引流后，放疗可以改善患者的症状与延长患者的寿命。但是，胆管癌一直被认为属于对放射线不敏感的肿瘤。一般报道放射治疗的中位生存期为 9～12 个月。胆管癌对化学治疗也不敏感，胆管癌较其他胃肠道肿瘤如结肠癌的化疗敏感性差。但化疗可能缓解胆管癌所引起的症状，改善患者生活质量，还可能延长存活期。

胆管癌预后极差，术后生存期一般为 21 个月，五年生存率为 17.7%。

（杨丞）

 ## 讨论

1. 病毒性肝炎—肝硬化—肝癌常被看作是肝脏疾病发生发展的三部曲，这三者之间有何联系？为什么肝癌常发生于前两者的基础上？
2. 患者，男性，62 岁，肝病 12 年，常有腹胀，上腹部钝痛，病情时轻时重。5 年前

上述症状加重，出现皮肤巩膜黄染，并伴有恶心、呕吐、便稀。近半年来，患者进行性消瘦，皮肤巩膜黄染加深，下肢水肿，活动不便，鼻和齿龈有出血，常有便血。1天前因吃牛肉出现恶心、呕吐，神志恍惚，烦躁不安而急诊入院。入院1天后大便时昏倒，血压90/50 mmHg，第二日再次出现烦躁不安，尖叫。检查时双手扑翼样震颤，继而发生昏迷。该患者是否发生了肝性脑病？分析其可能的诱因与发生机制。该患者需要做哪些相关的检查？

小结

1. 病毒性肝炎的基本病理变化是什么？各类型的病毒性肝炎有何特点？病毒性肝炎属于炎症性疾病，从炎症基本病理变化的维度去梳理此疾病的三个基本病变，并且要理解肝细胞在此病变过程中的主要变化是变性坏死，但不同类型的病毒性肝炎其变性坏死的范围和严重程度不同。

2. 肝硬化的基本病理变化是什么？门脉性肝硬化会引起哪些临床表现？门脉性肝硬化和坏死后性肝硬化有何区别？肝硬化是肝脏疾病的终末期病变，也常是肝癌的癌前病变，从其基本病变理解假小叶形成的原理，并且理解形态结构的改变将导致器官功能的改变。

3. 细菌性肝脓肿的基本病理变化是什么？此脓肿是真性脓肿，属于化脓性炎，可以和上一节所学的阿米巴肝脓肿相鉴别。

4. 华支睾吸虫病属于寄生虫病，与原发性肝癌尤其是胆管细胞癌的发生有较为密切的关系。学习者需要清楚此寄生虫常见的寄生部位及生活周期，从而可更好地理解此疾病的病理变化。

5. 什么是原发性肝癌？其组织学类型有哪些？什么是早期肝癌？原发性肝癌的概念决定了其组织学类型。早期肝癌相对早期胃癌来说更倾向于对肿物大小的评估。

6. 胆囊炎的病理变化如何？按炎症的基本病理变化去理解。

7. 胆结石按结石的理化性质分有哪些种类？了解疾病病因，并且清楚胆汁理化性质可以更好地理解胆结石的种类。

8. 急性梗阻性化脓性胆管炎的病理变化如何？其临床表现有何特点？理解了病理变化将更有助于理解此疾病的临床表现。

9. 胆管癌的病理变化如何？如何在临床上与胆囊、胆管的炎症性病变相鉴别？需从炎症和肿瘤的特点鉴别。

（杨丞）

10. 各种致肝损伤的因素使肝细胞发生损害，使肝脏代谢、合成、分泌、排泄、生物转化与免疫等多种功能发生严重障碍。肝病患者为什么会出现低血糖？肝病患者为什么会出现皮肤巩膜黄染？有些肝病患者为什么会出现蜘蛛痣？为什么肝病患者药物的毒副作用增强？肝病患者为什么会出现肠源性内毒素血症？回答这些问题，你就掌握了肝功能不全的几个要点。

11. 正常人不出现血氨水平升高，为什么严重肝脏疾病患者其血氨浓度会增高？
12. 肝性脑病患者出现昏迷，检查发现其血氨增高，请问血氨增高是如何引起昏迷的？回答这个问题，你就掌握了氨对大脑的毒性作用。
13. 用左旋多巴可治疗肝性脑病，为什么？回答这个问题，你就清楚了假性神经递质学说。
14. 临床给肝功能衰竭患者注射支链氨基酸溶液，将有助于控制高血氨的毒性作用，为什么？
15. 肝病患者一定会出现肝性脑病吗？在什么情况下容易诱发肝性脑病？

（龙儒桃）

单项选择题

1. 慢性肝炎时出现的毛玻璃细胞，在电镜下的主要变化是_____。
   A. 光面内质网大量增生　　　　B. 粗面内质网大量增生
   C. 线粒体大量增生　　　　　　D. 高尔基复合体肥大增生
   E. 溶酶体数目增多

2. 下述关于各型肝炎肝细胞坏死程度的描述中，错误的是_____。
   A. 慢性活动性肝炎——碎片状及灶状坏死
   B. 急性重型肝炎——片状坏死
   C. 慢性持续性肝炎——灶状坏死
   D. 急性普通型肝炎——点状坏死
   E. 亚急性重型肝炎——灶状及桥状坏死

3. 病毒性肝炎的基本病变属于_____。
   A. 卡他性炎　　　　　　　　　B. 出血性炎
   C. 变质性炎　　　　　　　　　D. 特殊性炎
   E. 蜂窝织炎

4. 亚急性重型肝炎的特点是_____。
   A. 大片肝细胞坏死又有再生结节　　B. 肝体积明显缩小，切面红褐色
   C. 肝细胞索间有大量嗜酸性粒细胞浸润　　D. 肝细胞脂肪变性十分明显
   E. 汇管区有结核结节样肉芽肿

5. 肝体积明显缩小的肝炎类型是_____。
   A. 急性普通型肝炎　　　　　　B. 急性重型肝炎
   C. 慢性活动型肝炎　　　　　　D. 慢性持续性肝炎
   E. 亚急性重型肝炎

6. 急性重型肝炎发生在下列哪种情况？_____。
   A. 机体免疫机能充分，感染病毒少，毒力弱
   B. 机体免疫机能缺陷，缺乏有效的免疫反应
   C. 机体免疫机能不足，仅能杀灭和破坏一部分病毒

D. 机体免疫机能充分，感染病毒多，毒力强

E. 机体免疫机能不足，感染病毒少，毒力弱

7. 关于病毒性肝炎的肝细胞基本病变，下列哪项是错误的？_____。

A. 气球样变　　　　　　　　　　B. 脂肪变性

C. 嗜酸变性　　　　　　　　　　D. 凝固性坏死

E. 肝细胞再生

8. 下列支持门脉性肝硬化的是_____。

A. 结节大小相仿，纤维分割薄而均匀　　B. 结节大小不等，纤维分割厚薄不均

C. 肝脏呈细颗粒状，深绿色　　　　　　D. 树枝状纤维组织将肝脏分割为粗大结节

E. 肝内散在多个大结节

9. 下列类型肝硬化无明显假小叶形成的是_____。

A. 门脉性肝硬化　　　　　　　　B. 坏死后性肝硬化

C. 血吸虫性肝硬化　　　　　　　D. 酒精性肝硬化

E. 肝炎后肝硬化

10. 下列各项描述中，哪项不符合肝硬化的假小叶病变特点？_____。

A. 肝细胞团内缺少中央静脉

B. 肝细胞团内出现汇管区

C. 肝细胞团内中央静脉偏位或有2个以上

D. 增生的纤维组织分隔，包绕1至数个肝小叶形成肝细胞团

E. 肝小叶内的肝细胞排列紊乱，有脂肪变性或坏死

11. 导致肝硬化的 DNA 病毒是_____。

A. HAV　　　　　　　　　　　　B. HBV

C. HCV　　　　　　　　　　　　D. HDV

E. HEV

12. 我国门脉性肝硬化最常见的原因是_____。

A. 慢性酒精中毒　　　　　　　　B. 营养不良

C. 胆道阻塞　　　　　　　　　　D. 血吸虫病

E. 病毒性肝炎

13. 下列肝硬化中，结节最大者是_____。

A. 门脉性肝硬化　　　　　　　　B. 淤血性肝硬化

C. 胆汁性肝硬化　　　　　　　　D. 坏死后性肝硬化

E. 肝炎后肝硬化

14. 肝硬化腹水的形成与以下因素无关的是_____。

A. 门静脉高压　　　　　　　　　B. 白蛋白合成下降

C. 中央静脉纤维化　　　　　　　D. 醛固酮破坏增加

E. 小叶下静脉受压

15. 下述有关假小叶的描述不正确的是_____。

A. 体积大小不等　　　　　　　　B. 肝细胞排列紊乱

C. 中央静脉偏位或缺如   D. 可见汇管区

E. 肝细胞异型性显著

16. 下列疾病均能引起门静脉高压症，但以哪种疾病门静脉高压最为明显？_____。

    A. 血吸虫型肝硬化   B. 门脉性肝硬化

    C. 胆汁性肝硬化   D. 淤血性肝硬化

    E. 坏死后性肝硬化

17. 肝硬化晚期腹水生成的机制中，错误的说法是_____。

    A. 门静脉高压

    B. 肝合成白蛋白功能下降

    C. 肝内结缔组织增生压迫肝静脉主干

    D. 血中抗利尿激素（加压素）、醛固酮水平升高

    E. 淋巴液从肝包膜外溢

18. 下列不是肝功能不全的临床表现的是_____。

    A. 黄疸   B. 肝性脑病

    C. 血小板减少明显   D. 蜘蛛状血管痣

    E. 出血倾向

19. 原发性肝癌最常见的组织学类型是_____。

    A. 肝细胞癌   B. 胆管上皮癌

    C. 未分化癌   D. 胆囊癌

    E. 以上都不是

20. 下列与肝癌的蔓延和转移无关的是_____。

    A. 肝内形成多个癌结节   B. 门静脉高压

    C. 肝门淋巴结肿大   D. 癌结节坏死，继发感染

    E. 卵巢表面小结节形成

21. 下列不是脂肪肝的特点的是_____。

    A. 脂肪肝是酒精中毒最常见的肝脏病变

    B. 肝细胞内有大的脂滴，有时核被挤到一侧

    C. 小叶周边区受累明显

    D. 可伴有肝细胞水样变性

    E. 单纯的脂肪肝常无症状

22. 华支睾吸虫成虫主要寄生在_____。

    A. 肝细胞   B. 胆囊

    C. 乙状结肠   D. 肝外胆管

    E. 肝内胆管

23. 华支睾吸虫与哪种癌的发生最为有关？_____。

    A. 肝细胞癌   B. 结肠癌

    C. 肝内胆管癌   D. 胰腺癌

    E. 胆囊癌

24. 胆管癌最常见的组织学类型是_____。
   A. 腺癌　　　　　　　　　　　B. 鳞癌
   C. 神经内分泌癌　　　　　　　D. 未分化癌
   E. 硬癌

25. 下列关于胆结石种类的说法不正确的是_____。
   A. 色素性胆石结石成分以胆红素钙为主
   B. 色素性胆石呈黑色、棕色或深绿色泥沙样及砂粒状
   C. 胆固醇性胆石主要成分为胆固醇
   D. 色素性胆石结石多见于胆管
   E. 胆固醇性结石在我国最常见

26. 肝性腹水的发生不是由于_____。
   A. 门静脉高压　　　　　　　　B. 糖代谢障碍
   C. 血浆胶体渗透压降低　　　　D. 淋巴循环障碍
   E. 激素灭活功能降低

27. 肝性脑病时血氨清除不足的最主要原因是_____。
   A. 谷氨酰胺合成障碍　　　　　B. 鸟氨酸循环障碍
   C. 肠道细菌产生的尿素酶增多　D. 肠道细菌产生的氨基酸氧化酶增多
   E. γ-氨基丁酸合成障碍

28. 下述不是氨对脑的毒性作用的是_____。
   A. 干扰脑的能量代谢　　　　　B. 使脑内兴奋性递质减少
   C. 使脑内抑制性递质增多　　　D. 使脑的敏感性增高
   E. 抑制神经细胞膜的功能

29. 肝性脑病的假性神经递质是指_____。
   A. 苯乙胺和酪胺　　　　　　　B. 多巴胺和苯乙醇胺
   C. 苯乙胺和苯乙醇胺　　　　　D. 酪胺和羟苯乙醇胺
   E. 苯乙醇胺和羟苯乙醇胺

30. 假性神经递质引起肝性脑病的机制是_____。
   A. 干扰脑的能量代谢
   B. 使脑细胞产生抑制性突触后电位
   C. 干扰神经细胞膜的功能
   D. 与正常递质竞争受体，但其效应远较正常递质为弱
   E. 引起血浆氨基酸失衡

31. 肝性脑病晚期血氨增高所致脑内神经递质的变化是_____。
   A. 谷氨酸增多　　　　　　　　B. 乙酰胆碱增多
   C. 谷氨酰胺减少　　　　　　　D. 谷氨酰胺累积增多
   E. 儿茶酚胺增多

32. 肝性脑病早期兴奋性增强的主要原因是_____。
   A. 谷氨酸增多　　　　　　　　B. 谷氨酰胺增多

C. 乙酰胆碱增多　　　　　　　　　D. γ-氨基丁酸增多

E. 甘氨酸增多

33. 肝性脑病患者血浆氨基酸失衡表现为_____。

　A. BCAA 含量降低，AAA 含量降低　　B. BCAA 含量降低，AAA 含量增加

　C. BCAA 含量增加，AAA 含量增加　　D. BCAA 含量增加，AAA 含量正常

　E. BCAA 含量正常，AAA 含量降低

34. γ-氨基丁酸发挥突触后抑制作用的机制是由于_____。

　A. Na^+ 由细胞外流向细胞内　　　　B. K^+ 由细胞外流向细胞内

　C. Cl^- 由细胞外流向细胞内　　　　D. Na^+ 由细胞内流向细胞外

　E. K^+ 由细胞内流向细胞外

35. 上消化道出血诱发肝性脑病的主要机制是_____。

　A. 经肠道细菌作用而产氨增加　　　　B. 引起失血性休克

　C. 脑组织缺血、缺氧　　　　　　　　D. 血液苯乙胺和酪胺增加

　E. 破坏血脑屏障，假性神经递质入脑

（杨丞、龙儒桃）

参考答案

1—5　AECAB　　6—10　DDACD　　11—15　BEDDE　　16—20　AECAD

21—25　CECAE　　26—30　BBDEB　　31—35　DADCA

第七节　胰腺常见疾病

一、胰腺炎

胰腺炎（pancreatitis）是胰腺因胰酶的自身消化作用而引起的疾病。在正常情况下，胰液内的胰蛋白酶原无活性，但它可被胆汁和肠液中的肠激酶（enterokinase）激活成为有活性的胰蛋白酶，继而激活其他酶反应，最后导致胰腺发生自身消化作用，如胰脂酶引起脂肪坏死。胰蛋白酶原被激活的原因有：①胆汁返流。总胆管和胰管共同开口于十二指肠壶腹部，此处如发生阻塞或括约肌痉挛则胆汁返流进入胰管，将无活性的胰蛋白酶原激活成胰蛋白酶，再诱发上述一系列酶反应引起胰腺出血、坏死。常见的原因有胆石、蛔虫、暴饮暴食引起的壶腹括约肌痉挛及十二指肠乳头水肿等。②胰液分泌亢进。暴饮暴食、酒精的刺激使胃酸及十二指肠促胰液素（secretin）分泌增多，进而促胰液分泌增多，造成胰管内压增高。重者可导致胰腺小导管及腺泡破裂，放出细胞溶酶体内的蛋白水解酶激活胰蛋白酶原等，从而引起胰腺组织的出血、坏死。③病毒感染、外伤、药物等造成腺泡细胞的损伤。

（一）急性胰腺炎

急性胰腺炎是多种病因导致胰酶在胰腺内被激活后，消化胰腺及其周围组织所引起的急性炎症，好发于中年男性，发作前多有暴饮暴食或胆道疾病史，主要表现为胰腺呈炎性

水肿、出血及坏死，故又称急性出血性胰腺坏死（acute hemorrhagic necrosis of pancreas）。急性胰腺炎，临床上分为轻症、重症，多数患者表现为轻症型，呈自限性，预后好，20%～30%的患者为重症型，病情重。临床表现为突然发作的上腹部剧烈疼痛并可出现休克。

1. 病理变化

（1）急性水肿性（间质性）胰腺炎，较多见，病变多局限在胰尾。病变的胰腺肿大变硬，间质充血水肿并有嗜中性粒细胞及单核细胞浸润。有时可发生局限性脂肪坏死，但无出血。本型预后较好，经治疗后病变常于短期内消退而痊愈。

（2）急性出血性胰腺炎，较少见。本型发病急剧，病变以广泛的胰腺坏死、出血为特征。肉眼观，胰腺肿大，质软，出血，呈暗红色，分叶结构模糊。胰腺、大网膜及肠系膜等处脂肪被酶分解为甘油和脂肪酸后，与组织液中的钙离子结合形成散在混浊的黄白色斑点状或小块状的钙皂斑点，从坏死的胰腺组织溢出的胰液还可引起小灶状脂肪酶解性坏死。镜下，胰腺组织呈大片凝固性坏死，细胞结构模糊不清，间质小血管壁也有坏死，可见嗜中性粒细胞及单核细胞浸润。患者如能度过危险期，炎性渗出及出血均可被吸收，或可纤维化痊愈，或转为慢性胰腺炎。

2. 临床诊疗及预后

（1）腹痛。由于急性胰腺坏死及胰液外溢，常引起急性腹膜炎。腹痛为主要临床症状，多在饮酒或饱餐后突发。初为间歇性，继而转为持续性，上腹痛反复发作，剧烈持久，并可向腰背部放射，侧卧蜷曲、弯腰或前倾、坐位时疼痛可缓解，平卧位时加重。胰腺分泌物扩散，可出现下腹及全腹痛。起病时多伴恶心、剧烈频繁发作的呕吐，呕吐为胃内容物、咖啡渣样液体或胆汁，呕吐后疼痛不能缓解。少数患者无腹痛，可突发休克或猝死，出现重症急性胰腺炎终末期表现，轻症患者可有轻中度发热或不发热，而胆源性胰腺炎、胆道梗阻者常伴黄疸、寒战和高热。

（2）休克。重症急性胰腺炎患者可出现皮肤苍白、湿冷，烦躁不安，脉搏细弱等低血压或休克表现，体温常为39～40℃，持续数周不退，伴有谵妄，可以有格雷·特纳（Grey Turner）征或卡伦（Cullen）征，系由胰酶、血液及坏死组织沿组织间歇到达皮下，溶解皮下脂肪，毛细血管破裂出血，使局部皮肤呈青紫色，出现在两侧腰腹称为Grey Turner征，出现在脐周则称为Cullen征。引起休克的原因有胰液外溢，刺激腹膜引起剧烈疼痛；胰腺组织及腹腔内出血；组织坏死，蛋白质分解引起的机体中毒等。休克严重者抢救不及时可以致死。

（3）酶的改变。胰腺坏死时，由于胰液外溢，其中所含的大量淀粉酶及脂酶可被吸收入血并从尿中排出。临床检查常见患者血清及尿中淀粉酶及脂酶含量升高，可协助诊断。

（4）血清离子改变。呕吐等原因使患者血中的钙、钾、钠离子水平下降。

腹部B超常作为入院24 h内的初筛检查，尤其是胆源性胰腺炎。探测肝、胆、胰、脾情况，有助于发现腹腔积液、胆囊结石、胰腺钙化、假性囊肿等，腹部平片可排除胃肠穿孔、肠梗阻等疾病，CT是诊断急性胰腺炎最敏感的检查方法，超声造影与CT均可评价胰腺坏死程度，还可发现胰腺脓肿和假性囊肿的并发症。急性胰腺炎应与胃肠穿孔、急性肠梗阻、急性胆石症、急性心肌梗死、消化性溃疡等疾病相鉴别，女性患者还应与异位妊娠、卵巢囊肿蒂扭转等疾病相鉴别。

急性胰腺炎轻症患者主要采取监护、支持治疗，以补充水、电解质为主，短期禁食直至肠鸣音恢复正常、腹痛等症状明显缓解或消失。腹痛严重患者可服用解痉止痛药，慎用胆碱能受体拮抗剂及吗啡，怀疑并发感染时可使用抗生素，重症患者除给予监护、补液及营养支持治疗，应静脉注射抗生素和给予肠内营养以预防感染，维持肠道正常菌群，保持大便通畅，同时给予药物抑制胰酶活性和胰腺外分泌。出现以下指征者需行手术治疗：①胰腺坏死感染，②胰腺脓肿，③早发性重症急性胰腺炎，④腹腔间隔室综合征，⑤胰腺假性囊肿。

急性胰腺炎程度越轻，预后越好。部分患者病情反复发作，可演变为慢性胰腺炎。

（二）慢性胰腺炎

慢性胰腺炎是由于急性胰腺炎反复发作所造成的一种胰腺慢性进行性破坏的疾病。有的病例急性期不明显，症状隐匿，发现时即属慢性。临床上常伴有胆道系统疾患，患者有上腹痛、脂肪泻，有时并发糖尿病。慢性酒精中毒时也常引起本病。

1. 病理变化

肉眼观，胰腺呈结节状，质较硬。胰管扩张，管内偶见有结石形成。有时可见胰腺实质坏死，坏死组织液化后，被纤维组织包围形成假囊肿。

镜下，可见胰腺小叶周围和腺泡间纤维组织增生或广泛纤维化，腺泡和胰腺组织萎缩、消失，导管可呈不同程度扩张，上皮增生或鳞状化生，间质有淋巴细胞、浆细胞浸润。

2. 临床诊疗及预后

慢性胰腺炎诊断主要依据临床表现和影像学检查，胰腺内、外分泌功能检测可以作为诊断的补充。病理学诊断是诊断的确定标准。

治疗原则主要是去除病因，控制症状，纠正改善胰腺内、外分泌功能不全及防治并发症，以非手术治疗为主，如存在胰头肿块、胰管梗阻等因素，应选择手术治疗。

患者应少饮酒，避免暴饮暴食，预防和治疗胆道疾病。积极治疗者可缓解症状，但不易根治。晚期患者多死于并发症，极少数人可演变为胰腺癌。

二、胰腺癌与壶腹周围癌

胰腺有内分泌和外分泌两种功能，也就有内分泌细胞和外分泌细胞两种细胞，两种细胞均可发生癌变，源自内分泌细胞的癌称为神经内分泌癌，源自外分泌细胞的癌即胰腺癌（pancreatic carcinoma）。胰腺癌是一种恶性程度较高的肿瘤，多发于45～65岁人群，以男性多见。壶腹周围癌（periampullary carcinoma）指壶腹、胆总管下端、胰管开口处、十二指肠乳头及其附近的十二指肠黏膜等上皮来源的恶性肿瘤。由于这些解剖部位的特殊及紧密的联系，来源于以上这些部位的肿瘤，几乎有着相同的临床表现，即便手术也难以将其截然分开，故常作为一个类型，统称为壶腹周围癌，多见于40～70岁男性，恶性程度较低，预后好。

（一）病因与发病机制

1. 胰腺癌

病因及发病机制至今仍不清楚，慢性胰腺炎被视为胰腺癌的高危因素，不健康的生活方式，如吸烟、饮酒等，长期接触某些物理、化学致癌物等多种因素长期共同作用，可导致一系列基因突变，包括癌基因 k-ras 的活化，抑癌基因 P53、P16、DPC4、BRCA2 失活，细胞表面受体-配体系统表达异常等，另外，遗传因素与胰腺癌的发病也有一定关系。很多胰腺癌患者在确诊时发现糖尿病或者确诊后短时间内发生糖尿病，证明糖尿病与胰腺癌的发生密切相关。

2. 壶腹周围癌

壶腹周围癌病因和发病机制目前尚不清楚，可能与饮食、饮酒、环境、胆道结石或慢性炎症等因素相关，也可能为该处良性肿瘤恶变所致。壶腹周围癌扩散方式主要沿胆管及胰管或十二指肠黏膜扩散，由于肿瘤的恶性程度低，转移少，因此病程较长。

（二）病理变化

1. 胰腺癌

胰腺癌可发生于胰头（60%）、胰体（15%）、胰尾（5%）或累及整个胰腺，以胰头部最多见。

肉眼观，肿物质硬，呈黄白色，边界不清，大小不规则，弥漫浸润与邻近胰腺组织难以分辨，有时可因出血、坏死和囊性变夹杂有红褐色斑点或条纹。癌周组织纤维化，有的呈凹陷硬块状埋在胰腺之中，活检时需深取组织方能查出，甚至在开腹探查时，肉眼上仍很难与慢性胰腺炎时增粗变硬的胰腺相鉴别。

镜下，胰腺癌有以下几种类型：①导管腺癌。癌细胞来自导管上皮，排列成不规则腺腔样结构，此型约占80%，其中有的为乳头状腺癌或乳头状囊腺癌，也有的来自腺泡称腺泡型腺癌。胞浆含嗜酸性颗粒，形成腺泡或小团块，极似正常胰腺腺泡。有时腺癌细胞产生黏液，胞浆透明。②未分化癌。癌细胞无腺体结构，有的癌细胞形成细条索状癌巢，被增生硬化的间质结缔组织分隔。有的癌细胞多，间质少，形成髓样癌，这样的癌组织易发生坏死而形成囊腔。③鳞状细胞癌。少见，来自胰腺管上皮的鳞状化生。有时可见鳞状细胞癌和产生黏液的腺癌合并发生（腺鳞癌）。

胰头癌早期可直接蔓延到邻近组织如胆管与十二指肠，稍后即转至胰头旁及总胆管旁淋巴结，经门静脉肝内转移最为常见，胰体癌及尾部癌的扩散则较为广泛。常直接与腹腔神经丛接触并侵入神经周围淋巴间隙或神经纤维内，进一步发生远隔部位的淋巴道或血道转移，常在肺、肾上腺、肾、骨、脑内形成转移癌。部分胰腺癌伴有多发性静脉血栓形成。

2. 壶腹周围癌

癌体积一般比较小，直径多为 1～2 cm，可呈乳头状，易坏死、脱落和出血，常引起间歇性梗阻，或呈结节状或肿块型，浸润性生长，可形成溃疡或坚硬肿块压迫邻近组织。光镜下，几乎所有的壶腹癌均为腺癌，多为低分化，肿瘤可见绒毛状及管状腺瘤背景，基底部发生浸润。

壶腹癌主要通过直接蔓延累及邻近的十二指肠、胰腺及胆总管，并浸润神经组织。部分病例出现局限性淋巴结转移，肿瘤浸润性生长阻塞胆管、胰管开口，引起阻塞性黄疸及消化不良等症状；当癌肿坏死脱落后，可缓解黄疸及梗阻症状，但可引发上消化道出血；呈肿块性生长的肿瘤阻塞肠腔则可引起十二指肠梗阻。

（三）临床诊疗及预后

胰腺癌患者多呈进行性加重的中上腹痛，后期多伴腰背部放射痛，仰卧及进食后疼痛加重，侧卧、弯腰前倾坐位或蹲位时缓解。胰腺癌和壶腹癌患者早期即可出现黄疸，可由于肿瘤生长呈进行性加重，也可由于肿瘤坏死脱落，继而迅速生长，出现波动性黄疸，伴皮肤瘙痒，小便呈茶色，大便陶土色。胰头癌早期可有总胆管梗阻现象，临床上出现逐渐加重的黄疸。胰体尾部癌临床上常无黄疸，但常因癌组织侵入门静脉而产生腹水，压迫脾静脉发生脾肿大，侵入腹腔神经丛而发生深部疼痛。壶腹癌患者多呈右上腹胀痛，夜间及进食后加重，由于胆汁、胰液缺乏，肠道消化吸收功能紊乱，可出现食欲减退、饱胀、腹泻等症状。粪便呈陶土色，肿瘤组织糜烂、坏死，可出现黑便，胆道感染或肿瘤破溃可引起发热伴寒战，常伴有贫血、恶病质。有时患者血清中胰蛋白酶、亮氨酸氨基肽酶（leucine aminopeptidase）、淀粉酶等均增高，但由于其结果均不恒定，在临床诊断上不常应用。

X 线钡餐在十二指肠外上方见胆囊压迹，乳头处黏膜充盈缺损，B 超可发现直径超过 2 cm 的肿瘤病灶，CT 是诊断胰腺癌和壶腹癌的首选检查方式，可鉴别壶腹癌和胰头癌，由于壶腹、胰头、胆总管下端三者均有相邻的解剖学位置，导致三种肿瘤临床表现类似，应与慢性胰腺炎和胆总管癌等相鉴别。胰腺癌患者应争取早期手术治疗，提高治愈率，手术治疗包括根治术和姑息性手术。胰腺癌恶性度高，预后极差，五年生存率仅为 6%，壶腹癌预后较胰腺癌好，五年生存率可达 50%。

讨论

一女性患者并无暴饮暴食病史，却在餐后觉左腹部剧烈疼痛，查血清和尿淀粉酶升高，被诊断为急性胰腺炎，你认为导致患者发病最可能的原因有哪些？如果患者的血清和尿淀粉酶不升高，能完全排除胰腺炎的可能吗？为什么？这类患者有可能转变成胰腺癌吗？

小结

1. 急性胰腺炎时机体的病理生理变化如何？慢性胰腺炎的病理变化如何？可从炎症的基本病理变化的维度去理解。

2. 胰腺癌与壶腹周围癌的病理变化如何？两者临床特点有何差异？首先需清楚胰腺、壶腹部、胆管、十二指肠乳头之间的解剖关系，在此基础上需掌握上皮源性恶性肿瘤的形态特点与生物学行为，才能回答以上问题。

单项选择题

1. 下列关于慢性胰腺炎病理特点的描述，哪一项是错误的？_____。
   A. 胰腺呈结节状，质硬
   B. 有纤维组织增生及钙盐沉着
   C. 间质纤维组织增生，胰管扩张
   D. 胰腺中有钙皂形成及间质中单核细胞浸润
   E. 腺泡及胰岛组织萎缩消失

2. 近年来，研究发现与胰腺癌发生密切关系的是_____。
   A. 胆囊炎   B. 胰腺炎
   C. 肝炎   D. 酗酒
   E. 吸烟

3. 胰腺癌中最常见的类型是_____。
   A. 导管细胞癌   B. 腺泡细胞癌
   C. 多形性腺癌   D. 未分化小细胞癌
   E. 小细胞癌

4. 关于胰腺癌的病理表现，正确的是_____。
   A. 胰腺癌可发生于胰腺的任何部位，胰头癌约占70%
   B. 胰腺癌大多起源于胰腺腺泡细胞，约占90%
   C. 胰腺癌少数起源于腺管上皮细胞，约占10%
   D. 胰腺腺泡细胞癌又称为髓样癌，易出血
   E. 胰腺腺泡包膜完整，血运丰富，易发生早期转移

5. 胰头癌最常见的首发症状是_____。
   A. 黄疸   B. 发热
   C. 消瘦   D. 体重减轻
   E. 腹痛、腹胀

参考答案
1—5　EBAEA

第八节　腹膜常见疾病

一、腹膜炎

腹膜炎（peritonitis）是腹腔壁腹膜和脏腹膜的炎症，是由细菌感染、化学刺激或损伤所引起的外科常见的一种严重疾病。按发病机制可分为原发性腹膜炎和继发性腹膜炎。急

性化脓性腹膜炎累及整个腹腔，称为急性弥漫性腹膜炎。腹膜炎多数是继发性腹膜炎，源于腹腔的脏器感染、坏死穿孔、外伤等。其主要临床表现为腹痛、腹肌紧张，以及恶心、呕吐、发热，严重时可致血压下降和全身中毒性反应，如未能及时治疗可死于中毒性休克。部分患者可并发盆腔脓肿、肠间脓肿、膈下脓肿、髂窝脓肿及粘连性肠梗阻等。

（一）病因与发病机制

1. 原发性腹膜炎

原发性腹膜炎临床上较少见，是指腹腔内无原发病灶，病原菌是经由血液循环、淋巴途径或女性生殖系统等而感染腹腔所引起的腹膜炎。

2. 继发性腹膜炎

继发性腹膜炎是临床上最常见的腹膜炎、继发于腹腔内的脏器穿孔、脏器的损伤破裂、炎症和手术污染。主要病因有阑尾炎穿孔、胃及十二指肠溃疡急性穿孔、急性胆囊炎透壁性感染或穿孔、伤寒肠穿孔及急性胰腺炎、女性生殖器官化脓性炎症或产后感染等含有细菌之渗出液进入腹腔引起的腹膜炎。

（二）病理生理改变

腹膜受到各种病因刺激后发生充血水肿，随之产生大量浆液性渗出液。渗出液一方面可以稀释腹腔内毒素及消化液，减轻对腹膜的刺激；另一方面，也可以导致严重脱水，蛋白质丢失和电解质紊乱。渗出液中包含大量中性粒细胞、吞噬细胞，可吞噬细菌及微细颗粒，伴随着坏死组织、细菌和凝固的纤维蛋白，渗出液逐渐变成混浊的脓液。如治疗不恰当、不及时，感染可迅速扩散而形成弥漫性腹膜炎。随着腹膜的严重充血、广泛水肿，炎性渗出不断增加，血容量急骤减少。肠管浸泡在腹腔积存的脓液中，胃肠壁也高度充血、水肿，肠管内充满大量液体和气体，肠管高度膨胀，肠蠕动减弱或消失，形成麻痹性肠梗阻。由于腹膜吸收了大量毒素以致发生中毒性休克，膨胀的肠管可迫使膈肌升高，从而影响心肺功能。下腔静脉回流受阻，回心血量进一步减少，气体交换受影响，最后可导致多器官衰竭。

（三）病理变化

1. 细菌性腹膜炎

细菌性腹膜炎常因腹膜腔脏器的急性炎症蔓延扩散、腹腔脏器穿孔引起感染或细菌经血道蔓延所致。前两者早期常为局限性，继发感染、扩散后成为急性弥漫性腹膜炎。大体观，急性腹膜炎可见充血水肿的腹膜有纤维素或脓性甚至血性渗出，腹腔内可形成多少不等的积液；慢性腹膜炎渗出物机化，腹膜粘连，可见灶性或斑块状增厚，形成局限性的积脓或脓肿。光镜下，各种细菌感染所致急性腹膜炎的基本病理变化相似，表现为腹膜组织内血管显著扩张充血，大量中性粒细胞为主的炎症细胞浸润，间皮细胞变性、坏死、脱落，伴有浆液、纤维素渗出，形成化脓性、浆液纤维素性为主的炎症细胞浸润。

细菌内比较特殊的是结核杆菌引起的腹膜炎，结核性腹膜炎是慢性腹膜炎中最常见的类型，包括干性腹膜炎和湿性腹膜炎。干性腹膜炎常见广泛而显著的腹膜、肠管、腹壁、大网膜等相互粘连并伴有纤维化和变形，腹膜上见散在或融合的灰白色结节状病灶。光镜下见病灶中央有干酪样坏死，淋巴细胞、单核细胞浸润，朗罕氏巨细胞围绕在病灶周围，纤维组织包绕病灶呈结节状。湿性腹膜炎腹膜密布结核结节，大量草黄色腹水形成。

2. 化学性腹膜炎

化学性腹膜炎，临床常见，胃液、胆汁、胰液、胎便、造影剂均可引起。胰液引起的腹膜炎可见钙皂沉积、脂肪坏死。如因腹膜大量出血或坏死分解析出胆固醇引起胆固醇性腹膜炎，其炎症渗出物中可见胆固醇酯类物质和胆固醇性肉芽肿形成。

（四）临床诊疗及预后

腹膜炎主要表现为腹膜刺激症状，腹痛、腹肌紧张和反跳痛。如未及时治疗，会出现全身感染中毒症状。

腹痛是腹膜炎最主要的症状，一般都很剧烈，不能忍受，且呈持续性。深呼吸、咳嗽、转动身体时都可加剧疼痛，故患者不能变动体位。疼痛多自原发灶开始，炎症扩散后蔓延及全腹，但仍以原发病变部位最为显著。因腹膜受刺激引起反射性的恶心、呕吐，呕吐物为胃内容物。病程中可伴随发热，但老年衰弱的患者，体温不一定随病情加重而升高。当腹膜炎进入严重阶段时，常出现高热、口干、脉快、呼吸浅促等全身中毒表现。后期由于大量毒素被吸收，患者出现感染性休克、酸中毒等。

血常规示白细胞计数增高，但病情严重或机体反应低下时白细胞计数并不高，仅有中性粒细胞比例升高或毒性颗粒出现。腹部 X 线检查可见肠腔普遍胀气，并有多个小气液平面等肠麻痹征象，胃肠穿孔时多数可见膈下游离气体存在。

根据腹痛病史，结合典型体征、白细胞计数及腹部 X 线检查等，诊断腹膜炎一般并不困难。为明确病因，诊断时需要进一步的辅助检查，如肛指检查、盆腔检查、低半卧位下诊断性腹腔和女性后穹隆穿刺检查。根据穿刺所得液体颜色、气味、性质及涂片镜检，或淀粉酶值的定量测定等来判断。对病因实在难以确定而又有肯定手术指征的病例，则应尽早进行剖腹探查以便及时发现和处理原发病灶。

治疗原则上是积极消除引起腹膜炎的病因，并彻底清洗吸尽腹腔内存在的脓液和渗出液，或促使渗出液尽快吸收、局限。因此，要根据不同的病因、病变阶段、患者体质而采取不同的治疗措施。腹膜炎的治疗可分为非手术治疗和手术治疗两种。

腹膜炎禁食患者必须通过输液以纠正水、电解质和酸碱失调。对严重衰竭患者应多输血、血浆、白蛋白，以补充因腹腔渗出而丢失的蛋白，防止出现低蛋白血症和贫血。早期即应选用大剂量广谱抗生素，之后再根据细菌培养结果选择敏感的抗生素，如氯霉素、氯林可霉素、甲硝唑、庆大霉素、氨基苄青霉素等。对于诊断已经明确、治疗方法已经确定的患者，用杜冷丁或吗啡止痛。但如果诊断尚未确定，患者还需要观察时，不宜用止痛剂，以免掩盖病情。

对于需手术治疗的患者，手术清除感染源越早，患者预后愈好。在消除病因后，应尽可能地吸尽腹腔内脓汁，清除腹腔内之食物和残渣、粪便、异物等。弥漫性腹膜炎手术后只要清洗干净，一般不需引流，但在下列情况下必须放置腹腔引流：①坏死病灶未能彻底清除或有大量坏死物质无法清除，②手术部位有较多的渗液或渗血，③已形成局限性脓肿。

由于诊断和治疗水平的进步，急性腹膜炎的预后已较过去改善，但病死率仍在5%～10%。发生在肝硬化腹水基础上的原发性腹膜炎病死率甚至高达40%。延误诊断而治疗较晚，小儿、老人及伴心、肺、肾疾病与糖尿病者预后差。

二、腹膜肿瘤

腹膜肿瘤（peritoneal tumor）是发生于腹膜的肿瘤。腹膜肿瘤性病变可细分为腹膜原发肿瘤及腹膜继发肿瘤。腹膜继发肿瘤的发病率远高于腹膜原发肿瘤。

腹膜原发肿瘤罕见，以间皮瘤最多见，组织来源于腹膜间皮细胞。此外，腹膜原发肿瘤还有平滑肌肿瘤、起源未定的促纤维增生性小圆细胞肿瘤、腹膜癌等。

（一）病因和发病机制

腹膜肿瘤可来源于其中的脂肪、结缔组织、筋膜、肌肉、血管、神经、淋巴管和胚胎残留组织等。因此，腹膜肿瘤的病理分类甚多。其病因和发病机制不清。

（二）病理变化

1. 腹膜原发肿瘤

腹膜原发肿瘤包括上皮来源肿瘤、平滑肌来源肿瘤及来源不明的肿瘤等。上皮来源的原发腹膜肿瘤最多见的为间皮瘤。间皮瘤根据生物学行为和病理形态特点主要分为良性间皮瘤和恶性间皮瘤，后者相对多见。

（1）恶性间皮瘤，多见于老年男性。大部分患者有石棉接触史，肿瘤呈高度侵袭性，预后差。典型者为多发性结节或斑块，结节直径常<1.5 cm，与癌的腹膜播散难鉴别。光镜下最重要的特征为瘤组织浸润其他脏器和脂肪组织。恶性间皮瘤组织学构象多样，根据WHO恶性间皮瘤组织学分类标准分为上皮样间皮瘤、肉瘤样间皮瘤、促纤维增生型间皮瘤和双向分化型间皮瘤，以上皮样型最常见。瘤细胞胞质丰富，嗜酸性，排列呈乳头状、管状乳头状、片状结构；肉瘤样型瘤细胞呈梭形，交织呈束状，如纤维肉瘤。免疫组化标记CK5/6、WT1阳性。

（2）多囊性间皮瘤，此型少见，主要发生于中青年女性。临床呈惰性，少数可复发进展为恶性间皮瘤。大体观，典型者为多囊性、体积较大的肿块，常沿浆膜如成簇葡萄样生长，为多发性、半透明、充满液体的肿块。光镜下见肿瘤呈囊性，内衬一层或多层间皮细胞，瘤细胞异型性不明显。

（3）腺瘤样瘤，罕见，是起源于间皮并形成腺样结构的腹膜良性肿瘤。临床上常无明显症状，广泛切除后罕见复发。大体观，肿瘤多为孤立性灰白色肿块，直径常小于2 cm。光镜下为内层单层柱状或扁平上皮样细胞的囊腔。

上皮源性肿瘤除了间皮瘤外，还包括腹膜原发浆液性癌和腹膜原发浆液性交界性癌。平滑肌来源的腹膜原发肿瘤指播散性腹膜平滑肌瘤病，为少见良性病变，常意外发现于患有子宫肌瘤的育龄期女性。来源不明的肿瘤包括间变性小圆细胞肿瘤和实性纤维瘤，前者为极罕见的具有高度恶性的软组织肉瘤，常发生于青少年或年轻男性，多位于腹盆腔，后者发生于腹膜者极罕见。

2. 腹膜继发肿瘤

（1）癌腹膜转移（peritoneal carcinomatosis，PC）。PC是最常见的弥漫性腹膜疾病。其原发瘤常位于卵巢、胃、结肠、胰腺、膀胱、子宫，恶性黑色素瘤、乳腺癌及肺癌也可转移至腹膜。种植性腹膜转移最常累及的部位依次为子宫直肠陷凹（50%以上）、肠系膜（40%以上）、乙状结肠系膜（约20%）、右结肠旁沟（约18%）、左结肠旁沟。

（2）腹膜假性黏液瘤（pseudomyxoma peritonei，PMP）。PMP 是由于分泌黏蛋白的良性或恶性肿瘤破裂致腹腔内大量黏蛋白性腹水积聚及再分布引起。PMP 主要累及膈腹膜及大网膜，肠道浆膜面极少受累。它最常起源于阑尾肿瘤，偶可起源于卵巢、结肠、脐尿管、胰腺等器官来源的肿瘤。

（3）腹膜淋巴瘤（peritoneal lymphomatosis，PL）。结外淋巴-瘤累及腹膜的情况很少见。累及腹膜的淋巴瘤以非霍奇金淋巴瘤（non-Hodgkin lymphoma，NHL）最常见。

（4）肉瘤腹膜转移（peritoneal sarcomatosis，PS）。肉瘤是由原始中胚层分化而来的组织起源的恶性肿瘤，可发生在多个解剖部位，其组织学及生物学特点因发生部位不同而异。肉瘤累及腹膜腔的情况极为少见，最常见于胃肠道间质瘤、脂肪肉瘤及平滑肌肉瘤，21%～45% 的胃肠道间质瘤可转移至腹膜，其转移途径被认为是通过侵犯浆膜层种植转移至腹膜。

(三) 临床诊疗及预后

腹膜肿瘤一般症状为腹胀、腹痛、恶心呕吐、消瘦及发热等。腹膜肿瘤为腹膜后肿瘤，由于包膜张力增大或压迫刺激神经表现为腰背痛、会阴部痛或下肢痛。腹膜后肿瘤部位深，早期多无症状，当肿瘤发展到一定程度产生压迫及胀痛时始发现腹部包块。良性者增长缓慢，恶性者发展迅速，肿块多偏一侧。胃肠道受压时可出现恶心呕吐及饱胀感；直肠受压时可有大便次数增多及肛门部位胀感，甚至出现大便变形及排便困难；泌尿系统受压，常见症状为尿频、尿急、排尿困难和血尿；输尿管受压可致肾盂积水；血管受压为下肢水肿。腹膜肿瘤多伴有腹水，常为渗出液，血性液体为主。

腹膜肿瘤可进行超声、CT、MRI 等影像检查。腹腔镜检查和行超声引导下腹膜穿刺活检能明确肿块来源及性质以指导治疗。腹腔穿刺可得血性腹水，涂片发现癌细胞可协助诊断。腹膜原发的恶性间皮瘤及腹膜继发性肿瘤的共同影像表现均有腹膜增厚、网膜结节或网膜饼形成、腹水等，但各类型肿瘤的治疗及预后不一。两者之间需要鉴别，并还应与腹膜感染性疾病相鉴别。

原发性腹膜肿瘤以保守治疗为主，临床上尚无有效治疗方法。放疗和化疗效果均不满意，但术前诱导化疗和术后辅助化疗，可提高患者存活率。继发性腹膜肿瘤可采用化疗、放疗和一般支持疗法。化疗时尽量采用多种药物联合化疗。放射性腹腔注射可部分缓解病情，恶性腹膜肿瘤预后极差，平均生存时间为 10 个月。

 讨论

当一名患者体检发现腹水和腹部肿物时，你需要考虑哪些方面的疾病？可以通过哪些检查手段证实你的想法？

小结

1. 腹膜炎如何分类？一般是何种病因引起？从炎症性疾病损伤因子的种类着手解决问题。

2. 腹膜肿瘤如何分类？最常见的原发性腹膜肿瘤是什么？继发性腹膜肿瘤一般有哪些？从肿瘤的组织来源和良恶性来进行分类。理解腹膜特殊的解剖组织结构特点是掌握腹膜原发肿瘤和继发肿瘤类型的前提。

单项选择题

1. 关于腹膜播散性平滑肌瘤病，叙述正确的是_____。
  A. 多来自子宫平滑肌瘤的播散
  B. 其发生可能为间皮下结缔组织对激素刺激的反应
  C. 镜下结节由平滑肌束组成
  D. 腹膜表面散在大小不等灰白色结节
  E. 核分裂象少或罕见

2. 结核性腹膜炎的最主要病理类型是_____。
  A. 渗出型
  B. 粘连型
  C. 干酪型
  D. 渗出型 + 粘连型
  E. 粘连型 + 干酪型

3. 癌种植性腹膜转移最常累及的部位依次为_____。
  A. 乙状结肠系膜
  B. 肠系膜
  C. 右结肠旁沟
  D. 子宫直肠陷凹
  E. 左结肠旁沟

4. 以下哪种肿瘤是最多见的腹膜原发肿瘤？_____。
  A. 间质瘤
  B. 平滑肌肿瘤
  C. 间皮瘤
  D. 腹膜癌
  E. 起源未定的促纤维增生性小圆细胞肿瘤

5. 恶性间皮瘤最常见的组织学类型是_____。
  A. 上皮样间皮瘤
  B. 肉瘤样间皮瘤
  C. 促纤维增生型间皮瘤
  D. 双向分化型间皮瘤
  E. 多囊性间皮瘤

（杨丞）

参考答案
1—5 EBDCA

第五章 抗消化性溃疡药及消化功能调节药

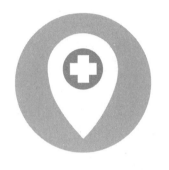

消化系统

消化系统是由胃肠道、胆囊、肝脏和胰腺组成，其功能主要包括摄入、容纳和消化食物，吸收营养物质和排除废物；其吸收、分泌及运动功能受神经和体液因素的双重调节。临床常见的疾病和症状包括消化性溃疡、恶心呕吐、便秘、腹泻、消化不良等。本章主要介绍抗消化性溃疡药、消化功能调节药。

第一节 抗消化性溃疡药

消化性溃疡（peptic ulcer）是指发生于胃及十二指肠的慢性溃疡，又称溃疡病。消化性溃疡的发病机制较为复杂，目前尚未完全明确其发病机制，主要与胃及十二指肠内外及周围环境中存在的致溃疡因素和防御因素失衡有关，当致溃疡因素强于防御因素，可诱发消化性溃疡。致溃疡因素主要包括胃蛋白酶、胃酸，防御因素主要包括保护性的前列腺素、胃黏膜、胃黏液和碳酸氢根等。除此之外，幽门螺杆菌（Hp）感染、外在因素所致的胃损伤（如长期服用非甾体类抗炎药、饮酒）等在消化性溃疡的发病过程中也占有重要的地位；精神因素（如过度焦虑、紧张）、抽烟和饮食不当等因素可促进溃疡的发生和发展。目前，临床常用的抗消化性溃疡药主要有抗酸药（antacids）、抑制胃酸分泌药（gastric anti-secretory drugs）、胃黏膜保护药（mucosal protective agents）、抗幽门螺杆菌感染药。

一、抗酸药

【药理作用】抗酸药多为弱碱性物质，口服后可以直接中和胃酸，升高胃内的pH值，降低胃蛋白酶的活性。胃蛋白酶原在pH 1.5～5.0的酸性环境下变成胃蛋白酶，用于消化胃内的各种蛋白质。因此，抗酸药可解除胃酸和胃蛋白酶对胃黏膜和十二指肠黏膜的消化侵蚀和刺激作用，缓解溃疡病的疼痛。此外，有些抗酸药如氢氧化铝、三硅酸镁等还能形成胶状保护膜，覆盖于溃疡面和胃黏膜起保护作用。

抗酸药主要用于消化性溃疡和反流性食管炎，常用的抗酸药及其作用特点如下。

（1）碳酸钙（calcium carbonate）。中和胃酸作用较强、作用快而持久。中和胃酸时产生CO_2，可引起腹胀、嗳气；同时，进入小肠的Ca^{2+}可促进胃泌素的分泌，因此，可引起胃酸反跳性的分泌增加。

（2）氢氧化镁（magnesium hydroxide）。中和胃酸作用比较强、起效较快。Mg^{2+}有导泻作用，少量吸收后由肾排出，肾功能不全者可致血中Mg^{2+}浓度升高。

（3）三硅酸镁（magnesium trisilicate）。抗酸作用相对较弱、起效慢而作用较为持久，在胃内生成胶状二氧化硅，起到保护溃疡面的作用。

（4）氢氧化铝（aluminum hydroxide）。中和胃酸作用较强，起效缓慢但作用持久。与胃酸作用后产生三氯化铝，具有止血、收敛和致便秘作用。长期服用可影响磷酸盐在肠道的吸收。

（5）碳酸氢钠（sodium bicarbonate），又称小苏打，作用强且起效快，作用持续时间短暂。中和胃酸时产生CO_2，可引起嗳气、腹胀和继发性的胃酸分泌增加。口服后可经肠道吸收，碱化血液和尿液。

抗酸药物是直接中和已经分泌的胃酸，却不能调节胃酸的分泌，有些甚至可能引起反跳性的胃酸分泌增加，因此，抗酸药物并不是消化性溃疡的首选治疗药物。抗酸药大多被制成复方制剂，以达到增强治疗效果、减少不良反应的目的，如三硅酸镁复方制剂（含三硅酸镁、氢化铝、海藻酸）、胃舒平（含三硅酸镁、氢氧化铝、颠茄流浸膏）。

二、抑制胃酸分泌药

抑制胃酸分泌药包括 H^+-K^+-ATP 酶抑制药、H_2 受体阻断药、胃泌素受体阻断药及 M 胆碱受体阻断药。

胃壁中的壁细胞分泌胃酸，其分泌功能受体液和神经系统的整合调控。其中，旁分泌细胞，如肠嗜铬样细胞（enterochromaffin-like cells，ECL cells），释放的组胺、胃窦部的 G 细胞（内分泌细胞）释放的胃泌素、迷走神经释放的乙酰胆碱（ACh）对胃酸分泌起重要的调控作用。中枢神经系统接收食物相关的刺激（如食物的味道和形象等）后，能兴奋迷走神经释放 ACh，激活壁细胞上的 M 受体；同时，ACh 也能兴奋 ECL 细胞膜上的 M 受体，促使组胺的释放。ECL 细胞和壁细胞紧密相邻，ECL 细胞释放的组胺通过旁分泌的方式，激活壁细胞上的 H_2 受体。位于胃窦部的 G 细胞能分泌胃泌素，胃泌素的分泌受多种因素的调控，其中包括胃内张力变化、胃内容物成分变化及中枢神经兴奋等。胃泌素从 G 细胞分泌后，经过血液循环激活 ECL 细胞膜上的 CCK_2 受体，促进组胺的释放，进而激活位于壁细胞膜的 H_2 受体。

胃泌素 CCK_2 受体、ACh-M 受体和组胺 H_2 受体位于壁细胞的基底膜侧。兴奋这三种受体分别通过不同的途径，最终均可增加壁细胞黏膜侧（胃腔侧）的 H^+-K^+-ATP 酶活性。CCK_2 受体和 M 受体被激活后，壁细胞内的游离 Ca^{2+} 浓度升高，进而激活 H^+-K^+-ATP 酶。H_2 受体被激活后，使细胞内的 cAMP 浓度升高，从而导致一系列蛋白磷酸化，最终使 H^+-K^+-ATP 酶的激活。H^+-K^+-ATP 酶是一种质子泵，可以向胃黏膜腔排出 H^+，即质子，同时将 K^+ 泵入壁细胞。质子泵将胃液 pH 维持在 0.9~1.5，而壁细胞内的 pH 则约为 7.0。

很多研究结果证明，虽然胃泌素和 ACh 也能促进壁细胞的胃酸分泌，但由 ECL 细胞释放的组胺在促进胃酸分泌中是最重要的调节途径。因此，H^+-K^+-ATP 酶为 H^+-K^+-ATP 酶抑制药和 H_2 受体阻断药阻断胃酸分泌的主要作用靶点。H^+-K^+-ATP 酶抑制药和 H_2 受体阻断药是临床上最常用的抑制胃酸分泌药。

（一）H_2 受体阻断药

雷尼替丁（ranitidine）、西咪替丁（cimetidine）、尼扎替丁（nizatidine）和法莫替丁（famotidine）为临床常用的 H_2 受体阻断药，各药的特点见表 5-1。

表 5-1 常用的 H_2 受体阻断药的特点

	西咪替丁	尼扎替丁	雷尼替丁	法莫替丁
生物利用度	80%	>90%	50%	40%
相对作用强度	1	5~10	5~10	32

(续表 5-1)

	西咪替丁	尼扎替丁	雷尼替丁	法莫替丁
血浆半衰期/h	1.5~2.3	1.1~1.6	1.6~2.4	2.5~4.0
疗效持续时间/h	6	8	8	12
抑制 P_{450} 相对强度	1	0	0.1	0

【体内过程】口服吸收迅速，1~3 h 后达到血药浓度峰值。其血浆蛋白结合率较低，仅小部分（10%~35%）经肝脏代谢。主要以代谢产物或原形药物的形式从肾脏排出，部分由肾小管分泌排出，故应减少肌酐清除率降低的患者的用药量。血液透析可排出少量药物，故肝病晚期合并肾功能不全的患者慎用。

【药理作用及机制】H_2 受体阻断药可竞争性地阻断位于壁细胞基底膜的 H_2 受体，可抑制基础胃酸的分泌，对低血糖、胃泌素、迷走神经兴奋及进食等诱导的胃酸分泌也有抑制作用。因此，本类药物可以较好地抑制基础胃酸及夜间胃酸的分泌，促进十二指肠溃疡的愈合，是治疗胃和十二指肠溃疡疾病的首选药物。

【临床应用】主要应用于胃及十二指肠溃疡，可减轻溃疡导致的疼痛，促进胃及十二指肠溃疡的愈合。此外，也可应用于无并发症的胃食管反流综合征和预防应激性溃疡的发生。

【不良反应】不良反应发生率较低（<3%），以轻微的腹泻、眩晕、便秘、乏力、皮疹、皮肤干燥、肌肉痛、脱发为主。中枢神经系统不良反应较为少见，可出现焦虑、幻觉、嗜睡、谵妄、定向障碍、语速加快等。西咪替丁长期大剂量使用后，偶见男性出现性功能减退、精子数目减少、女性溢乳、男性乳腺发育等内分泌系统症状，原因为西咪替丁可以结合雄性激素受体并拮抗其作用。偶见肝肾功能损伤、心动过缓、白细胞减少等。

【药物相互作用】西咪替丁为肝药酶抑制剂，可抑制华法林、苯妥英、苯二氮䓬类、茶碱、普萘洛尔、奎尼丁等药物在体内转化，升高上述药物的血药浓度。

(二) H^+-K^+-ATP 酶抑制药（质子泵抑制药）

本类药物疗效显著，不良反应少，是目前应用最广泛的抑制胃酸分泌的药物。常用的有兰索拉唑（lansoprazole）、奥美拉唑（omeprazole）、雷贝拉唑（rabeprazole）和泮托拉唑（pantoprazole）等。

【药理作用与作用机制】H^+-K^+-ATP 酶抑制药都是苯并咪唑类化合物，呈弱酸性，pK_a 约为 4。此类药物制剂为前体药物（前药），在酸性环境下被激活。在壁细胞分泌小管内转化为亚磺酰胺（sulfonamide）和磺酸（sulfonic acid）。前者与 H^+-K^+-ATP 酶 α 亚单位的巯基共价结合，致使该酶失活，减少胃酸分泌。由于 H^+-K^+-ATP 酶是胃酸分泌的最后环节，CCK_2 受体、M 胆碱受体、胃泌素受体和 H_2 受体兴奋最终都是通过激活 H^+-K^+-ATP 酶，从而增加胃酸分泌，因此，质子泵抑制药可抑制各种因素引起的胃酸分泌增加；质子泵抑制药的体内活性代谢产物不可逆地与质子泵牢固结合，因此，质子泵抑制药对胃酸分泌的抑制作用强大（可使胃酸分泌减少 80%~95%）而持久（24~48 h），尽管它们的血浆半衰期较短，仅为 0.5~2.0 h。抑制 H^+-K^+-ATP 酶是最有效、最直接的抑制胃酸分泌的方法。本类药物升高胃内 pH，可反馈性地促使胃黏膜中的 G 细胞分泌胃泌素，导致血中胃泌素水平升高。

由于本药对五肽胃泌素、组胺等刺激引起的胃酸分泌也有明显抑制作用，所以继发性胃泌素水平升高对其抑制胃酸分泌效果并无显著影响。此外，本类药物减少胃蛋白酶的产生，保护胃黏膜的作用显著，体内、体外实验均证明此类药物可抑制幽门螺杆菌生长。

【临床应用】反流性食管炎、消化性溃疡、上消化道出血、卓艾综合征（Zollinger-Ellison syndrome）、幽门螺杆菌感染和非甾体类抗炎药所致的胃溃疡。

【不良反应】不良反应很少，偶见腹胀、便秘、恶心、呕吐、腹泻、皮疹、头痛等。

【注意事项】①本类药物可抑制肝药酶活性，与地西泮、华法林、苯妥英等药合用，可减慢上述药物体内代谢速率；②肝功能减退者或慢性肝病者，用量宜酌减；③长期服用者，应定期检查胃黏膜是否有肿瘤样增生。

1. 奥美拉唑

奥美拉唑是第一代质子泵抑制剂。

【体内过程】口服易吸收，单次用药的生物利用度为 35%，达峰时间为 1～3 h，单次服用 30 mg 或 60 mg 的血药峰浓度分别是 0.56 mg/L 或 1.67 mg/L。多次用药的生物利用度增加，可达 60%。胃内食物充盈时可减少其吸收，故应餐前空腹口服。

【药理作用】奥美拉唑具有持久而强大的抑制胃酸分泌作用。一次口服 40 mg，3 天后仍可部分抑制胃酸分泌。连续服用的效果好于单次服用，每天口服 40 mg，连续服用 8 天，24 h 胃液 pH 平均可升高至 5.3。动物实验证明，奥美拉唑对乙醇、阿司匹林应激所致的胃黏膜损伤有预防保护作用。体外试验亦证明，奥美拉唑有抗幽门螺杆菌作用。

2. 兰索拉唑

兰索拉唑是第二代质子泵抑制药。对胃酸分泌的抑制作用与奥美拉唑相同，同时也有保护胃黏膜、抗幽门螺杆菌及增加胃泌素分泌作用。其抑制胃酸分泌作用和抗幽门螺杆菌作用均强于奥美拉唑。口服容易吸收，生物利用度约为 85%。

3. 泮托拉唑和雷贝拉唑

泮托拉唑和雷贝拉唑同属于第三代质子泵抑制药。口服后吸收较快，半衰期较短。两药的抗溃疡病的作用和奥美拉唑相似，但在 pH 3.5～7.0 的条件下泮托拉唑较为稳定。研究显示，雷贝拉唑在缓解症状、治愈黏膜损害和抗胃酸分泌的临床效果等方面均远优于其他抗酸药。两药对肝 CYP450 酶的亲和力弱于兰索拉唑和奥美拉唑，大大降低对其他药物代谢的影响，使药物治疗变得更加安全。不良反应轻微，发生率约 2.5%。

（三）M 胆碱受体阻断药和胃泌素受体阻断药

1. M 胆碱受体阻断药

M 胆碱受体阻断药抑制胃酸分泌的机制主要通过以下三个方面：①阻断壁细胞上的 M 受体，抑制胃酸分泌；②阻断黏膜中嗜铬细胞上的 M 受体，减少组胺的释放；③阻断胃窦 G 细胞上的 M 受体，抑制胃泌素的分泌，间接减少胃酸的分泌。此外，M 受体阻断药还有解痉作用。在 H^+-K^+-ATP 酶抑制药和 H_2 受体阻断药出现之前，广泛用于治疗消化性溃疡。由于其抑制胃酸分泌的作用较弱，不良反应较多，目前已较少用于溃疡病的治疗。

阿托品（atropine）和溴化丙胺太林（propantheline bromide）可解除胃肠痉挛，减少胃酸分泌，但不良反应较多。

哌仑西平（pirenzepine）主要阻断 M_1 受体，同时也有阻断 M_2 受体的作用。能显著抑制胃酸分泌，对平滑肌、唾液腺和心房 M 受体亲和力较低。能明显缓解溃疡病患者的症状，用于治疗胃、十二指肠溃疡。不良反应以消化道症状为主，表现为口干，此外有可能出现头痛、眩晕、视物模糊、嗜睡等。

替仑西平（telenzepine）与哌仑西平（pirenzepine）相似，抑制胃酸分泌作用较强，持续时间较长，半衰期（$t_{1/2}$）约 14 h，主要用于溃疡病的治疗。不良反应较少而轻。

2. 胃泌素受体阻断药

胃泌素受体阻断药丙谷胺（proglumide）抗溃疡病主要通过以下两个途径：① 与胃泌素竞争结合胃泌素受体，抑制胃酸分泌；② 促进胃黏膜黏液的合成，增强胃黏膜的黏液 HCO_3^- 屏障。

三、胃黏膜保护药

胃黏膜保护药是指提高胃黏膜屏障功能的药物。胃黏膜屏障包括黏液 HCO_3^- 屏障和细胞屏障。黏液 HCO_3^- 屏障是由双层黏稠的胶冻状黏液组成，内含 HCO_3^- 和不同分子量的糖蛋白，疏水层位于黏液下层，主要由磷脂组成。可溶性黏液存在于胃液中，可见性黏液位于黏膜细胞表面。可见性黏液厚度为 $0.2\sim0.6$ mm，覆盖在黏膜细胞表面，从而起保护作用。可见性黏液可与 HCO_3^- 相混合，在胃黏膜表面形成黏液不动层，构成黏液 HCO_3^- 屏障，黏液不动层存在 pH 梯度，pH 接近胃腔面为 $1\sim2$，而接近黏膜细胞面为 7，因此能防止胃酸和胃蛋白酶损伤胃黏膜细胞。黏液和 HCO_3^- 均由位于胃黏膜层的表浅上皮细胞分泌。在这些细胞的基底侧分布有前列腺素 PGI_2 和 PGE_2 受体，激动时能促进 HCO_3^- 和黏液的分泌，同时能增加胃黏膜的血流量，促进胃黏膜溃疡面的愈合。当胃黏膜屏障功能受损时，可致溃疡病发作。因此，增强胃黏膜屏障功能的药物通过增强胃黏膜的黏液 HCO_3^- 屏障或（和）细胞屏障而发挥治疗溃疡病作用。细胞屏障由细胞间的紧密连接和胃黏膜细胞顶部的细胞膜组成，有抵抗胃蛋白酶和胃酸的作用。

1. 米索前列醇

米索前列醇（misoprostol）是人工合成 PGE_1 的衍生物。该药进入血液后与胃黏膜浅表细胞基底侧和壁细胞的前列腺素受体结合。该药对胃黏膜的保护作用体现在：①抑制壁细胞分泌胃酸；②促进浅表细胞的黏液和 HCO_3^- 分泌；③抑制胃蛋白酶的分泌；④增加胃黏膜的血流量，促进胃黏膜上皮细胞的增殖与重建。其中以抑制胃酸分泌的作用最为切实可靠。对基础性的胃酸分泌和胃泌素、组胺等刺激引起的胃酸分泌均有抑制作用，一次给药 200 μg，对胃酸分泌的抑制作用可达 $75\%\sim95\%$，持续 $3.0\sim5.5$ h，因此需要每日给药 4 次。临床上可用于治疗胃和十二指肠溃疡，并可预防其复发。对长期使用非甾体类抗炎药导致的消化性溃疡和胃出血，作为胃黏膜细胞保护药有特效。因其可引起子宫收缩，亦可用于产后止血。

不良反应发生率可高达 30%，主要表现为腹痛、腹泻、腹部不适、恶心，也有头晕、头痛等。对前列腺素类过敏者及孕妇禁用。

2. 恩前列素

恩前列素（enprostil）作用类似米索前列醇，作用特点是持续时间较长，单次用药，抑制胃酸分泌作用持续 12 h。

3. 硫糖铝

硫糖铝（sucralfate）是八硫酸蔗糖 $Al(OH)_3$，口服后可在胃酸中解离为硫酸蔗糖复合离子和 $Al(OH)_3$。$Al(OH)_3$ 可中和胃酸。硫酸蔗糖复合离子聚合成为不溶性的胶体黏稠多聚体，带负电荷，能黏附于胃和十二指肠黏膜表面，黏膜表面不动层的厚度增加，同时增加其黏性和疏水性；与溃疡病灶表面带正电荷蛋白质的亲和力高，为正常黏膜的 6 倍，可牢固地黏附在上皮细胞及溃疡基底部，形成保护屏障，阻止胃酸和消化酶对其的进一步侵蚀。此外，硫糖铝还具有以下作用：①促进胃、十二指肠黏膜 PGE_2 的合成，增强胃、十二指肠黏膜的黏液 HCO_3^- 屏障和细胞屏障；②增强碱性成纤维细胞生长因子、表皮生长因子的作用，使之聚集在溃疡区，促进溃疡的愈合；③抑制幽门螺杆菌生长，阻止其脂酶、蛋白酶对黏膜的破坏作用。临床用于治疗反流性食管炎、消化性溃疡、幽门螺杆菌感染及慢性糜烂性胃炎。最常见的不良反应是便秘，便秘的发生率约为 2%。

【注意事项】① 硫糖铝在酸性环境中起保护胃、十二指肠黏膜的作用，故应在餐前 1 h 空腹服用，且不宜与抗酸药及抑制胃酸分泌药合用；② 因增厚胃黏液层，硫糖铝可降低苯妥英钠、地高辛、酮康唑、氟喹诺酮及甲状腺素的生物利用度；③ 少量 Al^{3+} 可被吸收，肾衰竭患者禁用。

4. 枸橼酸铋钾

枸橼酸铋钾（bismuth potassium citrate）。本药既不抑制胃酸分泌也不中和胃酸，而是在胃液的酸性条件下，在溃疡基底肉芽组织或溃疡表面形成一种坚固的氧化铋胶体沉淀，形成保护性薄膜，减少胃内容物对溃疡部位的侵蚀作用。该药还能抑制胃蛋白酶的活性，促进黏膜前列腺素的合成，增加黏液和 HCO_3^- 的分泌，对幽门螺杆菌亦有一定抑制作用。该药对溃疡组织的愈合和修复有促进作用。

5. 替普瑞酮

替普瑞酮（teprenone）属于萜烯类衍生物，可增加胃黏液的合成和分泌，增加黏液层中的脂类含量，增强疏水性，防止胃液中 H^+ 回渗腐蚀黏膜细胞。不良反应较轻微，极少数患者出现胃肠道反应和皮肤瘙痒，丙氨酸氨基转移酶（ALT）、天冬氨酸氨基转移酶（AST）轻度增高。

6. 麦滋林

麦滋林（marzulene），由 0.3% 的水溶性薁（azulene）和 99% 的谷氨酰胺（glutamine）组成。水溶性薁有抗炎、抑制胃蛋白酶活性作用。谷氨酰胺可增加胃黏膜 PGE_2 合成，促进黏膜细胞的增殖，增加黏液的合成，增强黏膜屏障作用。该药可减轻溃疡病症状，促进溃疡面愈合。不良反应发生率约为 0.55%，偶见恶心、呕吐、腹痛、便秘、腹泻，极少数患者出现面部潮红。

四、抗幽门螺杆菌药

消化性溃疡病的复发是一个非常棘手的问题。虽然抑制胃酸分泌药物能促进溃疡愈合,但消化性溃疡的复发率可高达 80%。1983 年,Marshall 和 Warren 从人胃黏膜中分离出幽门螺杆菌。幽门螺杆菌为革兰氏阴性菌,厌氧,生长在胃和十二指肠的黏膜细胞与黏液层之间,可产生多种细胞毒素及可致黏膜酶。现已证明幽门螺杆菌是消化性溃疡病、慢性胃炎、胃黏膜相关淋巴组织(MALT)恶性淋巴瘤和胃癌 4 种胃肠道疾病的重要致病因子。80%~90% 的消化性溃疡和幽门螺杆菌感染有关。因此,根除幽门螺杆菌对防治消化性溃疡病复发具有非常重要的意义。此科学发现结束了胃溃疡病反复发作、难以根治的历史。因此,两人共同获得 2005 年诺贝尔生理学或医学奖。

幽门螺杆菌在体外实验中对多种抗生素都非常敏感,但临床应用时使用单一的抗生素很难根除幽门螺杆菌感染,并且易产生耐药性。对幽门螺杆菌有较好杀灭效果的抗菌药有阿莫西林、克林霉素、甲硝唑和四环素。其中,阿莫西林、克林霉素、四环素不能被其各自同类的其他抗生素所替代。如不能用其他半合成青霉素取代阿莫西林,不能用多西环素取代四环素,也不能用阿奇霉素、红霉素取替克拉霉素。根治幽门螺杆菌阳性的胃、十二指肠溃疡临床常采用的联合用药有抑制胃酸分泌药联合 2 个抗菌药或抑制胃酸分泌药联合 2 个抗菌药和铋制剂。临床常用的具体药物搭配方案有质子泵抑制剂 + 克拉霉素 + 阿莫西林(或甲硝唑)、枸橼酸铋钾 + 四环素(或阿莫西林)+ 甲硝唑。疗程一般为 14 日。合理的联合用药对幽门螺杆菌阳性的胃、十二指肠溃疡病的根治率可达 80%~90%。抗胃酸分泌药可增强抗菌药的活性或稳定性。

 讨论

男性,28 岁,因上腹部疼痛去看医生,疼痛多在他进食辛辣食物时出现,也可在其他时间出现,有时他会在夜晚被痛醒。这个患者可能患了什么疾病呢?如果你是接诊医生,你会怎么处理该患者呢?

小结

1. 消化道黏膜的致溃疡因素和防御因素有哪些?如何理解两者在消化性溃疡发生过程中的作用。
2. 抗酸药、抑制胃酸分泌药、胃黏膜保护药、抗幽门螺杆菌药在消化性溃疡的治疗中,如何进行联合用药?其用药周期如何确定?

单项选择题

1. 氢氧化铝常见不良反应是_____。
A. 产气
B. 腹泻

C. 便秘
D. 收敛溃疡表面
E. 起效快

2. 奥美拉唑的作用机制是_____。

A. 阻断 H_2 受体
B. 阻断 M 受体
C. 阻断质子泵
D. 阻断胃泌素受体
E. 阻断多巴胺受体

3. 抑酸作用最强的药物是_____。

A. 西咪替丁
B. 哌仑西平
C. 丙谷胺
D. 奥美拉唑
E. 碳酸氢钠

4. 枸橼酸铋钾严重的不良反应包括_____。

A. 便秘
B. 黑便
C. 心脏毒性
D. 中毒性脑病
E. 肝脏毒性

5. 丙谷胺抑酸作用机制是_____。

A. 阻断 H_1 受体
B. 阻断 H_2 受体
C. 阻断 M 受体
D. 阻断质子泵
E. 阻断胃泌素受体

6. 不影响胃蛋白分泌的药物是_____。

A. 西咪替丁
B. 奥美拉唑
C. 哌仑西平
D. 丙谷胺
E. 米索前列醇

参考答案
1—6　CCDBEE

第二节　消化功能调节药

本节主要介绍助消化药、止吐药、胃肠动力药、止泻药和吸附药、泻药。

一、助消化药

助消化药多是促进消化液分泌的药物或消化液中成分，能促进食物消化，用于消化道功能减弱、消化不良等。

1. 胃蛋白酶

胃蛋白酶（pepsin）主要来自动物胃黏膜。胃蛋白酶常和稀盐酸同服，辅助治疗胃酸和消化酶分泌不足引起的消化不良和其他胃肠疾病。本药不能和碱性药物配伍使用。

2. 胰酶

胰酶（pancreatin）含淀粉酶、胰脂酶、蛋白酶，口服用于消化不良。

3. 乳酶生

乳酶生（biofermin）为活的干燥的乳酸杆菌制剂，能分解糖类产生乳酸，提高肠内容物的酸性，抑制肠内腐败菌繁殖，减少发酵和产气。用于腹泻、消化不良及小儿消化不良性腹泻。不宜与吸附药或抗菌药同时服用，以免降低疗效。

二、止吐药

呕吐属于保护性反应，可由多种因素引起，是一种复杂的反射活动。延髓催吐化学感受区（chemoreceptor trigger zone，CTZ）和呕吐中枢参与呕吐反射。放射病、尿毒症及应用一些化学药物时，体内蓄积的有毒物质可直接刺激 CTZ，导致恶心、呕吐。另外，一些外周刺激也可以通过神经反射导致恶心、呕吐。例如，胃、十二指肠等内脏的感受神经收刺激，咽部迷走神经的感觉神经末梢受到刺激，以及内耳前庭部位的位置感觉改变等。因此，应该针对恶心、呕吐的病因选择治疗药物。

1. H_1 受体阻断药

异丙嗪、苯海拉明、美可洛嗪有止吐作用和中枢镇静作用，可用于晕动病、内耳性眩晕病等的预防和治疗。

2. M 胆碱受体阻断药

阿托品、苯海索、东莨菪碱可通过阻断外周反射途径、呕吐中枢的 M 受体，降低迷路感受器的敏感性，抑制前庭小脑通路的传导。可用于防治胃肠刺激所致恶心、呕吐和晕动病。其中以东莨菪碱的疗效较好。

3. 多巴胺 D_2 受体阻断药

多巴胺 D_2 受体阻断药有甲氧氯普胺（metoclopramide）、多潘立酮（domperidone）和氯丙嗪（chlorpromazine）。

甲氧氯普胺具有阻断中枢及外周的多巴胺 D_2 受体双重作用。它可阻断中枢 CTZ 多巴胺 D_2 受体，从而发挥止吐作用，大剂量时，也可作用于 $5-HT_3$ 受体，产生止吐作用。其外周阻断作用表现为阻断胃肠道多巴胺 D_2 受体，增加胃肠蠕动，引起从食管到近端小肠平滑肌运动，增加贲门括约肌张力，松弛幽门，加速胃的正向排空。临床用于治疗慢性功能性消化不良引起的胃肠运动障碍，如恶心、呕吐等症状。治疗剂量时，20% 患者可出现疲倦、嗜睡等轻微反应。大剂量时可引起男性乳房发育、明显的锥体外系症状等。

多潘立酮为外周性多巴胺受体拮抗药，不易通过血脑屏障。能阻断胃肠 D_2 受体，具有协调胃肠运动、促进胃肠蠕动、加速胃肠排空、止吐和防止食物反流的作用。多潘立酮对结肠影响很小。该药口服后快速被吸收，半衰期（$t_{1/2}$）为 7～8 h，但生物利用度低，约为 15%，主要由肝脏代谢，经肠道排出体外。临床应用：①胃肠运动障碍性疾病，尤其用于治疗胃潴留和慢性食后消化不良的患者；②肿瘤化疗药及放射治疗、颅外伤、偏头痛、胃镜检查、手术等引起的恶心、呕吐；③抗帕金森病药溴隐亭、苯海索、左旋多巴等引起的恶心、呕吐。不良反应包括溢乳、头痛、男性乳房发育。

氯丙嗪能阻断 CTZ 中多巴胺 D_2 受体作用，减少呕吐中枢的神经活动，能有效地减轻化疗引起的轻度恶心、呕吐，但不能有效地治疗化疗药物（如多柔比星、顺铂、氮芥等）引起的严重恶心、呕吐。

4. 5-羟色胺受体阻断药

5-羟色胺受体阻断药包括阿洛司琼（alosetron）、昂丹司琼（ondansetron）和格拉司琼（granisetron）。它们均是高度选择性的 5-HT_3 受体拮抗药。放射治疗或抗肿瘤化疗药物可诱发小肠嗜铬细胞释放 5-HT_3，并结合 5-HT_3 受体引起迷走传入神经兴奋，从而引起呕吐反射，出现恶心、呕吐。此类药物选择性地阻断呕吐中枢和外周神经系统突触前的 5-HT_3 受体，抑制呕吐反射，对化疗和肿瘤放疗导致的呕吐有良效，止吐作用强大、迅速、持久。但对多巴胺受体激动药如阿扑吗啡及晕动病引起的呕吐无效。本药不良反应轻而少，可出现腹泻、便秘、头痛、头晕。本类药物选择性高，无过度镇静、锥体外系反应等副作用。

三、胃肠动力药

很多药物可以增强胃肠动力。胆碱酯酶抑制药和 M 胆碱受体激动药可增强胃肠动力，但不能产生胃与十二指肠的协调运动，其不仅能有效地增加胃排空，同时还能增加涎液、胃液、胰液等的分泌。多巴胺 D_2 受体阻断药能增加食管下部括约肌的张力，增强胃收缩力，增加胃与十二指肠蠕动的协调性，促进胃排空。5-HT_3 受体激动药能增强食管下部括约肌的张力，增加胃收缩力和胃、十二指肠蠕动的协调性。

1. 西沙必利

西沙必利（cisapride）为 5-HT_4 受体激动药，属苯甲酰类药物。对胃和小肠作用与甲氧氯普胺类似，但它同时会增加结肠运动，可引起腹泻。口服生物利用度为 30%～40%。用于各种胃轻瘫和胃运动减弱、反流性食管炎、肠反流性疾病、结肠运动减弱和慢性自发性便秘。不良反应少，但偶可引起心律失常，有心脏疾病患者禁用。替加色罗（tegaserod）也属于此类药物。

2. 促胃动素

促胃动素（motilin）是一种胃肠激素，主要与胃、小肠快速运动相关。其促胃动力作用和大环内酯类抗生素的抗菌作用无关。

四、止泻药与吸附药

腹泻是一种常见的临床症状，由胃肠道感染引起的腹泻，应给予抗感染药物治疗，但对腹泻持久而剧烈的患者，可适当给予止泻药，进行对症处理以缓解腹泻的症状。

阿片制剂主要用于较严重的非细菌感染性腹泻。临床使用的制剂有阿片酊的复方制剂复方樟脑酊（compound camphor tincture）和阿片酊（opium tincture）。

1. 地芬诺酯

地芬诺酯（diphenoxylate）又称苯乙哌啶，是人工合成的哌替啶类衍生物，对肠道运动的作用与阿片类类似，可以激动 μ 型阿片受体，减少胃肠推进性蠕动，从而发挥止泻作用。临床应用于急性和慢性功能性腹泻，可减少排便的频率。不良反应轻且少见，可能有恶心、呕吐、嗜睡、腹胀和腹部不适。大剂量（40～60 mg）和长期应用时可引起依赖性。过量时可导致严重中枢抑制，甚至出现昏迷。

2. 洛哌丁胺

洛哌丁胺（loperamide）是氟哌啶醇衍生物，有类似哌啶的结构。主要作用于胃肠道的 μ 型阿片受体，不易进入中枢，止泻作用较吗啡强 40~50 倍。洛哌丁胺还可结合钙调蛋白，降低许多钙依赖酶的活性，还可阻止前列腺素和 ACh 释放，松弛平滑肌，从而抑制肠蠕动和分泌，止泻作用强、快、持久。不良反应较少，大剂量时有抑制中枢作用，儿童更敏感。过量时可用纳洛酮对抗。

3. 鞣酸蛋白

鞣酸蛋白（tannalbin）是收敛剂（astringents）的一种，鞣酸含量约为 50%，口服后在肠内分解和释放鞣酸，与肠黏膜表面蛋白质结合形成沉淀，在肠黏膜表面形成保护膜，减少炎性渗出，产生收敛、止泻作用。临床上用于非细菌性腹泻及急性肠炎的治疗。

4. 碱式碳酸铋、次水杨酸铋

碱式碳酸铋（bismuth subcarbonate）、次水杨酸铋（bismuth subsalicylate）有收敛作用，用于治疗非特异性腹泻。

5. 白陶土、药用炭、矽炭银

白陶土（kaolin）、药用炭（medicinal charcoal）、矽炭银（agysical）均为吸附剂（adsorbents），吸附肠道内毒物、液体等而发挥阻止毒物吸收和止泻的作用。

五、泻药

泻药是软化粪便、润滑肠道、刺激肠蠕动促进排便的药物。临床主要用于治疗功能性便秘。按作用机制分为刺激性泻药、渗透性泻药和润滑性泻药。

1. 刺激性泻药

刺激性泻药又称接触性泻药，主要作用是刺激结肠，促进结肠推进性蠕动，产生泻下作用。

（1）酚酞（phenolphthalein），又称果导，口服后可与碱性肠液反应，产生可溶性钠盐，刺激肠壁的同时，也抑制水分的吸收。导泻作用相对温和，用药 6~8 h 后排出软便。口服后约 15% 被吸收。主要经肾排出，尿液为碱性时呈红色。酚酞存在肠肝循环，单次给药药效可维持 3~4 天，适用于习惯性便秘的治疗，但个体差异较大。不良反应包括可引起肺、心、肾损害，肠绞痛及出血倾向，偶致过敏反应等。长期使用可致电解质、水分丢失和结肠功能障碍。

（2）比沙可啶（bisacodyl），属于二苯甲烷类刺激性泻药，口服或直肠给药后，转换成有活性的代谢物，对结肠产生较强刺激作用。一般口服 6 h 内、直肠给药后 15~60 min 起效，排软便。该药有较强刺激性，可致直肠炎、胃肠痉挛等。

（3）蒽醌类（anthraquinones）。番泻叶、大黄等中药含有蒽醌苷类物质，可在肠道内分解释放蒽醌，刺激结肠推进性蠕动，4~8 h 可排软便或引起腹泻。丹蒽醌为游离的蒽醌，口服后 6~12 h 排出粪便。

2. 渗透性泻药

渗透性泻药又称容积性泻药，口服后肠道难吸收，可增加肠容积，从而促进肠道推进性蠕动，产生泻下作用。

（1）硫酸钠（sodium sulfate）和硫酸镁（magnesium sulfate），也称盐类泻药。大量口服硫酸镁后，其 SO_4^{2-} 和 Mg^{2+} 在肠道难以被吸收，增高肠内容物渗透压，高渗又可抑制肠内水分的吸收，增加肠腔内容积，刺激肠道蠕动。此外，硫酸镁还具有利胆作用。主要用于结肠镜检查前或外科手术前排空肠内容物，辅助排出肠内毒物或一些肠道寄生虫。通常用 10～15 g 加 250 mL 水服用，服药后 1～4 h 即可发生剧烈的腹泻，大约 20% Mg^{2+} 可能被肠道吸收，中枢抑制或肾功能障碍的患者可能发生毒性反应。月经期妇女、妊娠妇女、老年人和体弱者慎用。

（2）乳果糖（lactulose），口服不吸收，在结肠内被细菌分解成乳酸，刺激结肠内局部渗出，增加结肠内容积，增强肠蠕动而促进排便。乳酸还可抑制氨在结肠的吸收，所以有降血氨作用。

（3）山梨醇（sorbitol）和甘油（glycerol），有轻度刺激性导泻作用，直肠内给药后，起效快，适用于小儿便秘患者和老年体弱患者。

（4）纤维素类（celluloses），如甲基纤维素、植物纤维素等，口服后不易被肠道吸收，可增加肠腔内容积，保持粪便湿度，产生良好的通便作用。

3. 润滑性泻药

润滑性泻药通过局部润滑并软化粪便发挥导泻作用。液体石蜡（liquid paraffin）为矿物油，胃肠道给药后不被肠道消化吸收，同时妨碍水分的吸收，从而起到润滑肠壁和软化大便作用。适用于幼儿、老人便秘。长期应用可干扰脂溶性维生素和钙、磷的吸收，故不宜久用。此外，纤维素类、甘油等也有类似作用。

讨论

22 个月儿童，排大量的水样便，妈妈以为他出现感染性的肠胃炎，遂就诊，请求医生给予止泻药和抗生素。如果你是接诊医生，你会做出怎样的处理呢？

小结

1. 泻药和止泻药在临床中属于常用药，如何合理地应用两者，需要结合疾病的病理生理特点，综合考虑。

2. 儿童有其独特的生理特点，在应用泻药和止泻药时，需要注意什么？

3. 助消化药、止吐药、吸附药在使用过程中，需严格把握其适应症和不良反应，合理选用药物。

☞ 单项选择题

1. 昂丹司琼的止吐作用机制是_____。
   A. 5-HT$_3$受体激动药 B. 5-HT$_3$受体阻断药
   C. 多巴胺受体阻断药 D. 多巴胺受体激动药
   E. 5-HT$_4$受体激动药

2. 胃复安止吐作用机制是_____。
   A. 阻断 5-HT$_3$受体 B. 激动 5-HT$_3$受体
   C. 激动多巴胺受体 D. 阻断多巴胺受体
   E. 激动 5-HT$_4$受体

3. 全胃肠动力药是_____。
   A. 胃复安 B. 多潘立酮
   C. 西沙必利 D. 昂丹司琼
   E. 格拉司琼

4. 硫酸镁过量引起的中毒应用哪种药物解救？_____。
   A. 鱼精蛋白 B. 葡萄糖酸钙
   C. 阿托品 D. 亚甲蓝
   E. 硫代硫酸钠

5. 适用于儿童、老人便秘的泻药是_____。
   A. 硫酸镁 B. 大黄
   C. 番泻叶 D. 液体石蜡
   E. 甲基纤维素

参考答案
1—5 BDCBE

第三节　利胆药

利胆药是具有促进胆囊排空或胆汁分泌的药物。胆汁的主要成分是胆汁酸。胆汁酸的主要成分是鹅去氧胆酸、去氧胆酸和胆酸，约占95%。次要成分为熊去氧胆酸和石胆酸。胆汁酸具有多项生理功能，可引起胆汁流动、反馈性抑制胆汁酸合成、调节胆固醇合成和消除、促进脂溶性维生素和脂质的吸收等。

一、去氢胆酸

去氢胆酸（dehydrocholic acid）是半合成的胆酸氧化衍生物，可增加胆汁中的水分比例，稀释胆汁，提高胆汁的流动性，发挥其冲洗胆道的作用。可用于急慢性胆道感染、胆石症、胆囊术。禁用于严重肝肾功能减退和胆道空气梗阻者。

二、鹅去氧胆酸

鹅去氧胆酸（chenodeoxycholic acid）是天然的二羟胆汁酸。可减少胆固醇分泌，抑制 HMG-CoA 还原酶活性，降低胆固醇的合成，因而能降低胆汁中胆固醇的含量，促进胆固醇结石的溶解。对于有些患者，该药可增加胆汁酸的分泌。治疗剂量时常导致腹泻，可用半量。用药前 6 个月期间，一些患者可出现可逆性的转氨酶活性升高。该药禁用于梗阻性肝胆疾病、肠炎症性或胆管疾病。可能有致畸作用，故哺乳期和妊娠妇女禁用。

三、熊去氧胆酸

熊去氧胆酸（ursodeoxycholic acid）是鹅去氧胆酸的异构体。其作用与机制：①降低胆汁中的胆固醇饱和指数。该药作用类似鹅去氧胆酸，可降低胆汁中胆固醇含量，降低胆固醇在胆汁中的相对浓度，促进胆固醇从结石表面溶解。该药溶胆石机制和鹅去氧胆酸不同，它不能增加胆汁酸分泌或有效地溶解微粒溶液中的胆固醇，而是在结石表面形成胆固醇-卵磷脂液态层，促使结石溶解。②抑制胆固醇在肠道的吸收。该药降低胆固醇的分泌，使进入胆汁中的胆固醇含量减少，减弱胆固醇水平降低时机体的补偿性合成。临床用于胆管及胆囊功能失调、胆汁淤积的胆结石患者。不良反应较鹅去氧胆酸少且不严重，过敏有关的和剂量相关的碱性磷酸酶和血清转氨酶升高现象少见，少于 5% 的患者可发生明显的腹泻。

四、牛胆酸钠

牛胆酸钠（sodium tauroglycocholate）自猪胆汁或牛胆汁提取制成，主要含甘氨胆酸钠和牛磺胆酸钠。口服能刺激肝细胞分泌胆汁，促进脂肪的乳化和吸收，促进脂溶性维生素的吸收。临床用于慢性胆囊炎和脂肪消化不良者，也可用于长期胆瘘胆汁丧失的患者，以补充胆盐之不足等。

五、硫酸镁

硫酸镁（magnesium sulfate），口服或灌入十二指肠，该药刺激十二指肠黏膜，分泌胆囊素（cholecystokinin，有刺激运动和分泌作用），反射性引起胆囊收缩、胆总管括约肌松弛，促进胆道小结石排出。临床用于治疗胆石症、胆囊炎，以及十二指肠引流检查。

六、桂美酸

桂美酸（cinametic acid）是苯丙酸型利胆剂，有持久且显著的利胆作用，可促进胆汁排泄，并能松弛胆总管括约肌，有解痉、止痛作用。因能促进血中胆固醇分解成胆酸排出，故有降低血中胆固醇作用。用于治疗慢性胆囊炎、胆石症或作为胆道感染的辅助用药。

七、茴三硫

茴三硫（anethol trithione）能增加胆色素、胆酸及胆固醇等固体成分的分泌，主要是增加胆色素分泌，还能兴奋肝细胞、改善肝脏解毒功能。此外，可促进尿素的生成和排泄，有明显的利尿作用。用于胆石症、胆囊炎、肝硬化、急慢性肝炎患者等。不良反应包括可引起腹泻、腹痛、腹胀、恶心等胃肠反应及发热、荨麻疹等过敏反应，可引起尿变色，大剂量长期应用可引起甲亢。禁用于胆道梗阻者。

 讨论

53岁女性患者，患胆石症5年，长期服用鹅去氧胆酸。如果你是主治医生，你认为该患者是否需要监测其不良反应？如果需要，要监测哪些指标？

小结

1. 如何评估利胆药的不良反应？长期使用利胆药需要监测哪些不良反应？
2. 静脉注射和口服两种给药方式对硫酸镁的药理作用有影响吗？需结合硫酸镁的理化性质来回答。

单项选择题

1. 鹅去氧胆酸可用于_____。
   A. 胆道炎　　　　　　　　　　B. 肠炎
   C. 孕妇　　　　　　　　　　　D. 哺乳期妇女
   E. 胆石症
2. 妊娠妇女禁用硫酸镁导泻的原因是_____。
   A. 收缩子宫平滑肌　　　　　　B. 抑制胎儿呼吸
   C. 反射性盆腔充血和失水　　　D. 升高孕妇血压
   E. 致畸形作用
3. 牛胆酸钠可用于_____。
   A. 长期胆瘘胆汁丧失的患者　　B. 胆囊炎
   C. 胆石症　　　　　　　　　　D. 肠炎
   E. 消化性溃疡
4. 茴三硫可用于_____。
   A. 消化性溃疡　　　　　　　　B. 急慢性肝炎

C. 腹泻 D. 便秘
E. 反流性食管炎
5. 硫酸镁用于治疗胆囊炎的给药途径是_____。
A. 口服 B. 静脉注射
C. 皮下注射 D. 肌内注射
E. 舌下含服

参考答案
1—5　ECABA

参考文献

[1] 柏树令，丁文龙. 系统解剖学［M］. 9版. 北京：人民卫生出版社，2018：95-119.
[2] 步宏，李一雷. 病理学［M］. 北京：人民卫生出版社，2018：208-237.
[3] 董卫国. 消化系统［M］. 北京：人民卫生出版社，2015：1-207.
[4] 姜叙诚，袁耀宗［M］. 消化系统. 上海：上海交通大学出版社，2010：263-312.
[5] 李继承，曾园山. 组织学与胚胎学［M］. 9版. 北京：人民卫生出版社，2018：80-89；242-253.
[6] 李群，翁阳. 病理学［M］. 2版. 北京：中国医药科技出版社，2014：125-145.
[7] 李玉林. 病理学［M］. 8版. 北京：人民卫生出版社，2013：186-216.
[8] 刘树伟. 人体断层解剖学图谱［M］. 济南：山东科学技术出版社，2004：28-43；84-191.
[9] 齐亚灵，赵文杰. 组织学与胚胎学［M］. 北京：科学出版社，2017：69-77；212-216.
[10] 石玉秀. 组织学与胚胎学［M］. 3版. 北京：高等教育出版社，2018：136-158.
[11] 孙庆伟，周光纪，李光华，等. 医学生理学［M］. 4版. 北京：人民卫生出版社，2017：181-217.
[12] 王建枝，钱睿哲. 病理生理学［M］. 9版. 北京：人民卫生出版社，2018：226-236.
[13] 王庭槐. 生理学［M］. 3版. 北京：人民卫生出版社，2015：255-307.
[14] 王庭槐. 生理学［M］. 9版. 北京：人民卫生出版社，2018：177-207.
[15] 肖献忠. 病理生理学［M］. 4版. 北京：高等教育出版社，2018：217-232.
[16] 徐国成，韩秋生. 人体解剖学彩色学图谱［M］. 沈阳：辽宁科学技术出版社，2003：62-76；97；101-106；123-127；135-136.
[17] 杨宝峰，陈建国. 药理学［M］. 9版. 北京：人民卫生出版社，2018：300-310.
[18] 易西南，夏玉军. 医学影像应用解剖学［M］. 北京：科学出版社，2014：19-20；51-54；62-64；69-75；77-80；93-95；112-122；135-183；186-187；195-211.
[19] 曾志成. 局部解剖学［M］. 3版. 北京：世界图书出版公司，2006：14-22；41-42；45；52-53；74-76；80-86；96-123；133-136；145-147；153-155.
[20] 翟启辉，周庚寅. 病理学［M］. 北京：北京大学医学出版社，2009：217-271.
[21] 朱妙章. 大学生理学［M］. 北京：高等教育出版社，2009：308-338.
[22] GUYTON A C, HALL J E. Textbook of medicine physiology［M］. 13th ed. Philadelphia：WB saunders，2016：797-842.

[23] Jones E A. Ammonia, the GABA neurotransmitter system, and hepatic encephalopathy [J]. Metabolic brain disease, 2002, 17 (4): 275-281.

[24] SHAWCROSS D, JALAN R. The pathophysiologic basis of hepatic cephalopathy: central role for ammonia and inflammation [J]. Cellular and molecular life sciences, 2005, 62 (19-20): 2295-2304.

药物的制剂及用法

三硅酸镁（magnesium trisilicate）：片剂，口服，成人常用量，每次 1 g，2～4 次/天，饭前服。

氢氧化铝凝胶（aluminum hydroxide gel）：白色混悬液，口服，每次 4～8 mL，2～4 次/天。病情严重时可加倍用。

碳酸氢钠（sodium bicarbonate）：口服，每次 0.3～1.0 g，7 次/天。

哌仑西平（pirenzepine）：片剂，每次 25 mg，2 次/天。早、晚饭前 0.5 h 服，疗程 4～6 周。严重者，可每次 50 mg，3 次/天。

西咪替丁（cimetidine，甲氰咪胍）：片剂，口服，每次 200～400 mg，每日 800～1600 mg。饭后和临睡前各服 1 次。亦可在睡前 1 次服用 800 mg。疗程一般为 4～6 周。对胃和十二指肠溃疡有良好疗效。

雷尼替丁（ranitidine）：片剂，口服，每次 150 mg，每日 2 次或睡前 1 次服用 300 mg，4 周为一疗程。

法莫替丁（famotidine）：片剂，法莫替丁作用与西咪替丁相似，但抑制胃酸分泌作用较强，约为西咪替丁的 4 倍。口服，每日 2 次，每次 20 mg，4～6 周为一疗程。

尼扎替丁（nizatidine）：胶囊，睡前口服，一日 2 次，每次 150 mg，疗程可用至 8 周。

奥美拉唑（omeprazole）：片剂，口服，不可咀嚼。①消化性溃疡：每次 20 mg（每次 1 片），1～2 次/天。每日晨起吞服或早晚各 1 次，胃溃疡疗程通常为 4～8 周，十二指肠溃疡疗程通常 2～4 周。②反流性食管炎：每次 20～60 mg（每次 1～3 片），1～2 次/天。晨起吞服或早晚各 1 次，疗程通常为 4～8 周。③卓艾综合征：每次 60 mg（1 次 3 粒），1 次/天，以后每日总剂量可根据病情调整为 20～120 mg（1～6 粒），若一日总剂量需超过 80 mg（4 粒）时，应分 2 次服用。

兰索拉唑（lansoprazole）：治疗十二指肠溃疡，通常成人 1 次/天，15～30 mg，连续服用 4～6 周；胃溃疡、反流性食管炎等通常成人 1 次/天，口服兰索拉唑 30 mg，连续服用 6～8 周。

泮托拉唑（pantoprazole）：治疗十二指肠溃疡、胃溃疡和反流性食管炎，每日早晨口服 1 片。疗程通常为 2 周，胃溃疡和反流性食管炎疗程通常为 4～8 周。

丙谷胺（proglumide）：片剂，每次 0.4 g，3 次/天，4～6 周为一疗程。注射剂，静脉注射，每次 0.4 g，每 6 h 1 次用于急性胃黏膜病变及急性上消化道出血。

米索前列醇（misoprostol）：片剂，口服，每次 200 μg，1 次/天。

硫糖铝（sucralfate）：片剂，每次 1 g，2 次/天。成人：口服，每次 1 g，4 次/天，饭前 1 h 及睡前空腹嚼碎服。小儿遵医嘱。

稀盐酸（dilute hydrochloric acid）：每次0.5～2.0 mL，用水稀释饭前服。

胃蛋白酶（pepsin）：粉剂，每次0.2～0.6 g，3次/天，饭前或饭时服。合剂，每10 mL含胃蛋白酶0.2～0.3 g，稀盐酸0.1 mL，每次10 mL，3次/天，饭前服。

胰酶（pancreatin）：片剂，每次0.3～0.5 g，3次/天，饭前服。

乳酶生（lactasin）：片剂。成人：口服每次0.3～0.9 g，3次/天，饭前服。儿童：5岁以下每次0.1～0.3 g，5岁以上每次0.3～0.6 g。

甲氧氯普胺（metoclopramide）：片剂，口服，每次5～10 mg，3次/天，饭前0.5 h服；注射剂，每次10～20 mg，每日不超过0.5 mg/kg，肌内注射。

多潘立酮（domperidone）：片剂，口服，每次10 mg，饭前15～30 min服。注射剂，每次8～10 mg，注射或静脉滴注，3次/天。

昂丹司琼（ondansetron）：片剂，每次8 mg，每8 h一次或1次/天；注射剂，0.15 mg/kg，于化疗前30 min静脉注射，后每4 h一次，共2次，再改口服给药。

硫酸镁（magnesium sulfate）：粉剂，每次5～20 g，同时服用大量温水。利胆时每次2～5 g，3次/天，饭前服；十二指肠引流时，33%溶液30～50 mL，导入十二指肠。

硫酸钠（sodium sulfate）：每次5～20 g，多饮水。

乳果糖（lactulose）：糖浆剂（60%），每次30～40 mL，2～3次/天。

比沙可啶（bisacodyl）：片剂，每次5～15 mg，睡前服。

洛哌丁胺（loperamide）：胶囊，每次2 mg，3次/天，首剂加倍。

碱式碳酸铋（bismuth subcarbonate）：片剂，每次0.3～1.0 g，3次/天。

药用炭（medicinal charcoal）：片剂，每次1 g，3次/天。粉剂，每次1～3 g，3次/天。

去氢胆酸（dehydrocholic acid）：片剂，每次0.25 g，3次/天。

熊去氧胆酸（ursodexoycholic acid，UDCA）：口服，每日0.50～0.75 g，于早、晚进餐时分2次服用，疗程为6～12个月，结石清除后每晚口服50 mg，可防止胆石症复发。

（刘月丽）

中英文词汇对照

Barrett 食管　Barrett's esophagus
Cajal 间质细胞　interstitial cells of Cajal, ICC
e 抗原　hepatitis B e antigen, HBeAg

A

阿洛司琼　alosetron
阿米巴病　amoebiasis
阿米巴肿　amoeboma
阿片酊　opium tincture
癌腹膜转移　peritoneal carcinomatosis, PC
氨中毒　ammonia intoxication
胺前体摄取和脱羧细胞　amine precursor uptake and decarboxylation cell, APUD cell
昂丹司琼　ondansetron
凹陷型　excavated type
奥美拉唑　omeprazole

B

白陶土　kaolin
白线　white line
杯状细胞　goblet cell
背系膜　dorsal mesogastrium
背胰　dorsal pancreas
背胰芽　dorsal pancreas bud
贲门　cardia
贲门部　cardiac part
贲门弛缓不能　achalasia
贲门切迹　cardiac incisure
鼻唇沟　nasolabial sulcus
鼻咽　nasopharynx
比沙可啶　bisacodyl
壁腹膜　parietal peritoneum
壁细胞　parietal cell
扁桃体上窝　supratonsillar fossa
扁桃体小窝　tonsillar fossulae
变质　alteration
表面抗原　hepatitis B surface antigen, HBsAg
表面黏液细胞　surface mucous cell
表皮生长因子　epidermal growth factor, EGF
表浅型　superficial type
丙谷胺　proglumide
丙型肝炎　hepatitis C
丙型肝炎病毒　hepatitis C virus, HCV
病毒性肝炎　viral hepatitis
不通肛　imperforate anus
不完全旋转　incomplete rotation
不旋转　non-rotation

C

侧舌隆起　lateral lingual swelling
肠闭锁（狭窄）　atresia and stenosis of intestine
肠襻转位异常　abnormal rotation of the intestinal loop
肠相关淋巴组织　gut-associated lymphoid tissue
肠高血糖素细胞　enteroglucagon cell
肠激酶　enterokinase
肠腔重建　recanalization
肠上皮化生　intestinal metaplasia
肠嗜铬细胞　enterochromaffin cell
肠嗜铬样细胞　enterochromaffin-like cell
肠外阿米巴病　extraintestinal amoebiasis

肠系膜　mesentery
肠系膜根　radix of mesentery
肠系膜上动脉　superior mesenteric artery
肠相关抗原　gut associated antigens，GAA
肠脂垂　epiploic appendices
肠致活酶　enterokinase
迟牙（智牙）　wisdom tooth
齿状线　dentate line
齿状线　pectinate line
出血　hemorrhage
穿孔　perforation
次水杨酸铋　bismuth subsalicylate
促胃动素　motilin
促胃液素　gastrin
促胃液素释放肽　gastrin-releasing peptide，GRP

D

大肠　large intestine
大黄　rhubarb
大片坏死　massive necrosis
大网膜　greater omentum
胆管癌　cholangiocarcinoma
胆囊　gallbladder
胆囊底　fundus of gallbladder
胆囊管　cystic duct
胆囊颈　neck of gallbladder
胆囊憩室　cystic diverticulum
胆囊缺如　agenesis of gallbladder
胆囊素　cholecystokinin
胆囊体　body of gallbladder
胆囊窝　fossa for gallbladder
胆囊炎　cholecystitis
胆囊异位　ectopic gallbladder
胆石症　cholelithiasis
胆汁　bile
胆汁性肝硬化　biliary cirrhosis
胆总管　common bile duct
地芬诺酯　diphenoxylate
第二肝门　secondary porta of liver
点状坏死　spotty necrosis
电压依赖性钙通道　voltage-dependent calcium channel
电阈　electrical threshold
多潘立酮　domperidone
鹅去氧胆酸　chenodeoxycholic acid
恶变　malignant transformation
腭　palate
腭扁桃体　palatine tonsil
腭垂（悬雍垂）　uvula
腭帆　velum palatinum
腭舌弓　palatoglossal arch
腭咽弓　palatopharyngeal arch

E

恩前列素　enprostil
蒽醌类　anthraquinones
二价金属转运体　divalent metal transporter 1，DMT 1

F

法莫替丁　famotidine
番泻叶　senna
反流性食管炎　reflux esophagitis
反旋转　reversed rotation
方叶　quadrate lobe
芳香族氨基酸　aromatic amino acids，AAA
非典型增生　severe atypical hyperplasia
肥厚性胃炎　hypertrophic gastritis
分化　differentiation
分化程度　degree of differentiation
分节运动　segmental motility
酚酞　phenolphthalein
复方樟脑酊　compound camphor tincture
副胰组织　accessory pancreatic tissue
腹膜　peritoneum
腹膜假性黏液瘤　pseudomyxoma peritonei，PMP
腹膜淋巴瘤　peritoneal lymphomatosis，PL

消化系统

腹膜腔　peritoneal cavity
腹膜炎　peritonitis
腹膜肿瘤　peritoneal tumor
腹系膜　ventral mesogastrium
腹胰　ventral pancreas
腹胰芽　ventral pancreas bud

G

甘油　glycerol
肝胰壶腹括约肌　sphincter of hepatopancreatic ampulla
肝　liver
肝胆汁　hepatic bile
肝分叶异常　abnormal lobation of liver
肝功能不全　hepatic insufficiency
肝裂　hepatic fissure
肝裸区　bare area of liver
肝门　porta hepatis
肝内胆汁淤积　intrahepatic cholestasis
肝憩室　hepatic diverticulum
肝肾隐窝　hepatorenal recess
肝肾综合征　hepatorenal syndrome
肝十二指肠韧带　hepatoduodenal ligament
肝衰竭　hepatic failure
肝胃韧带　hepatogastric ligament
肝细胞　hepatocyte
肝小叶　hepatic lobule
肝心管　hepato-cardiac duct
肝性昏迷　hepatic coma
肝性脑病　hepatic encephalopathy, HE
肝胰壶腹　hepatopancreatic ampulla
肝硬化　liver cirrhosis
肝圆韧带　ligament teres hepatis
肝总管　common hepatic duct
肝组织异位　hepatic heterotopia
肛凹（原肛）　proctodeum
肛瓣　anal valves
肛窦　anal sinuses
肛管　anal canal
肛门闭锁　anal atresia
肛门内括约肌　sphincter ani internus
肛膜　anal membrane
肛梳　anal pecten
肛柱　anal columns
高级别上皮内瘤变　high grade intraepithelial neoplasia
高胆红素血症　hyperbilirubinemia
革囊胃　linitis plastica
格拉司琼　granisetron
膈结肠韧带　phrenicocolic ligament
膈面　diaphragmatic surface
枸橼酸铋钾　bismuth potassium citrate
谷氨酰胺　glutamine
鼓膜　tympanic membrane
固有口腔　oral cavity proper
冠状韧带　coronary ligament
桂美酸　cinametic acid

H

海蛇头　caput medusae
含铁小结　siderotic nodule
核心抗原　hepatitis B core antigen, HBcAg
恒牙　permanent teeth
横结肠　transverse colon
横结肠系膜　transverse mesocolon
喉气管沟　laryngotracheal groove
喉气管憩室　laryngotracheal diverticulum
喉咽　laryngopharynx
后肠　hindgut
后鳃体　ultimobranchial body
壶腹周围癌　periampullary carcinoma
化脓性门静脉炎　pylephlebitis
化学感受区　chemoreceptor trigger zone, CTZ
化学性消化　chemical digestion
坏死后性肝硬化　postnecrotic cirrhosis
环状胰　annular pancreas

黄疸　jaundice
磺酸　sulfonic acid
回肠　ileum
回肠憩室　Meckel diverticulum
回盲瓣　ileocecal valve
茴三硫　anethol trithione
活性氧族　reactive oxygen species, ROS

J

机械性消化　mechanical digestion
机械阈　mechanical threshold
基本电节律　basic electric rhythm, BER
基础分泌　basic secretion
急性出血性坏死性肠炎　acute hemorrhagic necrotic enteritis, AHNE
急性出血性胰腺坏死　acute hemorrhagic necrosis of pancreas
急性蜂窝织炎性阑尾炎　acute phlegmonous appendicitis
急性梗阻性化脓性胆管炎　acute obstructive suppurative cholangitis, AOSC
急性坏疽性阑尾炎　acute gangrenous appendicitis
急性卡他性扁桃体炎　acute catarrhal tonsillits
急性滤泡性扁桃体炎　acute follicular tonsillits
急性出血性胃炎　acute hemorrhagic gastritis
急性单纯性阑尾炎　acute simple appendicitis
急性单纯性胃炎　acute simple gastritis
急性腐蚀性胃炎　acute corrosive gastritis
急性感染性胃炎　acute infective gastritis
急性食管炎　acute esophagitis
急性隐窝性扁桃体炎　acute lacunar tonsillits
集团蠕动　mass peristalsis
家族性腺瘤性息肉病　familial adenomatous polyposis, FAP
颊　cheek

甲基纤维素　methyl cellulose
甲胎蛋白　α-fetal protein, AFP
甲型肝炎　hepatitis A
甲型肝炎病毒　hepatitis A virus, HAV
甲氧氯普胺　metoclopramide
甲状旁腺　parathyroid gland
甲状舌管　thyroglossal duct
甲状舌管囊肿　thyroglossal cyst
假结核结节　pseudotubercle
假黏液瘤　pseudomyxoma
假饲　sham feeding
假性神经递质　false neurotransmitter
尖牙　canine teeth
间质　stroma
碱式碳酸铋　bismuth subcarbonate
降结肠　descending colon
角切迹　angular incisure
结肠　colon
结肠带　colic band
结肠袋　haustra of colon
结肠右曲　right colic flexure
结肠左曲　left colic flexure
结直肠癌　colorectal cancer
界沟　terminal sulcus
紧张性　tonicity
浸润型　infiltrating type
颈黏液细胞　neck mucous cell
静脉韧带　ligamentum venosum
静息电位　resting potential, RP
酒精性肝炎　alcoholic hepatitis
局限性肠炎　regional enteritis
咀嚼　mastication
巨大肥厚性胃炎　giant hypertrophic gastritis
巨大食管症　megaesophagus
菌状乳头　fungiform papillae

K

抗酸药　antacids

颏舌肌　genioglossus
可溶性卵抗原　soluble egg antigens, SEA
克罗恩病　Crohn disease, CD
空肠　jejunum
口唇　oral lips
口腔　oral cavity
口腔前庭　oral vestibule
口咽　oropharynx
库普弗细胞　kupffer cell
溃疡型　ulcerative type
兰索拉唑　lansoprazole
阑尾　vermiform appendix
阑尾炎　appendicitis
阑尾炎系膜　mesoappendix
雷贝拉唑　rabeprazole
雷尼替丁　ranitidine

L

梨状隐窝　piriform recess
联合突　copula/hypobranchial eminence
镰状韧带　falciform ligament of liver
鳞状细胞癌　squamous cell carcinoma
铃蟾素　bombesin
硫酸镁　magnesium sulfate
硫酸钠　sodium sulfate
硫糖铝　sucralfate
隆起型　protruded type
卵黄蒂　vitelline stalk
卵黄管瘘　vitellineduct fistula
卵黄管囊肿　vitelline cyst or enterocystoma
卵黄管韧带　vitelline ligament
轮廓乳头　vallate papillae
螺旋襞　spiral fold
洛哌丁胺　loperamide

M

麦滋林　marzulene
慢性溃疡性结肠炎　chronic ulcerative colitis, UC
慢波　slow wave
慢性浅表性胃炎　chronic superficial gastritis
慢性食管炎　chronic esophagitis
慢性萎缩性胃炎　chronic atrophic gastritis
盲肠　cecum
盲肠突　caecal bud
盲孔　foramen cecum
门管区　portal area
门脉高压症　portal hypertension
门脉性肝硬化　portal cirrhosis
米索前列醇　misoprostol
膜相关抗原　membrane associated antigens, MAA
磨牙　molars

N

内分泌细胞　endocrine cell
内因子　intrinsic factor
内在神经系统　intrinsic nervous system
脑-肠肽　brain-gut peptide
尼扎替丁　nizatidine
黏液-碳酸氢盐屏障　mucus-bicarbonate barrier
黏膜内瘤变　intramucosal neoplasia
黏液屏障　mucus barrier
尿囊　allantois
尿生殖窦　urogenital sinus
尿生殖膜　urogenital membrane
尿直肠隔　urorectal septum
牛胆酸钠　sodium tauroglycocholate

O

呕吐　vomiting

P

帕内特细胞　Paneth cell
哌仑西平　pirenzepine
泮托拉唑　pantoprazole

膀胱子宫陷凹　vesicouterine pouch
脾曲　splenic flexure
脾肾韧带　splenorenal ligament
脾肿大　splenomegaly

Q

奇结节　tuberculum impar
脐窦　umbilical sinus
脐粪瘘　umbilical fistula
脐腔　umbilical coelom
起搏电位　pacemaking potential
气管食管隔　esophagotracheal septum
气球样变性　ballooning degeneration
前肠　foregut
前磨牙　premolars
腔静脉沟　sulcus for vena cava
桥接坏死　bridging necrosis
切牙　incisors
氢氧化铝　aluminum hydroxide
氢氧化镁　magnesium hydroxide
去氢胆酸　dehydrocholic acid

R

人乳头瘤病毒　human papilloma virus, HPV
人中　philtrum
溶解性坏死　lytic necrosis
溶组织内阿米巴　Entamoeba histolytica
鞣酸蛋白　tannalbin
肉瘤腹膜转移　peritoneal sarcomatosis, PS
蠕动　peristalsis
乳果糖　lactulose
乳酶生　biofermin
乳牙　deciduous teeth
软腭　soft palate

S

腮腺　parotid gland
鳃弓　branchial arch
鳃沟　branchial groove

三硅酸镁　magnesium trisilicate
山梨醇　sorbitol
伤寒肉芽肿　typhoid granuloma
伤寒小结　typhoid nodule
舌　tongue
舌扁桃体　lingual tonsil
舌盲孔　foramen cecum of tongue
舌乳头　papillae of tongue
舌系带　frenulum of tongue
舌下襞　sublingual fold
舌下阜　sublingual caruncle
舌下腺　sublingual gland
舌状叶　reidel liver
神经内分泌癌　neuroendocrine carcinoma
渗出　exudation
升结肠　ascending colon
生理性脐疝　physiological umbilical herniation
生长抑素细胞　somatostatin cell
十二指肠闭锁或狭窄　duodenal atresia or stenosis
十二指肠悬韧带　suspensory ligament of duodenum
十二指肠　duodenum
十二指肠降部　descending part
十二指肠襻　duodenum loop
十二指肠球　duodenal bulb
十二指肠上部　superior part
十二指肠升部　ascending part
十二指肠水平部　horizontal part
十二指肠重复　duplication of the duodenum
实质　parenchyma
食管　esophagus
食管癌　carcinoma of esophagus
食管扩张　dilatation of esophagus
食管狭窄　esophageal stenosis
食管下括约肌　lower esophageal sphincter, LES
食团　bolus

嗜酸性小体　acidophilic body
收敛剂　astringents
受体控制性钙通道　receptor-operated channel
双肠管　duplication of intestine
双胆囊　duplication of the gallbladder
丝状乳头　filiform papillae
碎片状坏死　piecemeal necrosis
缩肠绒毛素　villikinin
缩胆囊素　cholecystokinin, CCK

T

肽类物质　peptides
碳酸钙　calcium carbonate
碳酸酐酶　carbonic anhydrase, CA
碳酸氢钠　sodium bicarbonate
替加色罗　tegaserod
替仑西平　telenzepine
替普瑞酮　teprenone
铁蛋白　ferritin
铁转运蛋白1　ferroportin 1, FP1
脱铁铁蛋白　apoferritin
唾液腺　salivary gland

W

外来神经系统　extrinsic nervous system
网膜囊　omental bursa
网膜囊　omental bursa
网膜孔　omental foramen
尾状叶　caudate lobe
未分化癌　undifferentiated carcinoma
味蕾　taste bud
胃癌　carcinoma of stomach
胃肠激素　gastrointestinal hormone
胃大弯　greater curvature of stomach
胃蛋白酶　pepsin
胃蛋白酶原　pepsinogen
胃底　fundus of stomach
胃膈韧带　gastrophrenic ligament

胃结肠韧带　gastrocolic ligament
胃泌素细胞　gastrin cell
胃黏膜保护药　mucosal protective agents
胃黏膜屏障　gastric mucosal barrier
胃排空　gastric emptying
胃脾韧带　gastrosplenic ligament
胃穹窿　fornix of stomach
胃体　body of stomach
胃小弯　lesser curvature of stomach
胃炎　gastritis
胃液　gastric juice

X

西咪替丁　cimetidine
西沙必利　cisapride
吸附剂　adsorbents
吸收　absorption
吸收细胞　absorptive cell
矽炭银　agysical
息肉型（蕈伞型）　polypoid or fungating type
细胞的保护作用　cytoprotection
细胞的异型性　cellular atypia
细菌性痢疾　bacillary dysentery
下颌隆起　submaxillary swelling
下颌下腺　submandibular gland
先天性胆囊憩室　congenital diverticulum of the gallbladder
先天性食管闭锁　congenital atresia of the esophagus
先天性巨结肠　congenital megacolon
先天性脐疝　congenital umbilical hernia
纤维素类　celluloses
消化　digestion
消化系统　digestive system
消化性溃疡　peptic ulcer
消化性溃疡病　peptic ulcer disease
小肠　small intestine
小网膜　lesser omentum

泄殖腔　cloaca
泄殖腔保留　persistent cloaca
泄殖腔膜　cloacal membrane
兴奋 – 收缩耦联　excitation-contraction coupling
胸腺　thymus gland
熊去氧胆酸　ursodeoxycholic acid
血管活性肠多肽细胞　vasoactive intestinal polypeptide cell
血管活性肠肽　vasoactive intestinal polypeptide，VIP
血色病　hemachromatosis
血吸虫病　schistosomiasis

Y

牙　teeth
牙槽骨　alveolar bone
牙骨质　cement
牙髓　dental pulp
牙龈　gingiva
牙质　dentine
牙周膜　periodontal membrane
亚磺酰胺　sulfonamide
咽　pharynx
咽扁桃体　pharyngeal tonsil
咽鼓管　pharyngotympanic tube
咽鼓管咽口　pharyngeal opening of auditory tube
咽鼓管圆枕　tubal torus
咽囊　pharyngeal pouches
咽峡　isthmus of fauces
咽隐窝　pharyngeal recess
炎症性肠病　inflammatory bowel disease，IBD
盐酸　hydrochloric acid，HCl
药用炭　medicinal charcoal
叶状乳头　foliate papillae
液体石蜡　liquid paraffin
胰岛　pancreatic islet
胰腺　pancreas

胰腺癌　pancreatic carcinoma
胰腺炎　pancreatitis
移行性复合运动　migrating motor complex，MMC
遗传性非息肉病性结直肠癌　hereditary non-polyposis colorectal cancer，HNPCC
乙酰胆碱　acetylcholine，ACh
乙型肝炎　hepatitis B
乙型肝炎病毒　hepatitis B virus，HBV
乙状结肠　sigmoid colon
乙状结肠系膜　sigmoid mesocolon
异位盲肠和阑尾　ectopic cecum and appendix
异型性　atypia
抑胃肽　gastric inhibitory peptide，GIP
抑制胃酸分泌药　gastric anti-secretory drugs
硬腭　hard palate
幽门　pylorus
幽门部　pyloric part
幽门窦　pyloric antrum
幽门梗阻　pyloric stenosis
幽门螺杆菌　helicobacter pylori，Hp
疣状胃炎　verrucosa gastritis
游离胆囊　floating gallbladder
釉质　enamel
䓛　azulene
愈合　healing
原始咽　primitive pharyngeal gut/primitive pharynx
原发性肝癌　primary carcinoma of liver
原始横膈　primitive septum transversum
原始消化管　primitive gut

Z

脏腹膜　visceral peritoneum
脏面　visceral surface
早期胃癌　early gastric carcinoma
增生　proliferation
支链氨基酸　branched-chain amino acids，BCAA

脂多糖　lipopolysaccharide
直肠　rectum
直肠膀胱陷凹　rectovesical pouch
直肠闭锁　rectal atresia
直肠壶腹　ampulla of rectum
直肠子宫陷凹　rectouterine pouch
痔环　haemorrhoidal ring
中肠　midgut
中肠襻　midgut loop

中耳鼓室　tympanic cavity
主细胞　chief cell
卓艾综合征　Zollinger – Ellison syndrome
自动节律　automatic rhythm
自身免疫损伤　autoimmune injury
组胺　histamine
组织异型性　architectural atypia
左、右三角韧带　left, right triangular ligament

彩 图

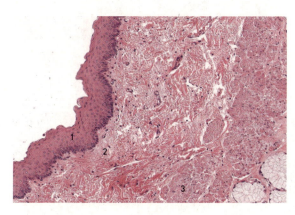

1. 复层扁平上皮，2. 固有层，3. 黏膜肌层
图2-10 食管黏膜层（HE，×400）

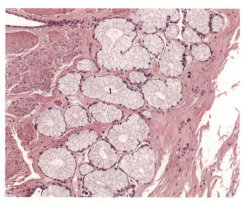

1. 食管腺，2. 黏膜下层
图2-11 食管腺（HE，×400）

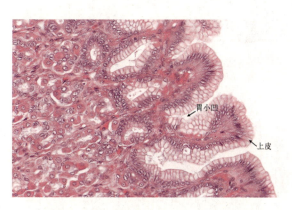

图2-13 胃黏膜上皮（HE，×400）

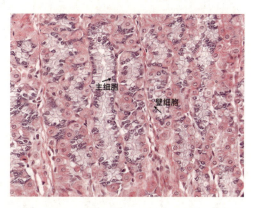

图2-15 胃底腺（HE，×400）

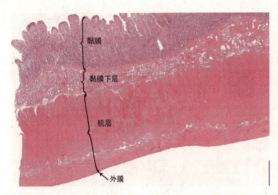

图 2-17 小肠壁（十二指肠）（HE，×100）

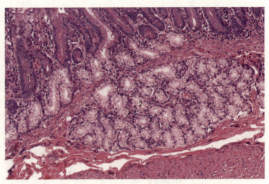

1. 小肠腺　2. 十二指肠腺

图 2-18 十二指肠（HE，×400）

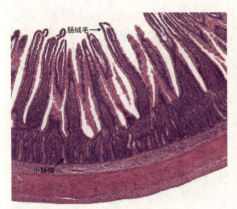

图 2-20 空肠（HE，×100）

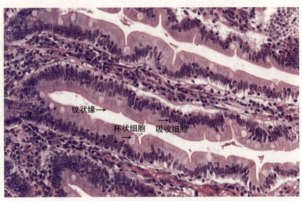

图 2-21 小肠绒毛（HE，×400）

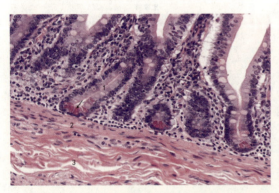

1. 小肠腺，2. 黏膜肌层，3. 黏膜下层（箭头所示为帕内特细胞）

图 2-22 小肠腺（HE，×400）

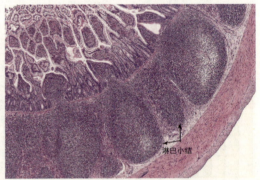

图 2-23 回肠（HE，×100）

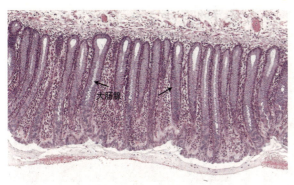

图2-26 结肠（HE，×100）

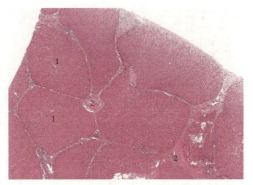

1. 肝小叶，2. 门管区
图2-33 猪肝（HE，×100）

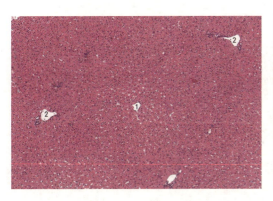

1. 中央静脉，2. 门管区
图2-34 人肝（HE，×100）

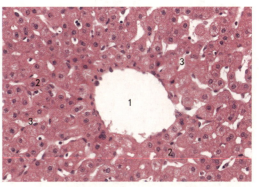

1. 中央静脉，2. 肝索，3. 肝血窦
图2-37 肝小叶（HE，×400）

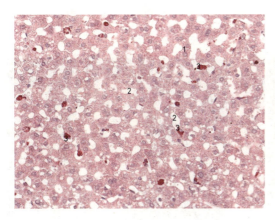

1. 肝索，2. 肝血窦，3. 肝巨噬细胞
图2-38 肝巨噬细胞（大鼠腹腔注射墨水，HE，×400）

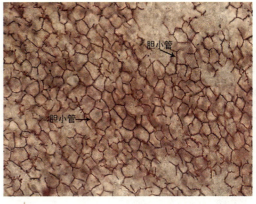

图2-39 胆小管（镀银染色，HE，×400）

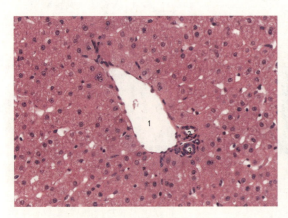

1. 小叶间静脉，2. 小叶间动脉，3. 小叶间胆管

图 2-40 门管区（HE，×400）

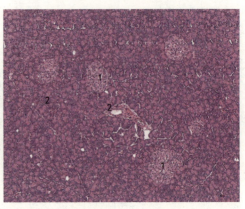

1. 内分泌部，2. 外分泌部

图 2-42 胰腺（HE，×100）

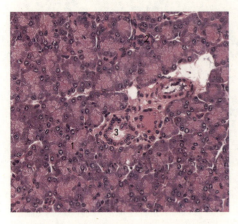

1. 浆液性腺泡，2. 闰管，3. 小叶内导管

图 2-44 胰腺外分泌部（HE，×400）

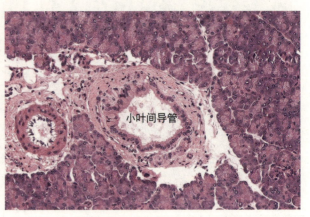

图 2-45 小叶间导管（HE，×400）

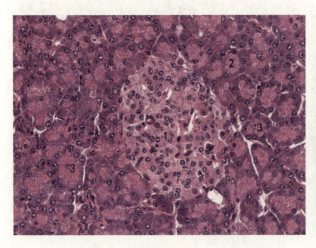

1. 胰岛，2. 浆液性腺泡，3. 泡心细胞

图 2-46 胰岛（HE，×400）

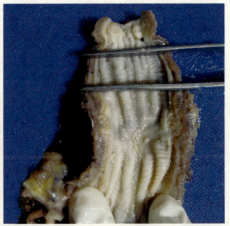

图 4-1 髓质型食管癌

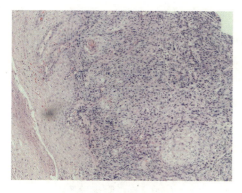

图4-2 食管鳞癌

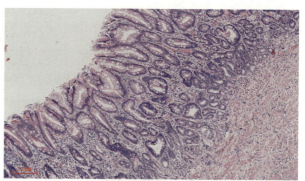

图4-3 慢性萎缩性胃炎光镜

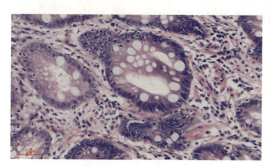

图4-4 慢性萎缩性胃炎肠上皮化生

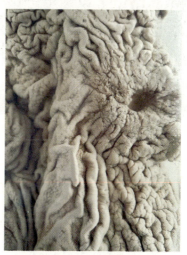

图4-5 胃窦消化性溃疡

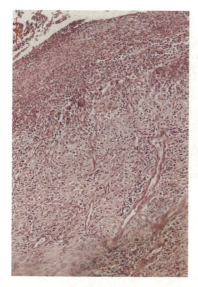

图4-6 消化性溃疡的镜下结构

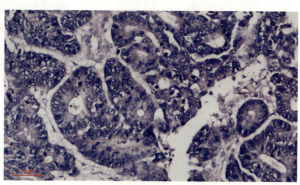

图4-8 胃管状腺癌

消化系统

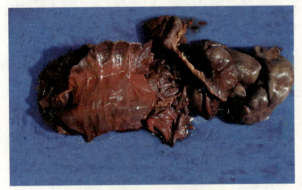

图 4-9 肠出血和坏死

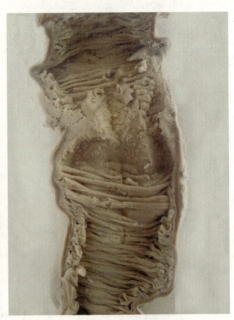

图 4-10 溃疡型肠结核

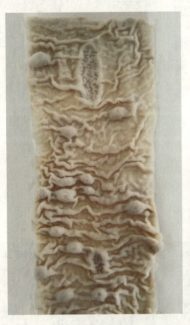

图 4-11 肠伤寒髓样肿胀期

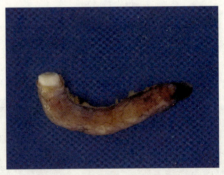

图 4-12 急性蜂窝织炎性阑尾炎

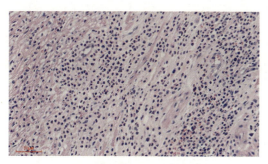

图4-13 急性蜂窝织炎性阑尾炎镜下结构

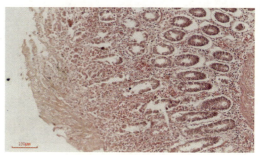

图4-14 结肠细菌性痢疾的镜下结构

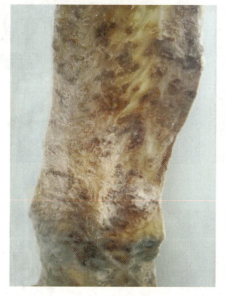

图4-15 结肠细菌性痢疾

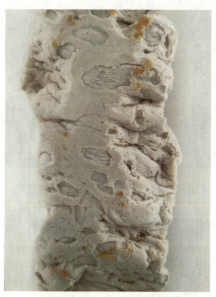

图4-16 肠阿米巴溃疡

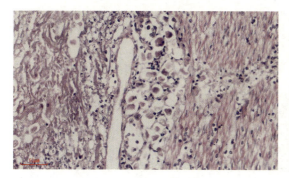

图4-17 肠阿米巴滋养体

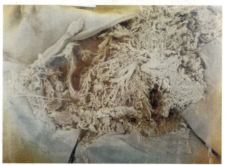

图4-18 阿米巴肝脓肿（肝脏膈面）

消化系统

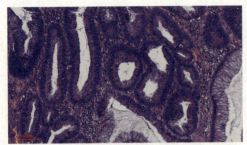

图4-19 结肠管状腺瘤

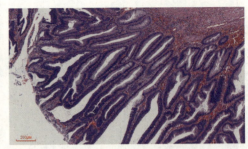

图4-20 结肠绒毛状腺瘤

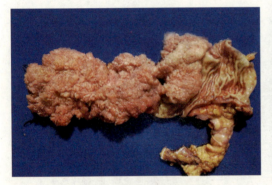

图4-21 家族性腺瘤性息肉病

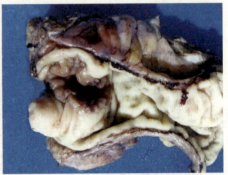

图4-22 溃疡型结肠癌

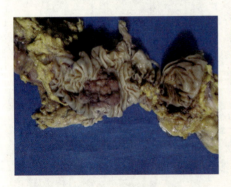

图4-23 隆起型直肠癌

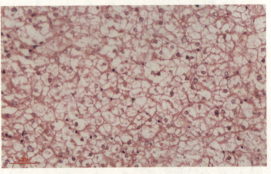

图4-24 肝细胞气球样变性

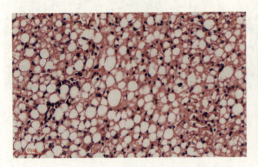

图4-25 肝细胞脂肪变性

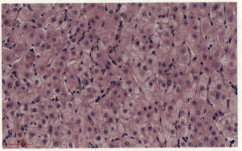

图4-26 肝细胞点状坏死

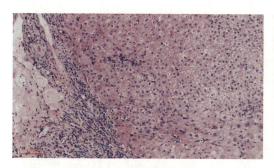
图4-27 肝细胞碎片状坏死

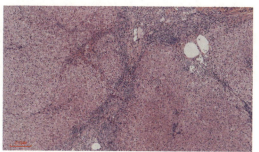
图4-28 肝细胞桥接坏死

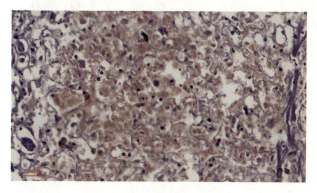
图4-29 肝细胞大片坏死

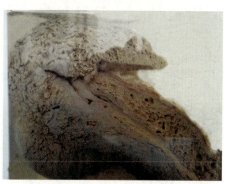
图4-30 急性重型肝炎

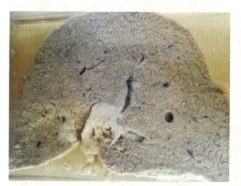
图4-31 门脉性肝硬化

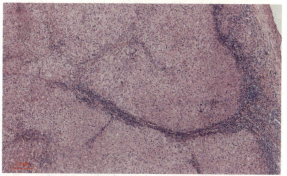
图4-32 门脉性肝硬化假小叶形成

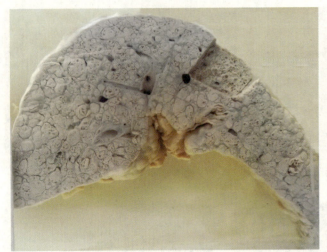
图4-33 坏死后性肝硬化

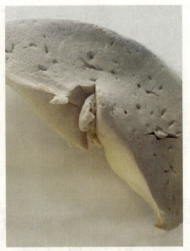
图4-39 脂肪肝

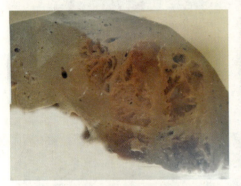
图4-40 细菌性肝脓肿

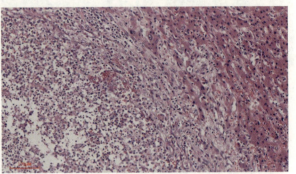
图4-41 细菌性肝脓肿镜下观

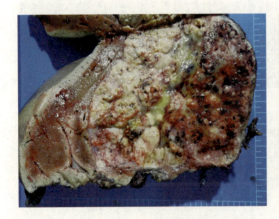
图4-42 巨块型肝癌

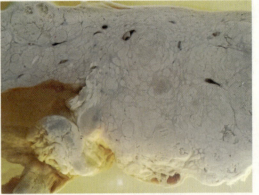
图4-43 多结节型肝癌

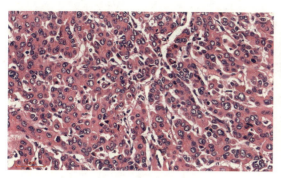

图4-44 肝细胞癌镜下结构

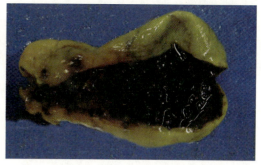

图4-45 色素性胆石

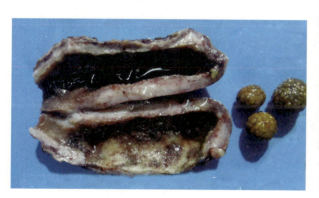

图4-46 胆固醇性胆石

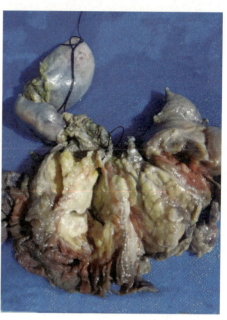

图4-47 胆管癌